In die „Sammlung von Monographien aus dem Gesamtgebiete der Neurologie und Psychiatrie" sollen Arbeiten aufgenommen werden, die Einzelgegenstände aus dem Gesamtgebiete der Neurologie und Psychiatrie in monographischer Weise behandeln. Jede Arbeit bildet ein in sich abgeschlossenes Ganzes.

Das Bedürfnis ergab sich einerseits aus der Tatsache, daß die Redaktion der „Zeitschrift für die gesamte Neurologie und Psychiatrie" wiederholt genötigt war, Arbeiten zurückzuweisen nur aus dem Grunde, weil sie nach Umfang oder Art der Darstellung nicht mehr in den Rahmen einer Zeitschrift paßten. Wenn diese Arbeiten der Zeitschrift überhaupt angeboten wurden, so beweist der Umstand andererseits, das für viele Autoren ein Bedürfnis vorliegt, solche Monographien nicht ganz isoliert erscheinen zu lassen. Es stimmt das mit der buchhändlerischen Erfahrung, daß die Verbreitung von Monographien durch die Aufnahme in eine Sammlung eine größere wird.

Die Sammlung wird den Abonnenten der „Zeitschrift für die gesamte Neurologie und Psychiatrie" und des „Zentralblatt für die gesamte Neurologie und Psychiatrie" zu einem Vorzugspreise geliefert.

Angebote und Manuskriptsendungen sind an einen der Herausgeber, Prof. Dr. O. Foerster, Breslau, und Prof. Dr. R. Wilmanns, Heidelberg, erbeten.

Die Honorierung der Monographien erfolgt nach bestimmten, zwischen Herausgebern und Verlag genau festgelegten Grundsätzen und variiert nur nach Höhe der Auflage.

Abbildungen und Tafeln werden in entgegenkommender Weise ohne irgendwelche Unkosten für die Herren Autoren wiedergegeben.

MONOGRAPHIEN AUS DEM GESAMTGEBIETE DER NEUROLOGIE UND
PSYCHIATRIE
HERAUSGEGEBEN VON
O. FOERSTER-BRESLAU UND K. WILMANNS-HEIDELBERG
HEFT 36

STUDIEN ÜBER VERERBUNG UND ENTSTEHUNG GEISTIGER STÖRUNGEN

HERAUSGEGEBEN VON ERNST RÜDIN-MÜNCHEN

IV. SCHIZOID UND SCHIZOPHRENIE IM ERBGANG

BEITRAG ZU DEN ERBLICHEN BEZIEHUNGEN DER
SCHIZOPHRENIE UND DES SCHIZOIDS MIT BESONDERER
BERÜCKSICHTIGUNG DER NACHKOMMENSCHAFT
SCHIZOPHRENER EHEPAARE

VON

Dr. EUGEN KAHN
STELLV. OBERARZT DER PSYCHIATRISCHEN
UNIVERSITÄTSKLINIK MÜNCHEN

MIT 31 ABBILDUNGEN
UND 2 TABELLEN

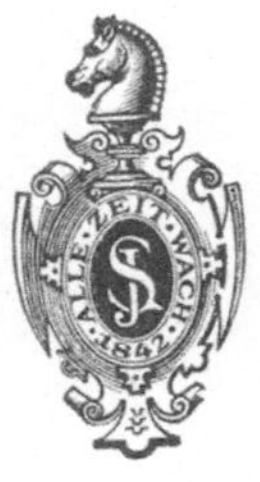

Springer-Verlag Berlin Heidelberg GmbH

1923

ISBN 978-3-662-42855-9   ISBN 978-3-662-43138-2 (eBook)
DOI 10.1007/978-3-662-43138-2

Vorwort.

Diese Arbeit ist im März 1922 abgeschlossen worden. Inzwischen sind einige Bemerkungen über das Schizoid gemacht, ist aber nichts Neues gesagt worden. Jedenfalls scheint mir kein Anlaß vorzuliegen, an dem hier vertretenen Standpunkt irgend etwas zu ändern, oder den Umfang der Arbeit ein paar polemischen Erörterungen zuliebe, die natürlich gemacht werden könnten, zu vergrößern.

Einem Referat von Schou (Zentralbl. f. d. ges. Neurol. und Psychiatr., 29. Band, Seite 74) entnehme ich, daß der dänische Forscher Søren Hansen in einer mir im Original nicht zugänglichen Arbeit über die Erblichkeitsverhältnisse bei Dementia praecox (Hospitaltidende, 65. Jahrg. Nr. 2, 1922) Vermutungen äußert, von denen die eine den bisherigen Anschauungen entsprechen, die andere meinem Ergebnis nahekommen würde. Hansen lehnt die Möglichkeit ab, daß der Erbgang der Schizophrenie durch einen dominanten oder rezessiven Faktor bestimmt sei; er hält dafür, daß entweder zwei rezessive Faktoren oder ein dominanter und ein oder mehrere rezessive Faktoren gegeben seien.

Es liegt mir daran, auch an dieser Stelle zum Ausdruck zu bringen, daß ich weder das psychopathologische Problem des Schizoids, noch das Problem seines Erbgangs und des Erbgangs der Schizophrenie für gelöst halte. Doch glaube ich, daß der Lösung dieser Probleme merklich näher gerückt wird.

Dieser Studie sollen weitere folgen, die sich mit der Nachkommenschaft zirkulärer Ehepaare und weiterhin solcher Ehepaare, von denen der eine Gatte zirkulär, der andere schizophren ist, beschäftigen wollen. Ein Stammmaterial dazu ist dank der vor mehr als zwei Jahren begonnenen Materialsammlung vorhanden; es wäre aber jeder weitere Fall willkommen. Deshalb sei es mir gestattet, alle psychiatrischen Anstalten und Kliniken noch einmal um Zuweisung aller einschlägigen Fälle[1]) zu bitten und gleichzeitig auch die Bitte zu erneuern, bei der Bearbeitung des Materials, wie es bisher vielfach geschehen ist, behilflich zu sein.

Die Rücksicht auf die ärztliche Schweigepflicht läßt es nicht geraten erscheinen, die Namen einiger Kollegen zu nennen, deren Liebenswürdigkeit eine besonders eingehende Verarbeitung des schizophrenen konjugalen Materials ermöglicht hat. Doch dürfen die Anstalten und Kliniken aufgeführt werden, denen für unmittelbare Überlassung von Material zu danken ist: Eberswalde, Friedrichsberg, Göppingen, Heidelberg, Hildburghausen, Illenau, Jena, Kankakee, Klingenmünster, Leubus, Obernigk, Pfullingen, Rellingen, Rybnik, Schellhorner Berg, Schleswig, Treptow, Tübingen, Winnental, Zwiefalten.

Die Arbeit, die von Rüdin angeregt wurde, durfte sich dauernd seines Rates bedienen und über den ganzen Apparat seines Institutes verfügen. Was das heißt, wissen alle, die Rüdin und sein Institut kennen.

München, im Oktober 1922.

Eugen Kahn.

---

1) Zirkulär × zirkulär, zirkulär × schizophren, schizophren × schizophren — gleichgültig, ob die kranken Paare von einem Ehegatten oder von einem Kind aus bekannt geworden sind.

Inhaltsverzeichnis.

Erklärung der Zeichen und Abkürzungen.

● Abortus.

○ Geschlecht unbekannt. ○⌒○ Zwilling

♂ männlich.

♀ weiblich.

♂ ♀ gestorben. Zahl und Buchstabe unter dem Zeichen bedeuten das Alter (♀ = mit 4 Wochen †, ♀ = mit 3 Monaten, ○ im 1. Lebensjahr).
    4 W.   3 M.   1. J.

♀ ♂ gesund bzw. Nichts Näheres bekannt.

⊘ ⊘ nervös.

☿ ☿ Alkoholismus.

◑ ◑ Psychopathie.

◓ ◓ Schwache Begabung, Schwachsinn.

▯ ▮ Schizoid.

■ ■ Schizophrenie.

● ● Geisteskrankheit außer Schizophrenie, Epilepsie, Idiotie.

? über oder unter dem Geschlechtszeichen bedeutet: Diagnose nicht sicher.

F. B. = Fragebogen.

I. A. = Irrenanstalt.

K. G. = Krankengeschichte.

m. = müterlicherseitts.

o. B. = ohne Besonderheiten.

P = Prob. = Proband (Ausgangskranker).

Tbc. = Tuberkulose.

v. = väterlicherseits.

Wa. R. = Wassermannsche Reaktion.

I. Allgemeine Erörterungen über den Erbgang der Schizophrenie.

Das gehäufte Vorkommen von Geistesstörungen hat schon lange die Frage nach der Bedeutung der Vererbung in der Psychiatrie aufwerfen lassen. Immerhin wurde die „erbliche Belastung" mehr nebenher untersucht, und man gab sich lange allzu schnell mit der Bemerkung „keine Heredität" zufrieden, wenn die keineswegs besonders eingehenden Fragen nach dieser Richtung von den Kranken oder von anderen Auskunftgebern verneint wurden. Hatten auch kritische Beobachter schon früher die erbliche Belastung als wesentlichen Faktor in der Entstehung der Geistesstörungen angesehen, so gelangte man in der Psychiatrie zu exakten genealogischen Fragestellungen naturgemäß doch erst durch die Einführung der mendelistischen Betrachtungsweise. Schon ein Beispiel ist kennzeichnend für die Wichtigkeit des Mendelismus in der Psychiatrie: man war früher sicher vielfach geneigt, die diskontinuierliche Vererbung, soweit man sich überhaupt entschließen konnte, eine solche anzuerkennen, in ihrer Bedeutung zu unterschätzen; von dem Zeitpunkt an, da man den rezessiven Erbmodus außer dem dominanten kennen und sein Vorkommen bei der Vererbung der Seelenstörungen suchen lernte, war jeder Zweifel über das Auftreten diskontinuierlicher Erbgänge und über ihre Gleichberechtigung neben kontinuierlichen gebannt.

Beim manisch-depressiven Irresein war hinsichtlich der Belastungsfrage wegen der in der Regel nicht vereinzelt vorkommenden Erkrankungen in den untersuchten Familien der Streit der Meinungen nicht so heftig als bei der Schizophrenie, für die wohl besonders oft „keine Heredität" gefunden wurde, obgleich auch hier die nicht zu seltenen Geschwisterpsychosen das Vorliegen „heredofamiliärer" Zusammenhänge hätten nahelegen müssen. Vom mendelistischen Standpunkt aus wurden in der Schizophrenie diese Zusammenhänge durch das Auftreten der Erkrankung in den Kollateralen und durch die Seltenheit des Vorkommens schizophrener Kinder eines schizophrenen Elters sowie durch die Seltenheit der Erkrankung bei Eltern schizophrener Kinder eindeutig beleuchtet. Man sah dank der Neuorientierung gerade dort Zusammenhänge, wo man zuvor an solche gar nicht hatte denken können.

Die erste Frage mußte nun auch für das Schizophreniegebiet sein: liegt ein dominanter oder ein rezessiver Vererbungsmodus vor? Man diskutierte nicht, was später besonders Bleuler gerügt hat, ob und wie weit die Schizophrenie ein Merkmal im mendelistischen Sinn darstelle, sondern ging von den anscheinend analogen Phänotypen der Dementia praecox aus sofort an die Untersuchung. Man versuchte, sich durchzutasten (Rüdin). Widmete man auch der oben erwähnten Vorfrage keine eingehende Betrachtung, so wurde doch offenbar ungefähr folgende Überlegung angestellt: Eine Reihe von Tatsachen sprechen für das Mitspielen von Vererbungsvorgängen bei der Schizophrenie; manches läßt an Rezessivität (s. o.) denken. Man muß nun als Ausgangskranke (Probanden) bei erbbiologischen Untersuchungen einwandfrei sichere Schizophrenien nehmen. Wenn die Erblichkeit die vermutete wichtige Rolle spielt, so müssen in den untersuchten Familien weitere schizophrene Erkrankungen zu finden sein. Es muß dann, wie auch immer die Schizophrenie im einzelnen genotypisch bedingt sein mag, ein einheitliches genotypisches Band nicht allein die Ausgangsfälle zusammenhalten, sondern von diesen auch zu den anderen Fällen gehen. Man trachtete also nach manchem Muster in der Erbbiologie, von gleichen bzw. ähnlichen Phänotypen aus zu genotypischen Bedingtheiten zu kommen, die man durch Errechnung der Proportionen zu fassen suchen wollte. Man konnte hoffen, von diesen Proportionen aus zu weiteren Schlüssen und Fragestellungen zu gelangen.

Damit war zwar vorläufig die Dementia praecox zum „Merkmal" gestempelt; es war aber nichts darüber präjudiziert, welcher Art „das Merkmal Dementia praecox" sei und besonders nicht darüber, welches die genotypische Struktur der Dementia praecox sei. Deshalb war bei Zugrundelegung einwandfrei gewonnenen — „repräsentativen" — Materials diese Überlegung nicht nur erlaubt, sondern auch wohl berechtigt im Hinblick darauf, daß auf anderen Gebieten „Merkmale", die in der äußeren Erscheinungsform, im Phänotypus, der Schizophrenie nicht an Kompliziertheit nachstanden oder doch ihr nicht nachzustehen schienen, mit Erfolg zum Gegenstand mendelistischer Untersuchungen gemacht worden waren. Eine Voraussetzung wurde allerdings noch gemacht: die Gesetze der spaltenden Vererbung können sich nicht auf Tiere und Pflanzen beschränken, sondern müssen auch beim Menschen Geltung haben. Diese Voraussetzung war den erbbiologisch Geschulten selbstverständlich, den der Erbbiologie noch fremd oder gar ablehnend Gegenüberstehenden konnte sie aber nicht ohne weiteres einleuchten.

Obwohl diese Voraussetzung, die vor kurzem Lenz in die Worte gefaßt hat: „Es gibt nur eine Vererbung und diese beruht auf gesonderten Einheiten des Idioplasmas, von denen jede die Wahrscheinlichkeit $\frac{1}{2}$ hat, am Aufbau eines bestimmten Kindes mitzuwirken", insofern auch heute noch Gemeingut der Erbbiologie ist, als das Wirken derselben Vererbungsgesetze für Menschen, Tiere und Pflanzen für feststehend gilt, haben doch Bleulers schon angedeuteten Einwände ihre Berechtigung. Er frägt: „Was wird vererbt? Ist die klinische Erscheinungsform etwas, was der Krankheit im Sinne der vererbbaren Anomalie entspricht? Wird überhaupt etwas vererbt, was man noch Dementia praecox nennen kann?" Bleuler berührt damit einen wunden Punkt der mendelistischen Lehre, über den Haecker sagt: „Nun liegt offenbar ein großes Hindernis für den ruhigen Fortschritt darin, daß die Mendelforschung bis jetzt mit zwei Größen arbeitet, die vorläufig nur logisch, nicht aber durch eine Kette von tatsächlichen Beobachtungen miteinander in Verbindung gebracht werden können: mit den sichtbaren, reifen Außeneigenschaften des fertigen Organismus und mit den unsichtbaren, hypothetischen, in die Keimzellen eingeschlossenen Anlagen oder Erbeinheiten." Es muß die Schwierigkeit klar eingestanden werden, die darin liegt, daß wir von der Erscheinungsform, vom Phänotypus, auf die zugrundeliegende Erbbedingtheit, auf den Genotypus nur schließen, den Genotypus selber aber nicht erfassen können. „Der Genotypus", so haben wir diese Schwierigkeit an anderer Stelle[1]) auszudrücken versucht, „ist ein Orientierungsbegriff. Auf die genotypischen Elemente, die Gene (Erbfaktoren) und ihre Kombinationen, können wir lediglich von den Erscheinungsformen, vom Phänotypus her schließen. Alles Genotypische, das ist alles Konstitutionelle in unserem Sinne, muß nach den Erbregeln gehen. Die Erkenntnis der Konstitutionalität von Eigenschaften entnehmen wir ihrem regelmäßigen, von äußeren Verhältnissen unabhängigen Auftreten bei Nachkommen und Vorfahren (Plate)." Vererbt wird der Genotypus, die Anlage zu einer Außeneigenschaft, einem Merkmal. Die Außeneigenschaft kommt zustande durch Wechselwirkungen zwischen Genotypus und Milieu, in deren Bedingtheiten wir im einzelnen kaum Einblick haben, die wir auch erst wieder erschließen müssen. Wenn wir deshalb eine Außeneigenschaft betrachten, müssen wir mit Bleuler fragen: „Was wird vererbt?" und dürfen erst nach Feststellung des „regelmäßigen, von äußeren Verhältnissen unabhängigen Auftretens bei Nachkommen und Vorfahren" sagen, daß die Anlage, aus der in jedem Milieu diese und keine andere Außeneigenschaft entwickelt wird, das eigentlich Vererbte ist. Wir kürzen aber diese Überlegung jeweils ab und bezeichnen die Außeneigenschaft, soweit sie in der Generationenfolge konstant und vom Milieu unabhängig ist, als vererbte oder erblich.

Dieser Tatbestand wird aber oft genug, besonders auch in der Pathologie, noch verwickelter dadurch, daß „Außeneigenschaften" keineswegs immer für uns unmittelbar wahrnehmbar, sondern durch Veränderungen bedingt sein können, die uns nur durch die Feststellung bestimmter Funktionen oder bestimmter Abänderungen von Funktionen zugänglich sind: ganz besonders ist das bei den psychischen Störungen der Fall, nicht zuletzt bei der Schizophrenie. Vom biologischen Standpunkt aus muß angenommen werden, daß eine Funktion als solche nicht vererbt werden kann, sondern daß man als Träger der Vererbung über das der Funktion zugrundeliegende Substrat, das heißt die eigentliche „Eigenschaft" hinweg, die Anlage zu dieser Eigenschaft zu suchen hat. Wie aber sollen wir einen sicheren Rückschluß auf die Anlage zu einer Eigenschaft ziehen, die uns nicht selber, sondern lediglich aus einer Wirkungsweise des Organismus bekannt ist? Es erhellt aus diesen Erwägungen, von welch grundsätzlicher Wichtigkeit auch für die psychiatrische Genealogie das Suchen nach den körperlichen Zeichen der Erscheinungsformen des Irreseins ist.

Trotz dieser Schwierigkeiten erscheint es aber nicht geboten, die Flinte ins Korn zu werfen. Wir dürfen nur der Frage „Was wird vererbt?" nicht aus dem Wege gehen, sondern müssen sie, so gut wir können, beantworten.

Die Schizophrenie, wie wir sie durch die Klinik kennengelernt haben, ist in ihren Erscheinungsformen fraglos ungemein kompliziert, und wir würden, auch wenn es gelungen wäre, sie in ihrer genotypischen Bedingtheit zu klären, nicht glauben, sie damit völlig zur Lösung gebracht zu haben[2]). Nun scheinen

---

[1]) Kahn: Erbbiologisch-klinische Betrachtungen und Versuche.

[2]) Wir möchten festlegen, daß wir die Pathogenese der Schizophrenie für nicht ausschließlich vom Genotypus ausgefüllt halten, wenn wir auch der Meinung sind, daß er den überwiegenden Anteil daran hat.

in der Schizophrenie zwei Komponenten zu stecken, von denen wir in psychotischen schizophrenen Zuständen den einen nie, den andern nur selten vermissen: das sind die — allgemein ausgedrückt — eigenartige Mentalität des
Schizophrenen und der Zerfall der Persönlichkeit, die schizophrene Verblödung.
Von der schizophrenen Mentalität — ob man sie nun als durch die Uneinfühlbarkeit oder als durch den Autismus charakterisiert ansehen mag — soll zunächst
dahingestellt bleiben, ob sie Alleingut der schizophrenen Erkrankung sei; betont
sei aber noch einmal, daß sie in jeder schizophrenen Psychose vorhanden ist.
„Die Zertrümmerung der seelischen Persönlichkeit, dieses inneren Zusammenspieles aller Teile des seelischen Mechanismus", die Kraepelin für die Grundstörung der Schizophrenie hält, ist der Ausdruck der „destruktiven Tendenz"
(Birnbaum) des schizophrenen Krankheitsvorganges. Wüßten wir, daß die
schizophrene Mentalität in einem bestimmten Teil des Gehirns lokalisiert ist,
daß die destruktive Tendenz der Erkrankung auf bestimmten, sei es endokrinen,
sei es anderen Störungen beruht, so wäre für die Erblichkeitsbetrachtung schon
deshalb viel gewonnen, weil die Abhängigkeit dieser beiden Erscheinungen voneinander oder vielleicht ihre gemeinsame Abhängigkeit von einer dritten übergeordneten Erscheinung erforscht werden könnte oder auch möglicherweise
darüber Feststellungen zu machen wären, ob schizophrene Mentalität oder destruktive Tendenz aus dem Zusammenspiel einer Reihe von ganz anderen Faktoren hervorgehen. Wir könnten dann den phänotypischen Bedingtheiten der
Schizophrenie im einzelnen nachgehen, sie vielleicht zum Teil herausschälen
und so zu „primitiven Phänotypen"[1]) kommen, hinter denen unter Umständen
mit einiger Sicherheit „primitive Genotypen" vermutet werden könnten. Das
würde heißen, daß wir vermittels der „primitiven Phänotypen" den Erbgang
der Schizophrenie geradezu ablesen könnten.

Wir wissen aber von all dem nichts und müssen trotzdem der Frage Stich
halten: „Was wird vererbt?" Wir nehmen an, daß in der Schizophrenie mindestens zwei Anlagen stecken, die vererbt werden, und nehmen weiter an, daß
diese Anlagen den beiden Erscheinungen der vorläufig sogenannten „schizophrenen Mentalität" und der spezifischen destruktiven Tendenz zugrundeliegen. Wir können diese Annahme durch die nachher zu erörternde, von einer
Reihe von Autoren gemachte Feststellung begründen, daß die „schizophrene
Mentalität" auch ohne schizophrene Psychose vorkommt, und zwar „regelmäßig
von äußeren Verhältnissen unabhängig bei Nachkommen und Vorfahren", also
„erblich". Wir können weiter für unsere Annahme anführen, daß es destruktive Tendenzen, die „erblich" sind, sicher gibt, wir erinnern hier nur an die Huntingtonsche Chorea, deren dominantes Verhalten neuerdings Entres gesichert hat.

Wir wollen hier auf die Begründung dieser ohnehin später noch zu erörternden Hypothese, zu deren Stütze wir vor dem eigenen Material noch die Forschungsergebnisse mehrerer Autoren heranziehen werden, nicht weiter eingehen. Betonen möchten wir aber, daß wir unter gewissen Modifikationen, die
aufgeführt worden sind, mit Rüdin und anderen uns auf den Standpunkt stellen,
die Dementia praecox als ein Merkmal zu betrachten. Wir haben hinzuzufügen,

---

[1]) Vgl. Kahn: Konstitution, Erbbiologie und Psychiatrie.

daß wir dieses Merkmal von vornherein für sehr zusammengesetzt halten, und daß wir weder der Meinung sind, seine erbkonstitutionell-konstellative (idiotypisch-paratypische) Struktur sei erwiesen, noch uns der Hoffnung hingeben, diese Struktur jetzt schon ganz aufklären zu können. Angemerkt darf noch werden, daß jedes Merkmal eine erbkonstitutionell-konstellative Struktur hat, da jedes Merkmal, jeder Phänotypus, nur aus der Wechselwirkung zwischen Genotypus und Umwelt zustande kommt.

Wir geben eine kurze Darlegung der bisherigen wesentlichen Untersuchungsergebnisse über den Erbgang der Schizophrenie.

Noch vor dem Erscheinen von Rüdins Monographie, in der die Frage nach dem Erbgang der Dementia praecox ihre bisher klassische Bearbeitung fand, hatten sich Lundborg und Wittermann[1]) unter Verwendung von Weinbergs Methoden mit dem Problem beschäftigt. Sie waren zu der Annahme gekommen, daß die Schizophrenie ein rezessiv mendelndes Merkmal sei. Ungefähr um dieselbe Zeit — 1913 — sprach sich auch Oberholzer für einen rezessiven Erbgang der Schizophrenie aus.

Rüdin konnte 701 schizophrene Geschwisterserien bearbeiten. Er bespricht ausführlich die Gründe, die gegen Dominanz und für Rezessivität der Schizophrenie sprechen. Nach seinen Ergebnissen kann Schizophrenie nur zustande kommen, wenn von Vaters und Mutters Seite krankhafte Anlagen herkommen, dafür spricht besonders deutlich das Fehlen der Schizophrenie bei den Stiefgeschwistern Schizophrener; nur zum kleinsten Teil sind Nachkommen Schizophrener auch schizophren (bei Rüdin 2—3 von 81); kontinuierliche Vererbung über mehr als 2 Generationen ist, wenn sie überhaupt vorkommt, sehr selten; die in dominanten Erbgängen geltende Regel „einmal frei, immer frei" trifft bei der Schizophrenie nicht zu; es herrscht kollaterale Vererbung vor; am häufigsten findet sich Schizophrenie bei den Kindern nicht schizophrener Eltern (DR × DR); sehr oft reißt die Schizophrenie in der direkten Linie ab und taucht plötzlich in der Deszendenz wieder auf.

Auf Grund der statistischen Auswertung seines Materials lehnt Rüdin die Annahme eines monohybrid rezessiven Erbgangs für die Schizophrenie ab. Er hält einen dihybrid rezessiven Modus für möglich, weil die von ihm gefundene Zahl von 4,48 % schizophrenen Kindern nicht schizophrener Eltern nahe bei $^1/_{16}$ (6,25 %) liegt, d. h. nahe bei der Zahl, in der bei Kreuzung zweier diheterozygoter Eltern die dihomozygot rezessiven Kreuzungsergebnisse herauskommen[2]).

Von späteren Untersuchern hat Elmiger auf Grund einer Untersuchung von 372 schizophrenen Geschwistergruppen sich gleichfalls für rezessives

---

[1]) Nach Weinbergs Kritik hat Wittermann dessen Methode nicht ganz richtig angewendet (zit. nach Rüdin).

[2]) Genotypische Formel:

ABAB × abab = ABAB + AbAB + aBAB + abAB + ABAb + aBAb
    + ABaB + AbaB + ABab
    + AbAb + abAb + Abab
    + aBaB + abaB + aBab
    + abab

Phänotypische Formel:

AB × ab = 3 AB + 3 Ab + 3 aB + 1 ab.

Verhalten der Schizophrenie ausgesprochen und an einigen besonders geeigneten Familien die Anwendbarkeit der Mendelschen Regeln gewissermaßen in Idealproportionen zu zeigen versucht. Zoller hat 356 Geschwistergruppen in der gleichen Weise wie Rüdin untersucht und kam gleichfalls dazu, einen dihybrid rezessiven Modus in der Schizophrenie für wahrscheinlich zu halten. Zu demselben Ergebnis gelangte Hoffmann, der von geisteskranken Eltern ausgehend 58 Familien mit 127 überlebenden Kindern (von über 30 bis über 60 Jahren) durchforscht und einen Durchschnittsprozentsatz von 9 % (genau 8,66 %)[1]) schizophrenen Kindern gefunden hat. Auf Grund eingehender theoretischer Erörterungen hält Hoffmann einen dihybriden Modus bei der Schizophrenie für wahrscheinlich, um so mehr als die gefundene Prozentzahl 9 wohl wesentlich über die theoretisch zu erwartende Zahl beim trihybriden Modus hinausgeht.

Schließlich hat Wimmer an einem Material von 202 Familien mit 240 Fällen von Dementia praecox $^{1}/_{16}$ kranke Kinder gefunden und damit die Resultate von Rüdin, Zoller und Hoffmann gleichfalls bestätigt.

Unter der Voraussetzung, daß die Schizophrenie ein erbliches „Merkmal" ist, zu der wir vorhin Stellung genommen haben, ist nach den Ergebnissen der genannten Autoren Dominanz der schizophrenen Anomalie mit Sicherheit auszuschließen und anzunehmen, daß in dem Merkmal Schizophrenie eine rezessive Anlage wirksam ist. Nach den Berechnungen läßt sich aber die Schizophrenie auf eine Anlage, auf ein Monohybrid, nicht zurückführen, sondern enthält wahrscheinlich die Auswirkung zweier Anlagen; rein rechnerisch scheinen zunächst beide Anlagen rezessiv zu sein; dazu werden wir uns später zu äußern haben.

Wenn nun die Dementia praecox rezessiv mendelt, so müssen die Schizophrenen in bezug auf die rezessive Anlage bzw. auf die rezessiven Anlagen Homozygoten sein. Nehmen wir für die unmittelbar folgenden Ausführungen zur Vereinfachung der Darstellung einen monohybriden Modus an, so ergeben sich diese Kreuzungen bzw. Kreuzungsmöglichkeiten:

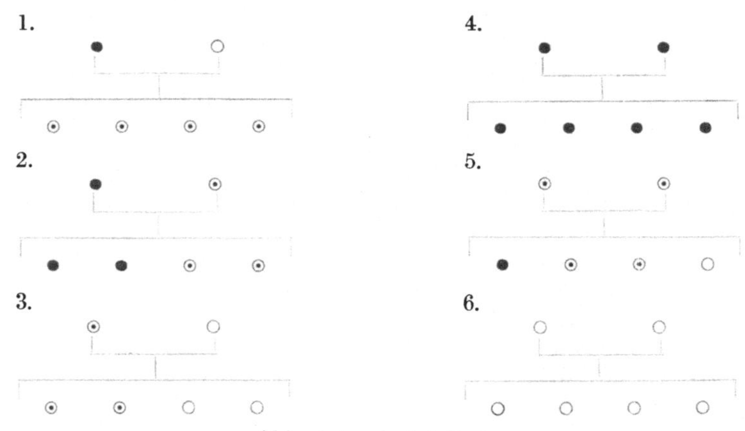

Abb. 1 (nach Rüdin).

● rezessiv homozygot, äußerlich krank und keimkrank.
⊙ rezessiv heterozygot, äußerlich gesund, Anlage zu krank.
○ dominant homozygot, äußerlich gesund und keimgesund.

---

[1]) 8,66 % sind aus Hoffmanns eigenen 5 Gruppen zu errechnen, wenn man 11 kranke Kinder annimmt; nimmt man 13 kranke Kinder an (s. Hoffmann, S. 91), so ergeben sich

In Mendelformeln übersetzt würden diese Kreuzungen lauten:

1. RR × DD = RD + RD + RD + RD.

Die Kreuzung krank × gesund ergibt keine Kranken, aber 4 äußerlich gesunde Heterozygoten mit Anlage zu krank.

2. RR × DR = RR + RR + DR + DR.

Krank × Heterozygot ergibt zwei Kranke und zwei nicht kranke Heterozygoten.

3. RD × DD = RD + RD + DD + DD.

Heterozygot × gesund ergibt zwei Heterozygoten und zwei Gesunde.

4. RR × RR = RR + RR + RR + RR.

Krank × krank ergibt nur Kranke.

5, RD × RD = RR + RD + RD + DD.

Heterozygot × Heterozygot ergibt einen Kranken, zwei Heterozygoten und einen Gesunden.

6. DD × DD = DD + DD + DD + DD.

Aus der Kreuzung zweier Gesunder gehen nur Gesunde hervor.

Die Erblichkeitsgesetze spielen nach der Wahrscheinlichkeit; deshalb und wegen der Kleinheit der menschlichen Familie ist nicht zu erwarten, daß wir die ideale Zahlenproportion in schizophrenen Familien sehr oft verwirklicht finden. An seltenen Fällen mit idealen Zahlenproportionen läßt sich zwar der betreffende Erbgang besonders schön aufzeigen; Beweise lassen sich aber, was die Zahlen anlangt, nicht führen. Aus dieser Schwierigkeit suchen in erster Linie Weinbergs Methoden herauszuführen. Wohl aber würden in zahlreichen Familien die qualitativen Verhältnisse — Vorkommen von DD neben DR und RR, Fehlen von DD, alleiniges Vorkommen von DR oder RR — zu finden sein und bei entsprechender vorsichtiger Betrachtung für das Zutreffen des vermuteten oder gesuchten Erbgangs beweisend herangezogen werden können. Wir werden später Beispiele bringen. Hier sei nur erwähnt, daß Rüdin, der von schizophrenen Kindern ausgeht, sich im wesentlichen mit den DR × DR-Kreuzungen befaßt hat, während Hoffmann, dessen Probanden schizophrene Mütter und Väter sind, seine Untersuchungen nach den Kreuzungen RR × DR und RR × DD orientiert.

Die Anwendung der Mendelformen auf die Schizophrenie stellt uns vor die Frage nach der Bedeutung und Erfassung der Heterozygoten. Darauf hat Rüdin mit Nachdruck, wenn auch mit großer Vorsicht hingewiesen. Er setzt auseinander, daß bei Annahme eines dihybrid-rezessiven Erbgangs der Schizophrenie nach den genotypischen Formeln (vgl. S. 5, Fußnote 2) neben den Dementia-praecox-Typen ($\frac{1}{16}$ von der genotypischen Formel aabb, von der phänotypischen Formel ab) noch drei andere Typen zu erwarten seien: die dominant Homozygoten (phänotypisch AB) und zweierlei Heterozygoten (phänotypisch Aa und aB). Er erwägt, ob diese Heterozygoten vielleicht unter den Phänotypen schizophrener „Psychopathen" auftreten können. „Es wäre möglich und

---

bei 127 Kindern insgesamt für die Kranken 10,23 % Hoffmann hat zu seinen 5 Gruppen noch eine Gruppe von RR × DR-Kreuzungen von Rüdin genommen — 23 Kinder, davon 2 krank — und dann aus der Summe von 150 Kindern und 13 bzw. 15 Kranken die Prozentsätze 8,6 bzw. 10 berechnet. Als Durchschnitt lassen sich jedenfalls 9 % annehmen; er ist, wie Hoffmann betont, aber zu niedrig.

es muß bei weiteren mendelistischen Untersuchungen daran gedacht werden, daß diese schizophrenen Psychopathen ein phänotypischer Ausdruck für eine Reihe von Genotypen wären, welche irgendwie oder sogar vorwiegend beim Zustandekommen der Dementia praecox sich beteiligen und daher in Dementia praecox-Familien auch immer wieder auftauchen bzw. in solchen häufiger zu finden sein müßten als in Dementia-praecox-freien Familien". Rüdin erinnert vor allem an „verschrobene Psychopathen", weist aber darauf hin, „daß auch nicht-schizophrene Psychopathen in Dementia-praecox-Familien vorkommen, z. B. haltlose, in krimineller Hinsicht eigenartig hartnäckige und unverbesserliche Psychopathen, denen schizophrene Züge nicht anhaften, es sei denn, daß man den Begriff des schizophrenen geistigen Verhaltens so sehr erweitere, daß schließlich kein Mensch mehr davon frei genannt werden kann."

Vorher waren besonders Berze und Medow diese Psychopathen aufgefallen. Berze zog die „abnormen Charaktere" in Schizophreniesippen zur Stütze für die Annahme der gleichartigen Vererbung heran, für die nach seiner Meinung zu kleine Zahlen ermittelt wurden, weil man die abnormen Charaktere nicht einrechnete. Er sah oft Schizophrenie bei Kindern von Eltern mit abnormen Charakteren, die er geneigt war als latente Schizophrenien aufzufassen. Berze erinnert daran, „daß das Maß an Einsichtslosigkeit, Unbelehrbarkeit, Affenliebe, Überempfindlichkeit, Zimperlichkeit, Schrullenhaftigkeit, kurz abnormem Wesen, welches uns die Aszendenz und die Geschwister unserer Praecoxkranken oft zeigen, über das durchschnittliche Maß weit hinausgeht, daß der Fall, daß beide Elternteile eines Praecoxkranken keinerlei psychische Abnormität aufweisen, entschieden der seltenere ist." Berze sagt geradezu: „Zunächst ist der sog. abnorme Charakter oft nichts anderes als ein Ensemble von in geringerem Grade ausgebildeten psychopathischen Erscheinungen, die als Ausdruck der Praecoxanlage anzusehen sind."

Medow hob an Charakteranomalien und Einzelzügen bei nicht geisteskranken Gliedern schizophrener Familien hervor: „Gemütsarmut und Roheit, moralische Minderwertigkeit, die sich besonders gegen die eigene Familie kehrt", ferner „Habsucht, Geiz, Jähzorn, Aberglaube, Frömmelei, Mißtrauen bis zu Andeutungen von Beziehungswahn, Arbeitsscheu, Unstetigkeit und Haltlosigkeit". Medow fand weiterhin „bei leistungsvollen sozialen Persönlichkeiten mancherlei nervöse Störungen, namentlich Neigung zum Kopfweh, sonstige nervöse Schmerzen, Ohnmachtsanwandlungen, Erreglichkeit, neurasthenische Symptomenbilder mit mannigfachen neuropathischen Zügen in großer Anzahl. Im Wesentlichen scheint es sich mir" — so schreibt Medow — „wenn ich das Gesagte zusammenfasse, teils um Psychopathien mit komplizierten Charakterveränderungen, besonders in Gemütsverarmung und Unstetigkeit sich zeigend, teils um neurasthenische Zustandsbilder zu handeln. Der Zahl nach scheinen sich beide das Gleichgewicht zu halten."

Medow hält diese Psychopathen in ihrer großen Mehrzahl nicht für lediglich dem Grade nach von der Schizophrenie verschieden, „vielmehr sind die Symptome bei genau beobachteten Bildern doch durch eine weite Kluft getrennt." Bemerkenswert ist, daß er „manisch-melancholische Psychopathen" in seinen Dementia-praecox-Familien nicht fand, wohl aber außer gemütlich Stumpfen

„Fälle, in denen sich Steigerungen und Abarten des Affektlebens fanden, wie Jähzorn, Leidenschaftlichkeit, Launenhaftigkeit"[1]).

Elmiger, in dessen Material in 30% bei Vater oder Mutter, zum Teil auch bei beiden Eltern „Nervosität, Überspanntheit, Jähzorn, überhaupt Charakteranomalien" erwähnt werden, hält es für „denkbar, daß bei gleichsinnigen Charakterabnormitäten der Eltern bei dem einen oder anderen Kinde es zu einer Neuentstehung einer Schizophrenie kommen könnte. Oder es wäre denkbar, daß die Charakterabnormität auf der einen Seite bestände, auf der anderen Seite (beim anderen Elter) die latente Veranlagung zur Schizophrenie, und daß beim Zusammentreffen dieser beiden Anlagen ebenfalls eine Schizophrenie sich entwickeln könnte." Er gibt 2 Beispiele:

Elmigers Fall V.

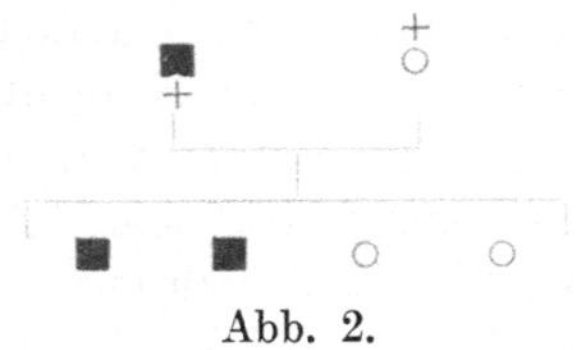

Abb. 2.

Mutter schizophren, zwei Kinder schizophren. Vater gesund, in seiner weit zurückzuverfolgenden Familie keine Schizophrenie, aber „ein sonderbarer Hang zum Aufschneiden, allerdings nicht betrügerischer Art, um sich unberechtigte Vorteile zu verschaffen, sondern ein Hang, groteske Geschichten zu erfinden und in Umlauf zu bringen."

Elmigers Fall VI.

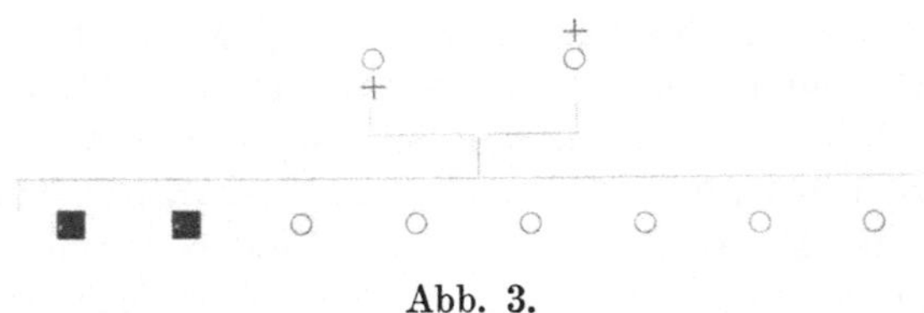

Abb. 3.

Auf Vaters und Mutters Seite „mehrere Geschwister mit Sonderbarkeiten begabt", keine Schizophrenien nachweisbar. Von 8 Kindern 2 schizophren.

Elmiger warnt davor, zu weitgehende Schlüsse zu ziehen und betont, daß „auch bei den nichtschizophrenen Psychosen in 32% bei den Eltern die gleiche Abnormität[2]) sich nachweisen läßt."

Rüdins vorsichtige Äußerung über die schizophrenen Psychopathen geht hinsichtlich dieser Phänotypen in derselben Richtung wie Berzes, Medows und Elmigers nähere Angaben über die in Frage kommenden Persönlichkeitstypen. Die Äußerungen dieser vier Autoren machen einen inneren Zusammenhang dieser Typen, die wir von jetzt an mit dem mehr und mehr sich einbürgernden

---

[1]) Medow sagt u. a. noch: „Die in der Verwandtschaft von Schizophrenen gefundenen Bilder stellen ohne Zweifel nur einen kleinen Teil der großen Gruppe der Haltlosen und moralisch Minderwertigen, sowie der Neurastheniker dar, mit denen sie ursächlich nichts gemein haben, und von denen sie doch symptomatologisch nicht abgetrennt werden können."

[2]) Ist es wirklich die gleiche?

Namen „schizoide Psychopathen" bezeichnen, mit der Dementia praecox wahrscheinlich. Während Rüdin sich mit einem anregenden Hinweis begnügt und Medow aus seinem Material familiäre Zusammenhänge nachweist, nehmen Berze und Elmiger, wenn auch mit Vorsicht, Stellung zu pathogenetischen Fragen. Daß die abnormen Charaktere Berzes als „Ausdruck der Praecox-Anlage anzusehen sind", ist von den eigenen Ergebnissen Berzes aus betrachtet eine unbewiesene Vermutung. Die von Elmiger allerdings mit großem Vorbehalt ausgesprochene Möglichkeit, daß aus der Kreuzung zweier Schizoider eine Schizophrenie entstehen könnte, ist nach der Betrachtung der Phänotypen nicht zu bestreiten; es ist aber unwahrscheinlich, daß die Kreuzung zweier schizoider Charakteranomalien ohne weitere genotypische Faktoren zur Hervorbringung einer destruktiven schizophrenen Psychose genügt, und es kann nach den bisherigen Ergebnissen sicher von einer „Neuentstehung" von Schizophrenien im erbbiologischen Sinne bei einer derartigen Kreuzung nicht gesprochen werden. Bemerkenswert ist, daß Berze sich in seinen Gedankengängen über die Pathogenese der Schizophrenie im wesentlichen mit der „Praecoxanlage" oder, wie er auch sagt, „Verblödungsanlage" abgibt, während Elmiger das Hauptgewicht auf die abnormen Charaktere legt. Wir werden später zu zeigen versuchen, daß bei Zugrundelegung sowohl der „Verblödungsanlage" als der „abnormen Charaktere", die wir beim Gebrauch der Ausdrücke „destruktive Tendenz" und „schizophrene Mentalität" schon im Auge hatten, anscheinend ein gewisser Einblick in die Pathogenese der Schizophrenie sich gewinnen läßt.

Aus der Züricher Klinik hat Binswanger die „schizoiden" Psychopathen folgendermaßen beschrieben: „Hierher gehören autistische Menschen, die nach außen barsch, abweisend, oft verletzend sein können, deren Affektivität aber nicht ausgesprochen schizophren ist und die in gewissen Berufsarten hervorragende Werte schaffen können; ferner paranoide Charaktere mit sehr guter Affektivität, die sich für andere aufopfern können, die aber wegen ihres schweren Mißtrauens mit allen in Unfrieden leben; dann exzentrische Käuze mit sonderbaren Einfällen, die sie selbst nicht zu begründen vermögen, oder hochintelligente, die immer nur Examina machen, ohne je fertig zu werden, und dann wieder Leute, die überall Schiffbruch leiden, sich weder durch Worte noch durch Schicksale belehren lassen. Es sind dies solche Typen, wie sie auffallend häufig unter den Angehörigen von manifesten Dementia praecox-Kranken zu finden sind."

Kretschmer, der besonders hervorhebt: „Wir können das Präpsychotische, das Psychotische, das Postpsychotische und das Nichtpsychotische, nur Schizoide, nicht psychologisch auseinander reißen", hat als „Schlüssel zu den schizoiden Temperamenten" die von ihm sogenannte „psychästhetische Proportion" bezeichnet; er versteht darunter das „Mischungsverhältnis, in dem beim einzelnen Schizoiden die hyperästhetischen mit den anästhetischen Elementen der schizoiden Temperamentskala sich überschichten." Nach Kretschmer sind die schizoiden Temperamente charakterisiert,

1. „in Psychästhesie und Stimmung durch die psychästhetische Proportion zwischen hyperästhetisch (empfindlich) und anästhetisch (kühl)";
2. „im psychischen Tempo durch die springende Temperamentskurve zwischen sprunghaft und zäh, alternative Denk- und Fühlweise";

3. „in der Psychomotilität: öfters reizinadäquat, verhalten, lahm, gesperrt, steif usw[1].").

Kretschmer ist der früher schon von Bleuler betonten Meinung, daß manche Nervöse, Hysterische, Psychopathen und Dégénérés „biologisch nichts anderes sind als Schizoide", daß es eine „schizoide Nervosität" gibt. Auf die entsprechenden Befunde Medows weisen wir hin.

Kretschmer erhöht die Plastik seiner Darstellung der Schizoiden dadurch, daß er sie scharf mit den „Zykloiden" kontrastiert. Er faßt die Schizoiden mit ihren Ausläufern in die physiologische Breite, den „Schizothymen", und den Schizophrenen in der großen biologischen Konstitutionsgruppe der Schizothymiker zusammen, denen er die zyklothyme Konstitutionsgruppe (Zykloide mit zyklothymen Ausläufern in die Norm und Manisch-depressive) gegenüberstellt.

Im Anschluß an Kretschmer hat Hoffmann bei Untersuchungen der Nachkommenschaft Schizophrener die schizoiden Persönlichkeiten besonders berücksichtigt; sie sind nach seiner Auffassung „vor allem charakterisiert durch Anomalien des Gefühlslebens, Phlegma, Gemütskälte, Affektlahmheit und Gemütsabstumpfung in der verschiedensten Form auf der einen Seite, seelische Überempfindlichkeit und Reizbarkeit auf der anderen Seite." Hoffmann sagt mit besonderem Nachdruck: „Es fehlen Anomalien des Affektlebens, wie wir sie in ihrer stärksten Ausprägung beim Manisch-depressiven Irresein antreffen. Es fehlen die Schwankungen der Stimmung, es fehlen auch die konstitutionellen Anomalien des hypomanischen und depressiven Temperaments, die leichten Unter- und Überstimmungen, welchen wir so häufig bei den Angehörigen manisch-depressiver Kranker begegnen." Das entspricht Medows einschlägigen Feststellungen.

Hoffmann hat nicht nur im Anschluß an Kretschmer eine größere Anzahl schizoider Typen beschrieben, sondern auch versucht, im Sinne von Rüdins Anregung ihre Identität mit den Heterozygoten in schizophrenen Familien durch mendelistische Erwägungen wahrscheinlich zu machen und die zu errechnenden Proportionen mit dem auch von ihm für wahrscheinlich gehaltenen dihybrid-rezessiven Modus der Schizophrenie in Einklang zu bringen. Wertvoller als Hoffmanns rechnerische Bemühungen, die bei durch Konstruktion von Grenzfällen mehr erwogenen als errechneten Annäherungswerten halt machen müssen, sind seine theoretischen Erwägungen über das Heterozygotenproblem in der Schizophrenie, die er mit einigen Fällen seines Materials zu stützen vermag. Er bringt umstehenden Fall, den er als Heterozygotenkreuzung anspricht.

Hier stehen tatsächlich abartige, schizoide Typen in einem Zusammenhang mit Schizophrenien, wie er den Vorstellungen von Heterozygie wohl entsprechen könnte, und erzeugen — nach der Formel: $DR \times DR = DD + DR + DR + RR$ — ein schizophrenes Kind. Da dieses Kind nach den angestellten Erwägungen in bezug auf die Rezessivität der Schizophrenie homozygot rezessiv ist, müssen die nicht kranken Eltern Heterozygoten sein. Sie sind Schizoide; daraus folgt, daß Schizoide und Heterozygote in Schizophreniesippen identisch sind oder genauer gesagt, daß die schizoiden Phänotypen genotypisch Heterozygoten in bezug auf die Anlage oder die Anlagen zur Schizophrenie sind. Diese Schlußfolgerungen

---

[1] Auf die affinen Körperbautypen Kretschmers gehen wir nicht ein, weil es an der Hand unseres Materials nicht möglich ist, zu ihnen Stellung zu nehmen.

Hoffmanns Familie XXIV.

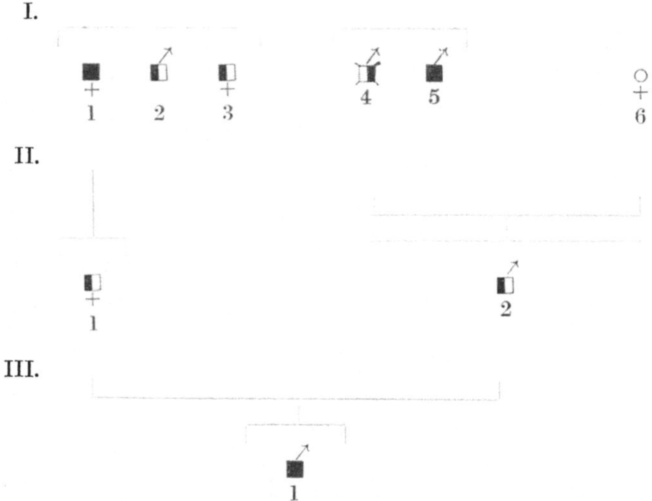

I, 1 Regina L., Schizophrenie, ein Bruder (I, 2) und eine Schwester (I, 3) auffallend phlegmatisch.

II, 1 Julie H., geb. L., illeg. Tochter der Regina L. (I, 1), schizoider Typus mit periodischen Depressionen, nicht schizophren.

II, 2 Anton H., Ehemann der Julie H. (II, 1), stumpfsinnig, grob-sinnlich, willensschwach, energielos, ohne rechte Initiative, mit Neigung zu dyscholischen Wutreaktionen. Wohl schizoider Typns.

I, 4 Vater des Anton H. (II, 2), grober, herzloser Säufer; dessen Bruder (I, 5) Schizophrenie.

I, 6. Mutter des Anton H. (I, 6), seelengute, herzliche Frau."

III, 1 Alois H., Sohn von Anton H. (II, 2) und Julie H. (II, 1), Schizophrenie.

Abb. 4.

werden später kritisch zu besprechen sein. Hoffmann kann sich aber immerhin darauf stützen, daß er auch bei drei anderen von ihm als Heterozygotenkreuzungen angesprochenen Fällen[1] — d. h. bei Kreuzungen manifest schizoider oder nicht manifest schizoider Kinder eines schizophrenen Elters mit schizoidem Ehegatten — zwar schizoide neben nicht schizoiden Kindern (bzw. Enkeln in bezug auf seine Probanden), aber keine Schizophrenien gefunden hat. „Schizoide Charakteranomalien bei den Enkeln von Probanden scheinen bei allen Kreu-

[1] Familie II (Hoffmann).   Familie IV (Hoffmann)   Familie VIII (Hoffmann)

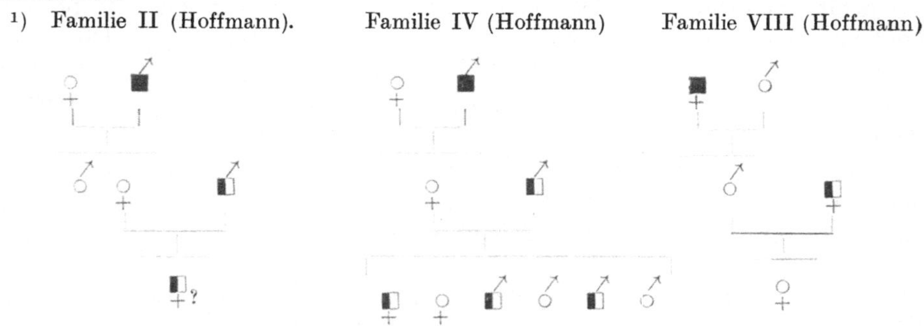

zungsmöglichkeiten aufzutreten; einmal, wenn das heterozygote Kind des Probanden (Schizophrenie[1]), welches frei von schizoiden Zügen einen Schizoiden (Familien II, IV, VII) und auch, wenn es einen nichtschizoiden Typus heiratet (Familie XVI)[1]; ferner aber auch, wenn das heterozygote, aber schizoide Kind eines schizophrenen Probanden einen nicht erkennbar schizoiden Ehepartner hat (Familien X, XII, XV, XX)[2]). Ich betone, sie können auftreten, sie treten aber nicht immer auf, wie besonders schön z. B. Familie VIII[3]) zeigt." Wenn

Familie VII (Hoffmann)

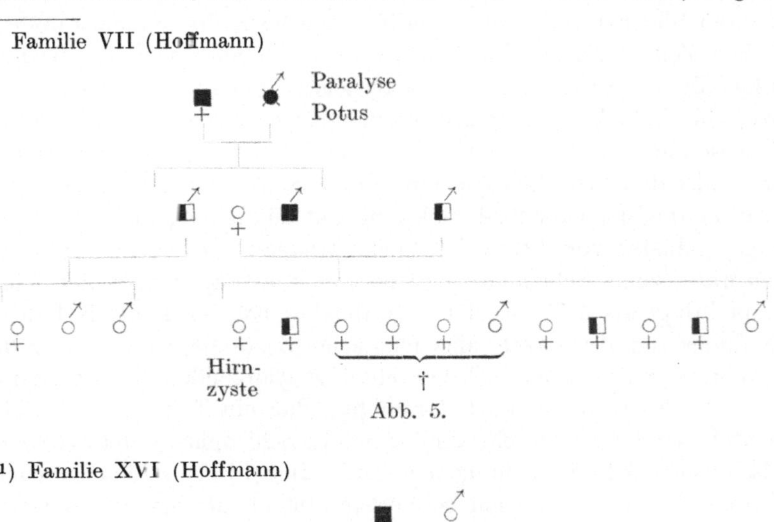

Abb. 5.

[1]) Familie XVI (Hoffmann)

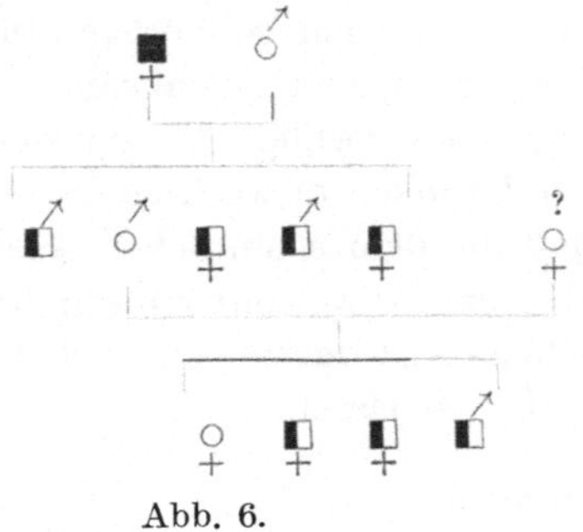

Abb. 6.

[2]) Familie X (Hoffmann)   Familie XII (Hoffmann)   Familie XX (Hoffmann)

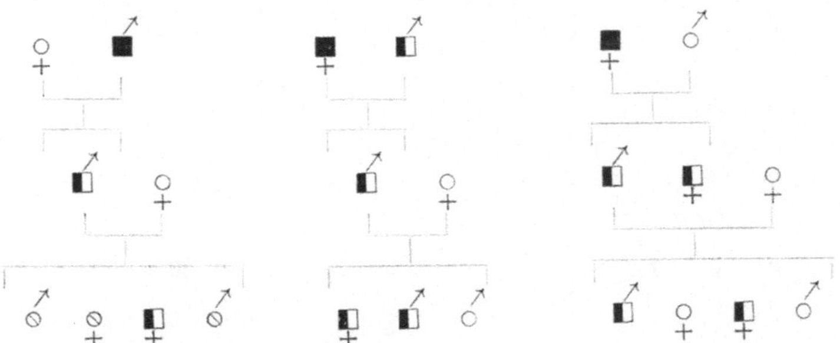

⊘ dem lebhaften, aufbrausenden Temperament der Mutter ähnlich (Familie X).

Abb. 7.

[3]) Familie VIII, s. Fußnote S. 12.

Hoffmann so schreibt, so muß doch der Verdacht aufsteigen, ob die der schizoiden Psychopathie zugrunde liegende Anlage tatsächlich einem rezessiven Erbgang folgt.

Keinem der angeführten Autoren ist entgangen, daß das Schizoid nicht allein als psychopathischer Dauerzustand, sondern auch in prä- und postpsychotischen Zuständen [2]), bei denen wir eine aktuelle Mitwirkung destruktivpsychotischer Vorgänge nicht oder noch nicht oder nicht mehr nachzuweisen vermögen, zu beobachten ist. Schon Kraepelin und Bleuler hatten einige der hier gemeinten Bilder unter Erwähnung ihres häufigen Vorkommens in der präpsychotischen Zeit skizziert. Kraepelin sind besonders vier präpsychotische Typen aufgefallen: 1. stille, scheue, zurückgezogene, nur für sich lebende Kinder; 2. reizbare, empfindliche, aufgeregte, nervöse, eigensinnige und zu Bigotterie neigende (besonders Mädchen); 3. von Jugend auf träge, arbeitsscheue, unstetige, zu schlechten Streichen geneigte, die zum Teil Landstreicher und Verbrecher wurden (meist Knaben); 4. lenksame, gutmütige, ängstlich gewissenhafte und fleißige, „Muster von Bravheit" (mehr Knaben). Bleuler hat dieselben vier Typen unter seinen Schizophrenen bzw. in deren präpsychotischem Zustand gesehen und bringt als 5. Typus den „paranoiden, bald mehr als Rabulist und aktiven Erfinder und Verbesserer aller möglichen Zustände, bald als verschrobenen oder wenigstens sehr leicht sich benachteiligt glaubenden diskussionsunfähigen Querkopf". Kraepelin weist darauf hin, daß ein Teil der beschriebenen Auffälligkeiten den Störungen sehr ähnlich sei, die Schizophrene in unvollkommenen Remissionen und Defektheilungen zeigen. „In zahlreichen Fällen sehen wir hier als Überbleibsel der Krankheit bei vorher ganz unauffälligen Personen jenes stille, scheue, zurückgezogene, das unlenksame, störrische, das reizbare, empfindliche oder das harmlos-gutwillige Wesen sich entwickeln, wie es uns die Vorgeschichte so vieler Kranken in wechselnder Ausprägung schildert." Kraepelin hält dafür, „daß die dem eigentlichen Ausbruche der Dementia praecox vorhergehenden psychischen Abweichungen mindestens zum Teil schon die Wirkungen der Krankheitsursache darstellen, auch wenn sie sich bis in die ersten Lebensjahre zurückverfolgen lassen."

Familie XV (Hoffmann)

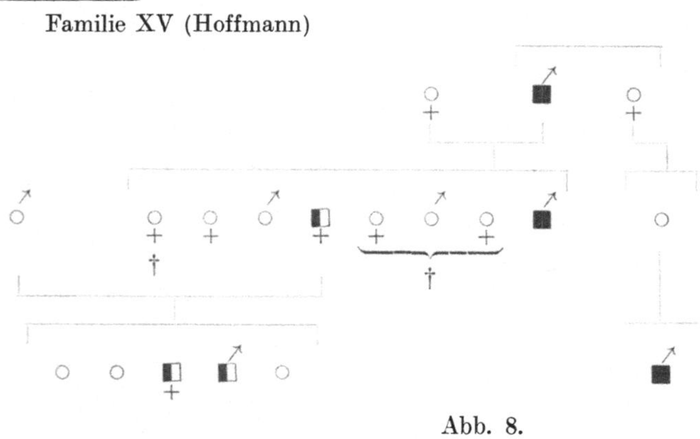

Abb. 8.

[2]) Hoffmann hat „die auffallende Ähnlichkeit zwischen der schizoiden Charakteranomalie und der präpsychotischen Persönlichkeit bei der Dementia praecox" besonders unterstrichen.

Es läge nun nahe, auf Grund dieser Beobachtungen die schizoiden Erscheinungsformen überhaupt in die Schizophrenie als leichtere Grade oder Abortivformen einzubeziehen, ein Vorgehen, für welches sich in früherer Zeit in der außerordentlich weiten Fassung der „latenten" Schizophrenie durch Bleuler Hinweise fanden, so z. B. in der Äußerung dieses Autors, „daß wir nicht wissen, wie ausgesprochen eine im Sinne der Schizophrenie gehende Anomalie sein muß, um sich als sicheres Zeichen der Krankheit verwerten zu lassen. Deshalb, und weil die Krankheit latent sein kann, ist es überhaupt prinzipiell unmöglich, eine Schizophrenie im gegebenen Falle „auszuschließen". Bleuler hat inzwischen offenbar seinen Standpunkt modifiziert, wie u. a. aus der aus seiner Klinik stammenden Arbeit von Binswanger, aus Bleulers Besprechung von Kretschmers „Körperbau und Charakter" und aus seinem Vortrag über die Schizoiden auf der Heidelberger Tagung 1921 hervorgeht. Kraepelin glaubt, daß die auffallenden Züge, die wir aus der Vorgeschichte Schizophrener und aus der Beobachtung gebesserter und unvollständig geheilter Kranken kennen, „auch dort als leichte persönliche Absonderlichkeiten vorhanden sein können, wo es niemals zu einer eigentlich krankhaften Fortentwicklung kommt"; er denkt dabei vor allem an „gemütsstumpfe Schwächlinge", „scheue Sonderlinge mit allerlei Verschrobenheiten des Denkens und der Lebensführung", dann auch an gewisse paranoide Persönlichkeiten.

Darf man sich, gestützt auf die Anschauungen der beiden Führer in der Klinik der Schizophrenie, auf die bisherigen sonstigen klinischen und auf die genealogischen Ergebnisse auf den Standpunkt stellen, daß Schizoid und Schizophrenie wohl nicht identisch sind, so bleibt doch noch zu erörtern, ob zwischen ihnen lediglich ein quantitativer oder ein qualitativer Unterschied besteht. Von der klinischen Betrachtungsweise her wird man in vielen Fällen Schizoide und Schizophrene voneinander scheiden, in anderen aber die Diagnose nach dieser oder jener Seite nicht sichern können; daß solche „Bindeglieder, deren Einreihung zweifelhaft und willkürlich erscheint" (Hoffmann) nicht allzu selten sind, ist nicht in Abrede zu stellen. Anders gesagt: der Nachweis der „destruktiven Tendenz" wird klinisch nicht immer zu erbringen sein, und es wird letzten Endes der Klinik mit ihren bisherigen Mitteln nicht möglich sein, die Frage zur Entscheidung zu bringen, ob die von ihr als sicher schizoid diagnostizierten Fälle von den klinisch sicheren Schizophrenien durch eine fortlaufende Reihe von Schizophrenen mit verschiedener Ausprägung der destruktiven Tendenz verbunden sind oder ob an irgendeiner Stelle ein scharfer Schnitt zu machen ist, jenseits dessen die destruktive Tendenz nicht vorkommt. Kretschmer, der Schizoide und Schizophrene im Rahmen der schizothymen Gesamtkonstitution erörtert, denkt wohl an ein fließendes Übergehen des Schizoiden ins Schizophrene, wenn er in den schizophrenen Psychosen „Zuspitzungen allverbreiteter großer Konstitutionsgruppen der Gesunden" sieht.[1] Derselben Ansicht scheint zunächst Hoffmann zuzuneigen, der zwar phänotypisch die schizophrenen, schizoiden und nicht schizoiden Persönlichkeiten in der Mehrzahl der Fälle voneinander abgrenzen zu können glaubt, aber „die Grenzen der Schizophrenie gegenüber

---

[1] Anmerkung bei der Korrektur: Kretschmer scheint inzwischen seine Meinung in diesem Punkt modifiziert zu haben. (Klin. Wochenschr. 1912, 13. Heft.)

dem Gesunden schwankend und oft verschwommen" findet. Er glaubt aber doch an die Möglichkeit, daß es sich nicht um „eine stetige Übergangsreihe", sondern um „eine scharf abgesetzte Stufenreihe" handelt, wobei er gemäß seiner Auffassung von den Heterozygoten zwischen den Stufen Nichtschizoid — Schizoid und zwischen den Stufen Schizoid — Schizophren das Auftreten bzw. Wirksamwerden eines neuen Keimfaktors annehmen würde. Damit ist die in Rede stehende Erscheinung von der Klinik weg und der Erbbiologie zugeschoben, worauf wir noch zurückkommen werden.

Medow hält Schizoid und Schizophren für „durch eine weite Kluft getrennt". Er findet für die psychopathischen Formen, die nach seiner Meinung auch unter sich in der Form „nichts Einheitliches darstellen", „keinen Beweis der Identität mit dem klinischen schizophrenen Merkmal" (im Erblichkeitssinne); er hält sie für „kein fertiges Merkmal, das sich nur in die Schizophrenie umzuwandeln braucht, sondern sie scheinen eher den Ausdruck einer familiär wirksamen Schädigung mit ihren mannigfachen Folgen zu sein." Medow glaubt über Schizophreniefälle zu verfügen, die keine schizophrene Belastung haben; er bemerkt ausdrücklich, daß er „eine Vererbung dieser exquisit pathologischen Zustände aus einer weit entlegenen Verwandtschaft" (das wäre im Sinne der Rezessivität) bezweifle, und stellt sich vor, daß in den psychopathischen Formen sich „die Wirkung einer schweren keimschädigenden, und zwar speziell die Gehirnanlage treffenden Ursache ausspricht." Diese „die Anlage schädigende Ursache" soll „bei den Fällen ohne vorangehende Abnormität der Eltern gleich im ersten Gliede, bei den anderen im zweiten Gliede fortwirkend die Schizophrenie veranlassen"; sie soll „weitaus die meisten Fälle von Schizophrenie ohne erbliche Einflüsse neu erzeugen"[1]). Sicher hat Medow inzwischen seine Erfahrungen über die Erblichkeit der Dementia praecox erweitert und läßt jetzt den rezessiven Erbgang auch für die Fälle gelten, die aus „weit entlegener Verwandtschaft" belastet sind, oder bei denen der Schizophrenienachweis in der Familie nicht gelingt. Deshalb wird es sich im Hinblick auf die mangelhafte Begründung, die heute für die Entstehung der Schizophrenie aus Keimschädigung zuungunsten der erblichen Entstehung noch vorgebracht werden könnte, erübrigen, darüber in eine breitere Erörterung einzutreten. Vom klinischen Standpunkt aus, im Phänotypus, hält Medow die Schizoiden von den Schizophrenen nach all seinen Ausführungen jedenfalls für qualitativ verschieden. Wenn er aber ausführt, daß die Mehrzahl der psychopathischen Formen „bezüglich ihres Erbwertes, d. h. unter dem Gesichtspunkte der Mendelschen Regeln im allgemeinn eher der voll entwickelten Schizophrenie gleichzustellen gewesen wären", wenn er die psychopathischen Formen als direkten Ausfluß von auch die Neuentstehung der Schizophrenie bedingenden „feineren keimschädigenden Ursachen" ansieht, so müßte man meinen, er halte vom biologischen Gesichtspunkt nur eine quantitative Verschiedenheit für gegeben: eine Meinung, die durch Medows weitere Äußerung, daß die psychopathischen Formen „keine Übergänge zur Psychose zeigen und bezüglich des Erbwertes mit den Psychosen nicht gleichgestellt werden dürfen", wieder er-

---

[1]) In den Fällen, in denen Medow Heredität findet, hält er einen rezessiven Erbgang für wahrscheinlich.

schüttert wird. Die etwas eingehendere Beschäftigung mit Medows für die Klinik der schizoiden Typen ergebnisreicher Arbeit scheint uns in diesem Zusammenhang deshalb angebracht, weil hier ein origineller und kritischer Autor keine befriedigende Antwort auf eine Fragestellung findet, die er sich selber vorlegt, und zwar einmal, weil er die Trennung klinischer und genealogischer Gesichtspunkte nicht immer scharf genug durchführt, dann weil er vollkommen hypothetische Keimschädigungsvorgänge in genealogisch angelegte Erörterungen hineinzieht und schließlich der erbbiologischen Denkweise insofern nicht gerecht wird, als er sich durch die Mannigfaltigkeit der Erscheinungsformen der schizoiden Psychopathien in der Annahme bestärken läßt, „daß nicht Erblichkeit, die doch gleiche Bilder übertragen müßte, hier in Betracht kommt, sondern innerlich fortwirkende Schädigungen die entscheidende Rolle spielen, deren Gesetzmäßigkeit nicht nach dem Maße der Erblichkeit gemessen werden kann.“ Wäre Medow sich schon damals darüber klar gewesen, daß Erblichkeit nicht in der Übertragung gleicher Bilder, sondern in der Weitergabe der Anlagen zu bestimmten Dispositionen oder Reaktionen beruht, und daß die erblich angelegten Dispositionen und Reaktionen in Wechselwirkung mit der Umwelt in die Erscheinung treten, in Wechselwirkung mit der Umwelt uns als Phänotypen unter die Augen kommen, so hätte er sich von der Entstehung der Schizophrenie wie der schizoiden Psychopathie vermutlich ein anderes Bild gemacht.

Elmiger scheint nach seinen ganzen Ausführungen vom klinischen Standpunkt über die qualitative Verschiedenheit zwischen Schizoid und Schizophrenie keinen Zweifel zu haben; seine Anschauung in biologischer Hinsicht ist unsicher durch die Erörterung der Möglichkeit einer Neuentstehung von Dementia praecox aus der Kreuzung zweier charakterologisch Abwegiger.

Fassen wir das Ergebnis der Übersicht über diese Frage zusammen, so dürfen wir sagen, daß vom klinischen Standpunkt Kraepelin und Bleuler das Vorkommen eigener psychopathischer Formen im Familienzusammenhang mit Schizophrenien anerkennen; während Kraepelin sich hinsichtlich der qualitativen oder quantitativen Differenz zwischen psychopathischen und psychotischen Formen nicht festlegt, war Bleuler (1917) der Meinung, wir hätten „nicht den leisesten Anhaltspunkt, dasjenige eine besondere Krankheit zu nennen, was durch zufällige Ereignisse oder etwas größere Intensität aus einer kontinuierlichen Stufenleiter qualitativ gleicher Erscheinungen sich ein wenig aus den zahlreichen anderen Fällen heraushebt.“ Medow will die beiden Gruppen klinisch scharf voneinander scheiden; er verwischt aber die Schärfe dieser Scheidung durch seine nicht ganz klare Stellungnahme nach der erbbiologischen Seite. Kretschmer betont die Unmöglichkeit, hier das Prä- und Postpsychotische, das Psychotische und Nichtpsychotische psychologisch auseinander zu reißen, und scheint nach seiner ganzen Darstellung der schizoiden Typen, die er vielfach von Schizophrenien hernimmt, und nach gelegentlichen Äußerungen[1]) weder klinisch noch erbkonstitutionell qualitative Unterschiede noch scharfe Trennungen anzunehmen, sondern beim Phänotypus wie beim Genotypus an fließende Über-

---

[1]) Vgl. das Zitat aus Kretschmer S. 15, außerdem Kretschmer: „Im großen biologischen Rahmen betrachtet aber sind die endogenen Psychosen nichts anderes als pointierte Zuspitzungen normaler Temperamentstypen“ (vgl. dazu die Fußnote S. 15).

gänge zu denken. Hoffmann bemüht sich, im Phänotypus sichere qualitative Unterschiede zu erweisen, ohne sich dabei für jeden Einzelfall Erfolg zu versprechen; er glaubt an eine biologische Zusammengehörigkeit von Schizoid und Schizophrenie bei qualitativer Verschiedenheit durch An- bzw. Abwesenheit bestimmter Erbfaktoren („Stufenreihe"); seine Auffassung ist durch seine oben erörterte Theorie über die Heterozygoten gekennzeichnet.

Wir kommen danach darauf zurück, daß es beim gegenwärtigen Stand unserer klinischen Erfahrungen und Methoden nicht zu gelingen scheint, eine scharfe Grenze zwischen den Phänotypen des Schizoids und der Schizophrenie festzulegen, und wir müssen hinzufügen, daß mit unseren bisherigen klinischen Methoden eine solche Abgrenzung auch späterhin wohl nicht durchführbar sein wird. Das gilt aber nur für eine gewisse Anzahl von schizoiden und schizophrenen Fällen; in derselben Weise ist für manche sicher nicht schizophrenen Fälle die Einreihung unter die Schizoiden oder Nichtschizoiden nicht exakt durchzuführen.

Diese klinische Situation ist für den Genealogen sehr unangenehm; darüber klagt auch Hoffmann. Wie soll der Genealoge weiterkommen, wenn die Klinik ihm die nötigen Handhaben zu versagen scheint? Immerhin ist es dem Kliniker möglich, bei einer erheblichen Anzahl von Schizoiden mit einem hohen Grad von Sicherheit eine Differentialdiagnose gegen die Schizophrenie zu stellen und umgekehrt; dagegen ist die Absteckung der Grenze zwischen schizoider Psychopathie und Nicht-Schizoid[1]) nicht sicherer als die Abgrenzung der Psychopathien von der „Norm" überhaupt. Ist aber nun einmal für die Schizoiden eine gewisse Kerngruppe charakterisiert, so kann der Genealoge wagen, mit einschlägigen Fragen an sein Material zu gehen und hoffen, nicht allein für den Erbgang der schizoiden wie der schizophrenen Formen, sondern auch für deren Klinik einige Resultate zu gewinnen. Das hat Hoffmann mit gutem Erfolg getan. Daß dabei noch größte Vorsicht am Platze ist, daß wir uns immer noch „durchtasten" müssen, daß wir die Erscheinungsformen nicht pressen und zwängen dürfen, dessen müssen wir uns bewußt bleiben — wir gehen so mit einer Reserve an die Arbeit, die sich der Kliniker erst im Laufe seiner Erfahrungen hat erwerben müssen. Unsere eigene Stellungnahme zur Frage nach der qualitativen oder quantitativen Verschiedenheit zwischen Schizoid und Schizophrenie wollen wir erst später auseinandersetzen und begründen. Aus den bisher wiedergegebenen Anschauungen der Autoren und unseren angeschlossenen Erörterungen dürfte ersichtlich sein, daß wir eine Entscheidung, sofern überhaupt eine solche möglich ist, gegenwärtig nur von der erbbiologischen Seite her erwarten zu können glauben.

Ist nun die Schizophrenie eine Einheit? Diese Frage hat Bleuler wiederholt, besonders in seinem Buche über die Schizophrenien, verneint. Später sagt er gelegentlich: „Ich bin überzeugt, daß in dem Begriff der Dementia praecox verschiedene Krankheiten stecken"; aus seinen bei derselben Gelegenheit angestellten Erwägungen geht hervor, daß er nicht nur an klinisch, sondern auch an biologisch verschiedene Schizophrenien denkt. Hoffmann hat schon in seinem

---

[1]) Hoffmann weist mit Recht darauf hin, daß die Differenzierung schizoider und zykloider Psychopathen vielfach nicht besonders schwierig ist; bei „unreinen" Fällen kompliziert sich aber hier die Differentialdiagnose erst recht.

Buch sich dahin ausgesprochen, daß wir bis jetzt nicht beweisen können, daß die Schizophrenie eine biologische Einheit sei, und daß wir ebensowenig das Gegenteil beweisen können. Denselben Standpunkt hat er vor kurzem gegenüber Lenz vertreten, der auch die Frage nach der biologischen Einheit der Schizophrenie wieder angeschnitten hatte.

Wir wollen hier nicht die klinische Kardinalfrage nach der „Krankheitseinheit" aufrollen, über die wir an anderer Stelle[1]) vom erbbiologischen Standpunkt aus gesagt haben: „Krankheitseinheiten im Sinne der klinischen Psychiatrie wären komplexe Phänotypen von zweifellos verschiedenster genotypischer Fundierung, d. h. also: es würde sich doch immer nur um Gruppierung nach den äußeren Erscheinungsformen handeln. Es muß aber im Hinblick auf die erwähnte Vielfältigkeit der individuellen Konstitutionen und Konstellationen bzw. ihrer Elemente bezweifelt werden, daß endgültige und haltbare Zusammenstellungen von Psychosen zu echten Krankheitseinheiten im klinischen Sinn überhaupt möglich sind."

Die Schizophrenie ist in ihren Erscheinungsformen so mannigfaltig und ihre Erscheinungsformen sind so komplex, daß es einer ganz unnatürlichen Überspannung des Begriffs der klinischen Krankheitseinheit bedürfte, um die ganze Schizophrenie zu fassen. Trotzdem kann man sich bei Betrachtung des historischen Werdegangs der Klinik der Dementia praecox — ungeachtet des Leitmotivs der Psychiatrie der großen Töpfe, das auch bei allen anderen klinischen Formen durchzieht — des Eindrucks einer gewissen Zwangsläufigkeit nicht erwehren. Wenn auch schließlich lange nicht mehr alle Fälle, die in die Schizophrenie einbezogen wurden — wir sehen hier von Fehldiagnosen ab und lassen auch besonders die Grenzstreitigkeiten zum Manisch-depressiven Irresein außer acht — der Einheitlichkeit nach Ätiologie, Symptomatologie und Verlauf entsprachen, so wurde doch die Großzahl der Fälle durch psychopathologische Besonderheiten zusammengehalten, durch Besonderheiten, die man durch Namen wie intrapsychische Ataxie, intentionale Schwäche u. a. m. zu kennzeichnen versuchte. Ließ schon diese Gemeinsamkeit den Glauben an eine Zusammengehörigkeit der schizophrenen Erkrankungen nicht erlöschen, so wurde dieser Gedanke außerdem noch wachgehalten durch den Eindruck einer biologischen einheitlichen Unterlegung der schizophrenen Bilder, die man in einer spezifischen Grundstörung suchte. Man hat bisher diese Grundstörung nicht gefunden, nicht einmal wahrscheinlich machen können. Aber man hat in der Gruppe der Schizophrenien immer wieder einen sicheren Hinweis auf biologische Zusammenhänge in der eigenartigen Erblichkeit gefunden.

Wenn wir in der Schizophrenie Anhaltspunkte für eine pathogenetisch bedeutsame Rolle von Erbvorgängen gefunden haben, dürfen wir uns nicht von vornherein durch die Ungleichartigkeit der vielen Krankheitsbilder beirren lassen, und zwar aus zwei Gründen: einmal ist, wie mehrfach erwähnt wurde, der Phänotypus nicht die unmittelbare Auswirkung des Genotypus, sondern er erwächst aus dem Zusammenwirken seiner genotypischen Grundlage mit der Umwelt; dafür sind in den letzten Jahren von den Erbbiologen aus der Botanik und aus der Zoologie eindrucksvollste Beweise gegeben worden; wir erinnern hier nur an

---

[1]) Kahn: Konstitution, Erbbiologie und Psychiatrie.

die Ergebnisse der Untersuchungen an der Taufliege durch Morgan[1]) und seine
Schüler. Dann ist der Genotypus, die einem bestimmten Phänotypus zugrunde
liegende erbkonstitutionelle Struktur, kein nach allen Seiten freies, nur mit
Umweltfaktoren im weitesten Sinne in Beziehung tretendes Gebilde[2]), sondern
er ist eingeschlossen in eine ganze Anzahl von anderen Genotypen oder genotypischen Komplexen, mit denen zusammen er den Gesamtgenotypus des In-
dividuums bildet, und von denen und von deren wiederum durch ihre Beziehungen
zur Umwelt modifizierten Auswirkungen eine Fülle von Einflüssen auf ihn zu
wirken scheinen. Bei vollkommener Würdigung dieser Sachlage kann man nicht
über die Verschiedenartigkeit mancher Erscheinungen, die letzten Endes auf
einen bestimmten Genotypus zurückgehen, erstaunt sein, sondern man wird sich
eher darüber wundern, daß ein nach so vielen Seiten in irgendwelchen Abhängig-
keitsverhältnissen stehender Genotypus doch immer noch einen Phänotypus
schafft, dessen Verwandtschaft mit anderen, von identischen Genotypen her-
kommenden Phänotypen in der Regel nicht zu übersehen ist, vielfach aber durch
eine weitgehende Ähnlichkeit der Erscheinungsform geradezu in die Augen
springt.

Verteidigen wir auf diese Weise die Mannigfaltigkeit der Phänotypen in
ihrer Bindung an bestimmte Genotypen, so liegt für das Gebiet der Schizophrenie der Einwand nahe: dann gehört alles, was irgendwelche äußere Ähnlichkeit zeigt, in die „biologische Einheit Schizophrenie“, damit wächst diese
Einheit zu ungeheurem Umfang und bedingt eine Verwässerung und Verwaschung
aller einschlägigen Begriffe. Das wäre allerdings der Fall, wenn wir allen Erscheinungsformen, die irgendwie an schizophrene Bilder erinnern, einen gemeinsamen Genotypus unterschieben und diesen zum Topf und zum Deckel zugleich
machen wollten. Daran ist nicht zu denken. Unsere Erörterungen geben lediglich die Voraussetzungen dafür ab, mit möglichst großer Zweckmäßigkeit der
Erscheinungsformen unter erbbiologischen Gesichtspunkten im Zusammenhang
von Erblagen, mit genealogischen Methoden, Herr zu werden. Wir sehen in
jedem Fall von Schizophrenie ein überaus komplexes Gebilde, dessen Struktur
wir kennen lernen wollen; wir müssen zunächst den Phänotypus zergliedern
immer unter Betrachtung der Erbtafel und machen bei dieser Zergliederung
vorläufig halt, wenn wir einfachere, ähnliche oder gleiche Phänotypen in der Erbtafel
finden. Es gleicht auch in engster Blutsverwandtschaft, von eineiigen Zwillingen
abgesehen, kein Individuum dem andern: wie sollte diese unendliche, somatische
und psychische, erbkonstitutionell und konstellativ bedingte Verschiedenheit
gerade an den Erscheinungsformen des schizophrenen Irreseins vorübergehen,
deren innige Verflechtung in die körperlichen Eigenschaften und seelischen Erlebnisweisen des Kranken uns in der Klinik täglich neues Kopfzerbrechen ver-
ursacht?

Wir sagten eben, daß wir bei der Zergliederung der Phänotypen vorläufig
halt machen; damit soll angedeutet sein, daß wir noch nicht so weit sind, jeden

---

[1]) Zit. nach Nachtsheim.

[2]) Hier ist nicht zu übersehen, daß die einzelnen genotypischen Faktoren bei all ihrer
Abhängigkeit von anderen genotypischen und von Umweltfaktoren doch eine gewaltige
Konstanz in sich haben, eine Tatsache, die gelegentlich treffend als „ungeheures Gedächtnis
der Vererbung“ bezeichnet wurde (Rüdin.)

Phänotypus so restlos zu zergliedern, daß wir gewissermaßen den „primitiven Phänotypus" in der Hand haben, dessen Zusammenhang mit einem primitiven Genotypus uns erlauben würde, den gesuchten Erbgang, wie wir es ausdrückten[1]), „glatt abzulesen". Wir dürfen der Erkenntnis nicht ausweichen, daß wir nur vorläufige Ergebnisse gewinnen, daß die Genotypen, auf die wir schließen, vielleicht noch sehr komplex sind, und daß uns dadurch der Einblick in die letzte biologische Gesetzmäßigkeit noch lange verschlossen bleibt.

Wenden wir uns wieder zur Frage der biologischen Einheit der Schizophrenie, so ist es nach den angestellten Erörterungen die Aufgabe der genealogischen Arbeit, Anhaltspunkte für die Anwesenheit und Wirkung bestimmter Genotypen aus dem Studium der Familien zu gewinnen und den Nachweis zu führen oder doch zu führen suchen, daß hier einheitliche Genotypen in Betracht kommen. Gelingt dieser Nachweis, so ist biologisch eine Zusammengehörigkeit der Schizophrenien erwiesen, was selbstverständlich nicht mit einer Identifikation aller schizophrenen Erscheinungsformen zusammenfällt.

Die Fragestellung ist eine rein pathogenetische. Es ist unumgänglich notwendig, soweit als möglich die Schizophrenien ihres „pathoplastischen Beiwerks" (Birnbaum) zu entkleiden. Pathoplastische Gemeinsamkeiten können zwar der Ausdruck klinischer wie biologischer Zusammenhänge sein, gestatten aber weder die Zusammenfassung zu einer klinischen Einheit, sofern diese mehr als eine ganz primitive Gruppierung nach Symptomenkomplexen darstellen soll, noch die Aufstellung einer biologischen Gruppe. Die ungenügende Differenzierung pathoplastischer und pathogenetischer Komponenten hat zweifellos vielfach dazu beigetragen, die klinische Gruppierung zu erschweren und unsicher zu machen; in derselben Weise würde dieser Fehler das genealogische Arbeiten erschweren.

Diese Fragestellung, auf die Schizophrenie angewendet, würde zu lauten haben: wir gehen aus von Schizophreniefällen mit gleichem oder ähnlichem Verlauf, verschaffen uns zuerst einen Überblick über deren Erbgang und versuchen dann, wenn die Erblagen analog sind, durch Erfassung gleicher oder ähnlicher Schizophrenien eine erbbedingte Zusammengehörigkeit nachzuweisen. Wir werden zuerst fragliche Fälle nicht einbeziehen, sondern dies erst tun, wenn wir einmal sicheren Boden unter den Füßen haben. Im Nachweis der gemeinsamen Erblichkeit würden wir dann die biologische Zusammengehörigkeit der Fälle erfaßt und bei der pathogenetischen Hochwertigkeit der Erblichkeit auch für klinisch-systematische Gesichtspunkte Gewinn zu erwarten haben. Das gilt für den Fall, daß wirklich biologische Zusammenhänge bestehen. Im umgekehrten Fall wäre unser Vorgehen dasselbe, wir würden aber erkennen müssen, daß verschiedene Erbgänge vorliegen, die, soweit sich nicht ihre Bedingtheit durch bestimmte additionelle Faktoren wahrscheinlich machen oder sichern ließe, eine biologische Zusammenfassung der schizophrenen Erkrankung unmöglich machen würden.

Wenn wir auch hier nicht mehr am allerersten Anfang stehen, so ist doch die Frage nach der biologischen Einheit der Schizophrenie nicht gelöst; die Frage wird noch kompliziert durch die abartigen Typen im Schizophreniegebiet,

---

[1]) Kahn l. c.

so daß selbst Kretschmer, der in der biologischen Zusammenfassung hier besonders weit gegangen ist, nach Aufstellung der schizothymen Konstitution von dem Versuch abrät, „heute schon entscheiden zu wollen, ob die Schizophrenie bzw. der große schizothyme Konstitutionstypus etwas irgendwie biologisch in sich Einheitliches oder nur eine Gruppe von unter sich verwandten Typen darstellt".

Es ist ein Eindruck, den man gerade bei der Beschäftigung mit der erbbiologischen Betrachtungsweise und ihren bisherigen Ergebnissen im Schizophreniegebiet gewinnt, daß hier doch wohl biologische Zusammenhänge bestehen müssen. Aber es ist ein Eindruck, der zunächst ebensogut durch Tatsachen bzw. richtige Deutung von Beobachtungen, wie durch vielleicht noch nicht ersichtliche Mängel der Methode bedingt sein kann. Wir werden versuchen zu zeigen, wie weit dieser Eindruck durch unser eigenes Material verstärkt wird. Jedenfalls werden wir gerade in dieser Frage daran zu denken haben, daß die Zahlenergebnisse der Autoren unter der Voraussetzung einer biologisch einheitlichen Schizophrenie gewonnen sind.

Trotzdem müssen wir von den begründeten bisherigen Untersuchungsergebnissen besonders in zwei Punkten ausgehen, einmal: von der Wahrscheinlichkeit, daß die Dementia praecox einem rezessiven Erbgang folgt; wir müssen dabei auch die noch hypothetische biologische Einheitlichkeit der Schizophrenie zugrunde legen; dann von der Wahrscheinlichkeit, daß in der Schizophrenie bzw. in ihrer Erbqualität kein Monohybrid, sondern mindestens ein Dihybrid steckt, daß, anders gesagt, mindestens zwei genotypische Faktoren in der Schizophrenie enthalten sind, die wir in ihrer phänotypischen Auswirkung zu erfassen haben.

Dabei sei nun noch einmal betont, daß wir vorläufig nicht daran denken können, jeden schizophrenen Einzelfall in seine primitiven Phänotypen zu zerlegen, sondern uns damit begnügen müssen, diejenigen „Außeneigenschaften" zu erfassen, die uns jetzt schon klinisch und genealogisch zugänglich sind. Gleichzeitig müssen wir versuchen, diese Außeneigenschaften, die möglicherweise phänotypisch immer noch komplex sind, im Hinblick auf die Erblage auf ihre genische Grundlage zurückzuführen, die vielleicht einfach, vielleicht aber gleichfalls komplex ist. In dieser Richtung sehr weit vorstoßen zu können, dürfen wir heute noch nicht hoffen.

Das „Merkmal Schizophrenie" wählen und umgrenzen wir, wie Rüdin es getan hat, nach Kraepelins Fassung der Erkrankung. Mit Rüdin ist uns für die Diagnose maßgebend „das syndromale Vorkommen der Hauptsymptome der affektiven Schwäche, der eigenartigen Willensstörung, des schizophrenen Denkens im Sinne Bleulers oder der intrapsychischen Ataxie im Sinne Stranskys, in den allermeisten Fällen auch des verhältnismäßig frühen Beginns und des Ausbleibens einer Heilung, das heißt der fehlenden oder mangelhaften Wiederherstellung der früheren Persönlichkeit." Das letztangeführte Symptom ist uns besonders bei der Diagnose der Ausgangskranken in unserem Material von konjugalen Psychosen ausschlaggebend gewesen, bei denen durchaus nicht immer von vornherein auf den verhältnismäßig frühen Beginn der Erkrankung Wert gelegt wurde. Wir verstehen danach unter Schizophrenie, nach einer kürzlich von Jaspers gegebenen Formulierung, „alle diejenigen Geisteskrankheiten, die als Prozeß zu einer bestimmten Zeit beginnen, den Erkrankten nicht wieder zu seinem früheren Zustand zurückkehren lassen, und die nicht als Äußerung bekannter Hirnerkrankungen aufgefaßt werden können." Wir wollen dabei nicht aus den Augen verlieren, was wir eingangs über das „Merkmal Schizophrenie" bemerkt haben.

Die „Außeneigenschaft" oder das „Merkmal" Schizoid bestimmen wir klinisch bzw. psychopathologisch nach den Richtlinien, die wir aus den wiedergegebenen Anschauungen der Autoren von Kraepelin bis Hoffmann gewonnen haben. Da über das Schizoid bisher nicht allzu viele Erörterungen stattgefunden haben, mag es zweckmäßig sein, unseren Standpunkt klinisch und genealogisch an einem, wenn auch kleinen, eigenen Material abzuleiten. Im Anschluß daran werden wir unsere bisher vorbehaltene Stellungnahme zu verschiedenen Fragen auseinandersetzen können.

II. Untersuchungen und Erörterungen über die Klinik, Psychopathologie und Genealogie des Schizoids nebst Erörterungen über den Erbgang der Schizophrenie.

Wir haben an 9 Familien, in denen Schizophrenie vorkam, genauere Bestimmungen über schizoide Persönlichkeiten zu machen versucht. Die Befunde sind an einer größeren Anzahl von Familien[1]) nachgeprüft worden. Dabei wurde nach zwei Gesichtspunkten ausgelesen: erstens wurden Familien schizophrener Probanden genommen, zweitens wurde von Schizoiden ausgegangen, in deren Blutsverwandtschaft Schizophrenie vorkam. Eine solche Auslese war hier wohl gestattet, weil es sich nicht um quantitative, sondern um qualitative Untersuchungen handelte. Eine Beschränkung auf Familien mit schizophrener Belastung war notwendig, um zu möglichst reinen Typen[2]) zu kommen. Wir verhehlen uns dabei nicht, daß dieses Suchen und Finden reiner Typen vielleicht nicht ganz ohne Schematisierung abgehen kann. Ganz abgesehen von der Möglichkeit des Hereinwirkens von zirkulären Anlagen, denen wir aber, aus Gründen der Klarheit bzw. um, wie gesagt, reine Typen zu bekommen, hier aus dem Wege gehen, können mancherlei psychische Eigenschaften auch im Bilde einer im übrigen ausgesprochen schizoiden Persönlichkeit sich finden, die wir nicht in den Begriff des Schizoiden hineinzwängen dürfen. Ist ein Seitenblick auf die

---

[1]) Das Stammaterial gehörte der Rüdinschen genealogischen Abteilung; es ist zum Teil etwas ergänzt worden; im großen ganzen waren aber die Befunde schon seit längerer Zeit festgelegt, ohne daß eine qualitative Auswertung unter dem Gesichtspunkt des Schizoiden stattgefunden hatte.

[2]) Wir enthalten uns, im Rahmen dieser ganzen Untersuchung auf psychopathische „Mischtypen" und auf die Fragen der heterogenen Einschläge bei endogenen Psychosen („Mischpsychosen", „intermediäre Psychosen", „kombinierte Psychosen") einzugehen, da wir zunächst versuchen wollen, im schizophrenen Gebiet zu einigermaßen eindeutigen Ergebnissen zu kommen, um erst später nach entsprechender Bearbeitung zirkulären Materials dieser Frage an der Hand besonders geeigneter Fälle nachzugehen.

bisherige klinische Einteilung der Psychopathien erlaubt, so möchten wir meinen, daß bei deren Gruppierung die eine oder die andere psychische Eigenschaft herausgegriffen und zur systematischen Einreihung eines Typus hergenommen wurde, wobei eine Reihe von anderen Eigenschaften, die unter Umständen mindestens dieselbe Bedeutung für die untersuchte Persönlichkeit hatten, oft genug vernachlässigt wurde. Man reihte z. B. einen erregbaren Psychopathen, der deutliche Zeichen einer Willensschwäche und ethische Defekte zeigte, der Systematik zuliebe unter die „Erregbaren" ein. In allen bisherigen Versuchen, psychopathischen Typen aus der Erblage einen biologischen Untergrund zu geben, ist das Verfahren gewissermaßen umgekehrt: herausgestellt wird eine möglichst umfassende Summe von psychischen Eigenschaften, die eine bestimmte Erlebnis- oder Reaktionsweise umschließen — wir erinnern an die psychopathischen Persönlichkeiten aus zirkulären Familien; dabei wird allerdings dann und wann die eine oder die andere Eigenschaft in jener Summe nicht unterkommen: ob das, wie wir vermuten, mit Recht geschieht, werden spätere analytische Untersuchungen („Mischanlagen"?) aufzuklären haben.

Wir gehen im folgenden auf die Psychosen nur gelegentlich ein; sie bieten uns hier die Gewähr für die „Reinheit" der Familien. Bei der Erfassung der schizoiden Psychopathen fassen wir uns kurz und ziehen, da es an diesem Material einerseits nicht möglich, andrerseits auch hier nicht in unsrer Absicht liegt, jeden einzelnen Fall bis aufs letzte psychopathologisch zu analysieren, ab und zu die Erblage zur Typenerfassung heran. Wir wollen ja hier nicht beweisen, was wohl nicht mehr bestritten wird: daß es schizoide Psychopathen gibt, sondern wollen lediglich aus eigenem Material unseren Standpunkt ableiten.

1. Familie Ha.

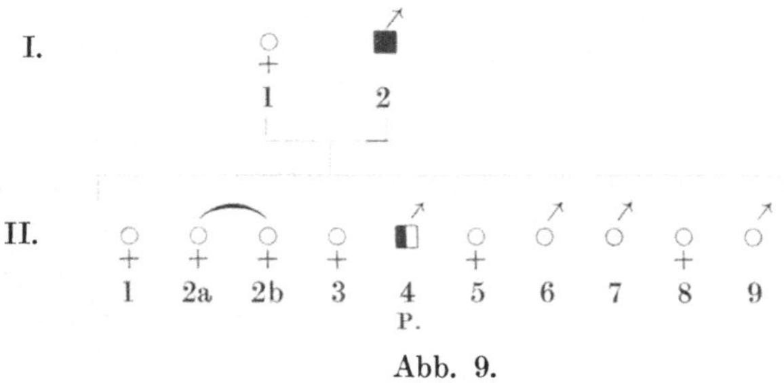

Abb. 9.

I, 2 Georg Ha., 1852/1907, Vater des Prob., verh. Ablöswärter. Dementia praecox. Paranoid, Halluzinationen, „Schreier"; in Anstalt faselig verblödet und gestorben (Tbc.)

I, 1 Mutter des Prob., geb. 1854, nichts Abnormes mitgeteilt.

II, 1, II, 2a und b (Zwilling), II, 5, 8 u. 9 klein gestorben.

II, 3 Schwester des Prob., geb. 1878/1910, an Lungenentzündung gestorben.

II, 4 Georg Ha., geb. 1880, Proband, led. Taglöhner, schlecht gelernt, Bäcker, dann zum Bau. 12 Vorstrafen wegen Eigentumsdelikten, Körperverletzung, Zuhälterei, Notzucht (zusammen 11 Jahre Gefängnis und Zuchthaus). Alkoholmißbrauch. 1917 Unfall auf Bau. 1918 Lues. In der Klinik 1918 zur Beobachtung nach § 81 StPO.: willensschwach, haltlos, ethisch defekt, erregbar, brutal, stumpfsinnig; traumatisch-neurotische Symptome (Kopfweh, Schwindel), psychogenes Stottern (Einzelhaft!) — Kopfnarbe. Wa. R. Blut negativ.

Klinische Diagnose: haltloser Psychopath, Alkoholismus.

Eigene Diagnose: Schizoider Psychopath, stumpf, ethisch defekt, hysterische und neurotische Züge.

II, 6 Bruder des Prob., geb. 1885, gesund.
II, 7 Bruder des Prob., geb. 1887, gesund.

Dieser stumpfe, ethisch defekte Sohn eines Schizophrenen, bei dem selber keine schizophrenen Symptome erkennbar sind, ist offensichtlich ein schizoider Psychopath. Bemerkenswert ist, daß er trotz der Stumpfheit nicht nur erregbar ist, sondern eine gewisse „neurotische Anfälligkeit" durch hysterische und traumatisch-neurotische Erscheinungen an den Tag legt.

2. Familie Ho.

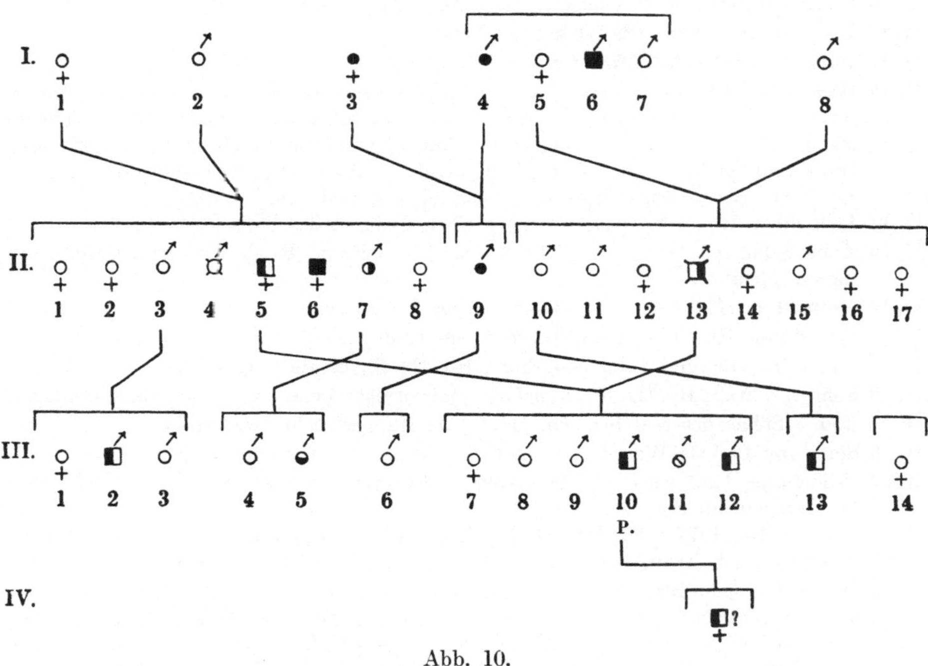

Abb. 10.

I, 1 Großmutter m. des Prob. starb mit 65 Jahren.
I, 2 Großvater m. des Prob. starb mit 69 Jahren.
I, 3 Ehefrau von I, 4 soll geisteskrank gewesen und in Anstalt gestorben sein.
I, 4 Franz Wc., Bruder der Großmutter v. (I, 5) des Prob., verh. Landrichter, verlor einige Zeit vor seinem Tode den Verstand. Versuchte öfters mit Pfandbriefen und Banknoten Feuer zu machen; wollte beim Ausgehen immer zum Fenster hinaus, weil das die Tür sei. (Wohl senile Störung.)
I, 5 Wilhelmine Ho., geb. Wo., Großmutter v. des Prob., wurde 83 Jahre alt.
I, 6 Richard Wo., Bruder der Großmutter v. des Prob., war leutscheu und geistig nicht intakt. Litt an „einer Art von Größenwahn", glaubte sich von hochstehenden Persönlichkeiten besonders beachtet. (Wohl Dementia praecox). Starb an Lungenentzündung.
I, 7 Friedrich Wo., Bruder der Großmutter v. des Prob., starb mit 62 Jahren an Lungenleiden.
I, 8 August Ho., Großvater v. des Prob., starb mit 56 Jahren an „Hungertyphus".
II, 1 Katharine Fa., geb. 1835, Tante m. des Prob.
II, 2 Anna Fa., 1839/1860, Tante m. des Prob.

II, 3 Franz Fa., 1841/1909, Onkel m. des Prob., starb an Herzschlag.

II, 4 Norbert Fa., 1843/1912, Onkel m. des Prob., hat viel getrunken, starb an Herzschlag.

II, 5 Maria Ho., geb. Fa., geb. 1846, Mutter des Prob. Aufgeregte, nervöse Frau, leidet von jeher viel an Kopfweh, dann darf niemand in ihre Nähe kommen, macht Zimmer dunkel. Nimmt das Leben gern etwas schwer. Arbeitsam.

II, 6 Magdalene Fa., geb. 1848/1916, ledig, Tante m. des Prob. War 40 Jahre in Anstalt. Als Kind still, hatte Migräne, katatonische Verblödung. — Dementia praecox.

II, 7 Matthias Fa., geb. 1850, Onkel m. des Prob. War 40 Jahre verschollen, nach letzter Nachricht Farmer in Amerika.

II, 8 Anna Maria Fa., geb. 1854, ledig, Tante m. des Prob.

II, 9 Ludwig Wo., Sohn von I, 3 und I, 4, sollte infolge geistiger Umnachtung in Anstalt gebracht werden, starb aber vorher im Alter von 36 Jahren.

II, 10 Franz Ho., 1837/1912, Onkel v. des Prob., starb an Schlaganfall.

II, 11 Leopold Ho., 1838/1838, Onkel des Prob. v.

II, 12 Luise Ho., geb. 1840, Tante v. des Prob., ledig.

II, 13 Oscar Ho., 1841/1913, Vater des Prob., verh. Eisenbahnbeamter. Gewöhnte sich im Krieg 70/71 das Trinken an. Familie hatte unter seinem heftigen Wesen sehr zu leiden. Bei Vorstellungen seitens seiner Mutter wurde er tätlich. Nach Verheiratung trank und spielte er noch mehr, kam tagelang nicht heim, verbrachte die Zeit mit Weibern. Gegen seine Frau stets rücksichtslos und roh.

II, 14 Leopoldine Ho., geb. 1844, gestorben 1844, Tante v. des Prob.

II, 15 Anna Schu. geb. Ho., geb. 1845, Tante v. des Prob. Kinderlos verh., augen- und nierenleidend.

II, 16 Leopoldine Ho., geb. 1847, Tante v. des Prob., ledig.

II, 17 Wilhelmine Ho., 1851/1915, Tante v. des Prob., ledig, starb an Gehirnschlag.

III, 1 und 3 Tochter und Sohn von Franz Ho. (II, 3), nichts mitgeteilt.

III, 2 Sohn von Franz Ho. (II, 3), ein heftiger, jähzorniger Mensch und arger Radauschläger.

III, 4 und 5 Söhne des Matthias Fa. (II, 7), der jüngere sehr beschränkt.

III, 6 Sohn von Ludwig Wo. (II, 9), starb mit 18 Jahren an Lungenleiden.

III, 7 Wilhelmine Ho., verh. N., 1874/1898, Schwester des Prob. starb im Wochenbett (an Lungenleiden?).

III, 8 August Ho., 1877/1893, Bruder des Prob., starb an galoppierender Schwindsucht.

III, 9 Josef Ho., geb. 1879, Bruder des Prob., verh., gesund, tüchtiger Mensch.

III, 10 Oscar Ho., geb. 1883, Proband, verh. Rechtsanwalt, bis 17. Jahr Bettnässen. Unerzogen, verwöhnt, gut gelernt, ehrgeizig, regsam, geweckt, Prahler und Aufschneider, Hang zur Lüge. Aufbrausend, verschlossen, empfindlich. Onanist. Genußsüchtig, materiell. In den letzten 2 Schuljahren Nachlassen der Leistungen. Sprunghaft, widerspruchsvoll, beeinflußbar, skrupellos, aufgeregt, jähzornig, feig, egoistisch. Viel Sexualverkehr, dreimal Gonorrhoe. Alkoholüberempfindlich. Gewandter Anwalt, zweifelhafte Geschäfte. Fälschung, Unterschlagungen, Schwindeleien, große Ausgaben. Erregt durch drohende Pfändung: ängstlich, schlaflos, Kopfweh, Obstipation, Schweißausbrüche; spielerische Selbstmordgedanken. Abergläubisch. In Haft: Visionen (Muttergottes), warnende Stimmen. In der Klinik 1916 nach § 81 StPO.: intelligent, gewandt, oberflächlicher Affekt, wenig Ehrgefühl; unterwürfig, zeitweise reizbar, heftig, brutal, wehleidig, hypochondrisch, nervöse Beschwerden. — Spärlicher Haarwuchs, steiler Gaumen, Zittern.
Klinische Diagnose: haltloser Psychopath.
Eigene Diagnose: schizoider Psychopath, gemütskalt, ethisch defekt, erregbar, hysterische und nervös-hypochondrische Züge.

III, 11 Albert Ho., geb., 1887, Bruder des Prob., verh., leidet viel an Kopfschmerzen, Migräne.

III, 12 Karl Ho., geb. 1890, Bruder des Prob., verh., nervös, von raschem Temperament, Taugenichts, wechselt dauernd die Stelle.

III, 13 Albrecht Ho. (Sohn von II, 10), geb. 1880, Vetter des Prob., ledig, wenig intelligenter, absonderlicher Mensch.

III, 14 Cäcilie Ho., Ehefrau des Prob., gesund.
IV, 1 Elisabeth Ho., geb. 1913, Kind des Prob., war infolge Magenkatarrhs lange kränklich,
lange Bett genäßt; aufgeregtes, ängstliches Kind.

Die Persönlichkeit des von Vaters- und Muttersseite mit Schizophrenie
(I, 6, II, 6) belasteten Probanden ist durch Autismus, Gemütskälte und ethische
Defektuosität besonders gekennzeichnet; dabei ist er reizbar und empfindlich
und reagiert gern mit nervös-hypochondrischen und hysterischen Erscheinungen;
ferner ist er verschlossen und widerspruchsvoll. Wir haben keinen Zweifel, daß
es sich um einen schizoiden Psychopathen handelt. Das Nachlassen der Schul-
leistungen in den letzten zwei Schuljahren kann bei dieser sprunghaften, seich-
ten Persönlichkeit wohl nicht als Anzeichen eines hebephrenen Prozesses angesehen werden; derartige nicht ganz seltene Beobachtungen legen nahe, an pu-
berale Entwicklungsphasen bei schizoiden Psychopathen zu denken, die an
hebephrene Störungen zwar erinnern, mit deren Prozeßhaftigkeit aber nichts
zu tun haben, sondern in den biologischen Rahmen der Persönlichkeitsentwick-
lung gehören.

Von den Psychosen in der Familie abgesehen, finden sich mehrere Abartige,
die wir wegen ihrer vielfachen psychologischen Beziehungen untereinander und
im Hinblick auf die gemeinsame schizophrene Belastung als schizoide Psychopathen ansprechen: der egoistisch-brutale, trinkende Vater (II, 13), die nervös-
erregbare, an Migräne[1]) leidende Mutter (II, 5), der unstete Bruder Taugenichts
(III, 12) des Probanden, weiter der jähzornige Radauschläger (III, 2), vielleicht
der absonderliche Albrecht Ho. (III, 13). Möglicherweise ist auch das Kind
(IV, 1) des Probanden eine schizoide Psychopathin.

Eine Deutung der senilen Psychose des Franz Wo. (I, 4) und der Psychosen
seiner Frau (I, 3) und seines Sohnes (II, 9) muß wegen der ungenügenden
Unterlagen unterbleiben. Auch eine Diagnostizierung von II, 7 und III, 5 wird
wohl besser unterlassen. Immerhin darf bei Franz Wo. (I, 4) und seinem Sohne
(II, 9) das Vorliegen einer zirkulären Psychose trotz der mangelhaften Angaben
mit nicht geringer Wahrscheinlichkeit ausgeschlossen werden.

3. Familie Tr.

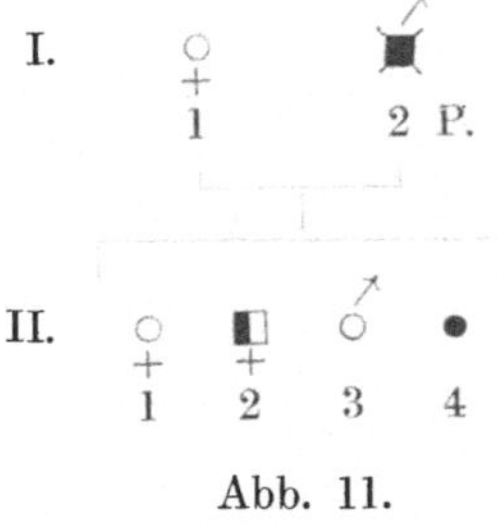

Abb. 11.

I, 1 Ehefrau des Prob., geb. 1875, unauffällig.
I, 2 Georg Tr., geb. 1864, gestorben 1919, Prob., verh. Taglöhner, ziemlich getrunken,
doch immer ordentlich und anständig,. Seit 30 Jahren Stimmen und Beeinflussungs-

---

[1]) Bemerkenswerterweise leiden auch einige Kinder an Migräne. Auf die starke Belastung mit Lungenkrankheiten und Schlaganfällen gehen wir hier nicht ein.

ideen. 1918 in die Klinik nach nächtlichem Angstzustand. Spricht spontan nicht, zerfahrene Antworten, stereotype Bewegungen, Katalepsie, grimassiert; zeitweise erregt, widerstrebend, zeitweise völlig stupurös. Halluziniert. Gesicht und Extremitäten zyanotisch. Wa. R. Blut negativ. Starb 1919 in Anstalt.
Diagnose: Dementia praecox.

II, 1 und 3 geb. 1891 bzw. 1903, bisher unauffällig.

II, 2 Rose Tr., geb. 1901, Tochter des Prob., ledige Einlegerin, als Kind brav, ruhig, lustig, sehr erregbar. Sprang mit 6 Jahren im Schreck aus Fenster im 1. Stock. Mit 7 Jahren manustupriert. In Volksschule einmal sitzen geblieben, viel geschwänzt, warf Tintenfaß nach der Lehrerin. Menses seit 14. Jahr, unregelmäßig. Vergnügungssüchtig. Stahl als Dienstmädchen, Gefängnis, Erziehungsanstalt; wollte durchgehen, sprang ertappt aus dem 2. Stock, Schädelbruch, dann fügsam in Erziehungsanstalt. Später Sexualverkehr mit Dienstherrn gegen Entgelt. Tanz- und putzsüchtig. Neuerdings in Erziehungsanstalt, brannte durch. In der Klinik 1919: verschlossen; ohne Absonderlichkeiten. Ängstlich, Szene: lassen Sie mich sterben! Habe nachts Vater und bestohlenen Herrn gesehen, die ihren Tod angesagt hätten. Theatralisch, weint laut ohne Tränen. Nächsten Tag ruhig, „vielleicht sei es das Gewissen gewesen". Uneinsichtig, kindisch.
Klinische Diagnose: haltlose Psychopathin.
Eigene Diagnose: schizoide Psychopathin — gemütskalt, ethisch defekt, hysterische Züge.

II, 4 Abortus.

Es mag sein, daß man ohne Kenntnis der Erkrankung des Vaters sich bei Rosa Tr. mit der Feststellung einer psychopathischen Haltlosigkeit begnügen würde; betrachtet man aber ihre Persönlichkeit näher, so drängen doch ihre egoistische Genußsucht, ihre Gemütskälte und ethische Defektheit stark in den Vordergrund; dabei setzen sich Gewissensbisse, die einer sonst verborgenen sensitiven Wurzel zu entstammen scheinen, in hysterische Erscheinungen um. Anhaltspunkte für eine Dementia praecox ergeben sich nicht.

4. Familie Ke.

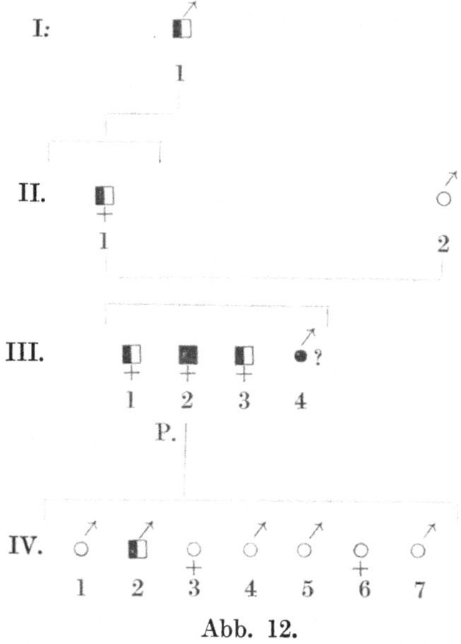

Abb. 12.

I, 1 Großvater m. der Probandin, menschenscheu.
II, 1 Luise Le., Mutter der Prob., menschenscheu, machte Sachen verkehrt.

II, 2 Wilhelm Le., Vater der Prob., wurde 78 Jahre alt, starb an Altersschwäche und Blasenkrebs, nichts weiter bekannt.

III, 1 Marie Le., Schwester der Prob., sonderbar, menschenscheu.

III, 2 Rosa Ke., geb. Le., geb. 1859, Prob., Rentnerswitwe. Schon in Jugend sehr zurückgezogen, menschenscheu, immer unselbständig, mittelmäßige Schülerin. Mit 23 Jahren Heirat, mit 46 Klimakterium, mit 48 Witwe. Stets ungern in Gesellschaft, konnte mit ihren Kindern lustig sein. 1914 Strumektomie 1917: meinte, Sohn sei gefallen, bezog Zeitungsnotiz auf sich, vernachlässigte den Haushalt, kannte sich nicht mehr recht aus, verlegte Sachen, kaufte merkwürdig ein, sprach viel, erregt, streitsüchtig. Wurde traurig, apathisch, mißtrauisch, Beziehungsideen, gelegentlich Selbstvorwürfe. Einmal bewußtlos. In der Klinik (1917) ängstlich, triebartig widerstrebend, später zugänglicher. Steif, kataleptisch, befehlsautomatisch. Gedächtnisschwäche, ohne Urteil über ihre Lage. Stumpf, gleichgültig, spricht spontan nicht. Seit einiger Zeit Männer- und Frauenstimmen. „Das ist die alte Frau", ärgert sich darüber, weil man doch wisse, daß man alt sei. — Groß, blaß, mager, systolisch-diastolisches Geräusch, Wa. R. Blut negativ. — 1921 unverändert, stumpf, indolent, ohne gemütliche Regsamkeit in der Anstalt. Diagnose der Klinik und der Anstalt: Dementia praecox.

III, 3 Frieda Le., Schwester der Prob., zurückgezogen, streitsüchtig.

III, 4 Gustav Le., Bruder der Prob., rastlos, wechselt immerfort die Stellen, war vorübergehend in einer Anstalt.

IV, 1, 3, 6 Kinder der Prob., über Auffälligkeiten nichts mitgeteilt.

IV, 2 Friedrich Ke., 1885/1907, Sohn der Prob., immer merkwürdig, beging Suizid.

IV, 4, 5, 7 Kinder der Prob., klein gestorben.

Bei der Probandin ist die schizoide Eigenart in der präpsychotischen Zeit besonders schön ausgeprägt; aber nicht nur deshalb, sondern nach dem ganzen Bild und Verlauf ist bei ihr eine Dementia praecox anzunehmen, in die pathoplastisch vielleicht die Arteriosklerose hereinspielt. Unter die psychopathisch Schizoiden sind der Großvater der Probandin (I, 1), ihre Mutter (II, 1), ihre Schwestern (III, 1 und III, 3) und vielleicht auch ein Sohn (IV, 2) zu rechnen. Bei dem letzteren könnte es sich aber auch um eine Schizophrenie gehandelt haben. Schizophrenieverdacht liegt wohl auch bei dem rastlosen Bruder der Prob. vor.

5. Familie He.

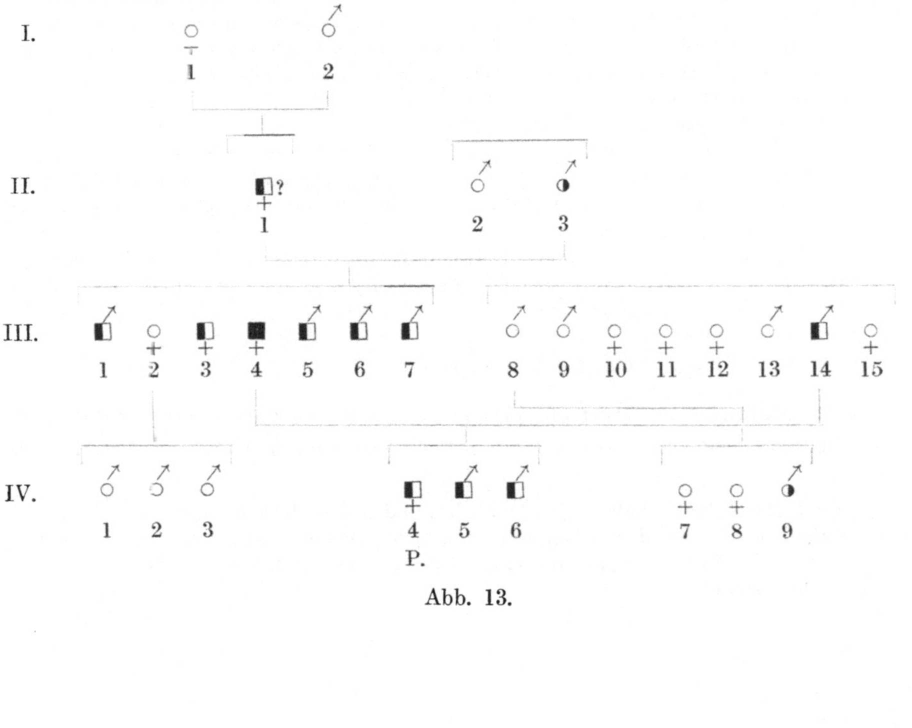

Abb. 13.

I, 1 Urgroßmutter m. der Prob., nichts bekannt.

I, 2 Urgroßvater m. der Prob., nichts bekannt.

II, 1 Großmutter m. der Prob., gestorben 1872 an Unterleibsleiden, neigte zur Eigenart.

II, 2 Großonkel m. der Prob., nichts bekannt.

II, 3 Großvater m. der Prob., litt an Verstimmungen, war zeitweise hypochondrisch.

III, 1 Alfred Kn., geb. 1861, Onkel m. der Prob., „ein eigener Herr".

III, 2 nicht auffällig.

III, 3 Mina Kn., Tante m. der Prob., Platzangst.

III, 4 Thea He., geb. Kn., geb. 1871, Mutter der Prob. Präpsychotisch: nervös, aufgeregt, weinte leicht, unselbständig, willensschwach, sentimental, sensitiv, heiter, hypochondrisch. 1884 bei Eintritt der Pubertät depressiv, „ähnlich wie 1899", 1899 depressiv, ängstlich erregt, mißtrauisch, Vergiftungs- und Verfolgungsideen, Halluzinationen. In Anstalten 1899—1911: halluziniert auf allen Sinnesgebieten, sexuelle Sensationen, sprunghafter Stimmungswechsel, einmal kindisch-mutwillig, dann ängstlichgereizt, aggressiv, puerile Sprechweise, ganz autistisch, erotisch (konträrsexuelle Anklänge); Eifersüchteleien, Koketterien, heiter, sorglos, tyrannisiert die Umgebung. 1910/1911 übermütig, reizbar, Ausgaben, queruliert, sexuell erregt. Lebt seither mit Defektzustand in der Freiheit, hat 1914 nach Scheidung jungen Mann geheiratet.

III, 5 und 6 Oheime m. der Prob., beide nervös, hypochondrisch, neigen zur Todesfurcht.

III, 7 Onkel m. der Prob., 1851/1911, furchtbar launenhaft und gereizt.

III, 8, 10, 11, 12, 13, 15 Geschwister des Vaters (III, 14) der Prob., über die nichts mitgeteilt wurde.

III, 9 Franz He., Onkel v. der Prob., Augen- und Rückenmarksleiden (Tabes?).

III, 14 Max He., geb. 1866, Vater der Prob. geschieden, höherer Offizier, nervös, jähzornig, herrisch, intrigant, unverträglich, ehrgeizig, sarkastisch, schneidig. Poseur; in der Ehe sehr eifersüchtig gewesen. Lebhaft, temperamentvoll, hochintelligent.

IV, 1, 2, 3 Vettern m. der Prob., haben viel Geld, tun nichts, führen mehr ein Schmarotzerleben.

IV, 4 Thea He., geb. 1891, Prob., Tochter von III, 4 u. III, 14, als Kind Fraisen und viel Kopfweh. Im 11. Jahr Selbstmordgedanken. Scharfer Verstand, sehr kritisch. Ohne Gemüt, unaufrichtig, verlogen, verstockt, täuscht glänzend. Kokett, raffiniert, sexuell frühreif, zweifelhafte männliche und weibliche Freundschaften (lesbisch?), „extremster Flirt", Menarche im 15. Jahr. Ohne Ordnungssinn, terrorisiert Umgebung; Schulden, Unterschlagung. Auf Gymnasium unbeständig in der Arbeit. Impulsiv, sprunghaft, will sich ausleben. Nervöse Herzbeschwerden, „unverstandener, moderner Mensch". Nach Durchfall im Abitur ernsthafter Selbstmordversuch. Darauf 1912 in der Klinik: freundlich, geordnet, selbstkritisch, gemütlos, intelligent. — Grazil, schlank. — Heiratete später reichen Mann, bald wieder geschieden; lebt als oberflächliche herzlose Mondäne in Großstadt.
Klinische Diagose: Psychopathie, haltlos.
Eigene Diagnose: schizoide Psychopathin, gemütskalt, ethisch defekt.

IV, 5 Erwin He., geb. 1893, Bruder der Prob., nervös, besonders während der Entwicklungsjahre, wollte sich im Falle Nichtbestehens des Abiturs erschießen. Im Krieg als Infanterieoffizier gefallen.

IV, 6 Kurt He., Bruder der Prob., geb. 1894, nervös, doch weniger als der andere Bruder; fiel als Fliegeroffizier. Beide Brüder und der Vater drohten bei jeder Gelegenheit, sich Kugel durch Kopf zu schießen.

IV, 7 und 8 nichts bekannt.

IV, 9 Vetter v. der Prob., „schlapper Psychopath".

Die Erkrankung der Mutter (III, 4) der Prob. ist durch jahrelange, gute Anstaltsbeobachtung und durch den zurückgebliebenen Defekt-Zustand[1]) als

---

[1]) „Ein heiteres, launenhaftes, oberflächliches und willenschwaches Kind, das nur durch die unauslöschbare Summe der Lebenserfahrung sich von der Naivität des Kindes unterscheidet", wurde bei Entlassung aus der Anstalt geschrieben. Durchaus flache Affektivität, starre Einsichtslosigkeit.

Schizophrenie gesichert. Bemerkenswert ist bei ihr die ausgesprochen schizoide präpsychotische Persönlichkeit. Auf die Frage, ob bei ihr zirkuläre Einschläge beim Auftreten der depressiv bzw. manisch gefärbten Zustandsbilder mitgespielt haben, möchten wir nicht eingehen, weil wir über den Vater (II, 3), der immerhin zirkulär gewesen sein könnte, doch zu wenig wissen. Wir möchten auch im Hinblick darauf, daß wir von den betreffenden Persönlichkeiten sonst nichts wissen, mit der Behauptung zurückhalten, daß die Zwangsvorstellungen bei I, 1 und die Platzangst bei III, 3 einfach schizoide Erscheinungsformen waren, obwohl angenommen werden kann, daß zwangsneurotische Syndrome bei Schizoiden vorkommen. Von den Oheimen der Prob. möchten wir den „eigenen" (III, 1), die beiden nervös-hypochondrischen (III, 5 und 6) und den launenhaft gereizten (III, 7) in die psychopathisch Schizoiden einbeziehen. Auch der Vater (III, 14) der Prob., den wir im Feld als höheren Kommandeur aus der Nähe beobachten konnten, scheint uns vorwiegend schizoid zu sein; er ist aber kein ganz „reiner" Fall insofern, als er ein lebhaftes Temperament und Humor hatte, der allerdings in der Regel stark sarkastisch durchsetzt war. Bei der Prob., die auch inzwischen keinerlei schizophrene Zeichen gezeigt hat, haben wir eine vorwiegend gemütskalte, ethisch defekte Persönlichkeit von ganz oberflächlicher, dabei sprunghafter Affektivität, d. h. einen schizoiden Typus von klarster Ausprägung vor uns. Weniger ausgeprägt ist das schizoid Psychopathische bei ihren Brüdern (IV, 5 und 6), die beide, wenn auch in verschiedenem Grad, nervös und reizbar mit sensitiver Färbung waren. Eine diagnostische Entscheidung über den psychopathischen schlappen Vetter (IV, 9) und über die drei Nichtstuer (IV, 1, 2, 3) möchten wir nicht fällen[1]). Im ganzen läßt sich aber wohl sagen, daß in dieser Sippe eine Reihe von sicher oder doch sehr wahrscheinlich schizoiden Psychopathen sich um die schizophrene Mutter (III, 4) der Prob. gruppieren.

　　6. Familie Gr.

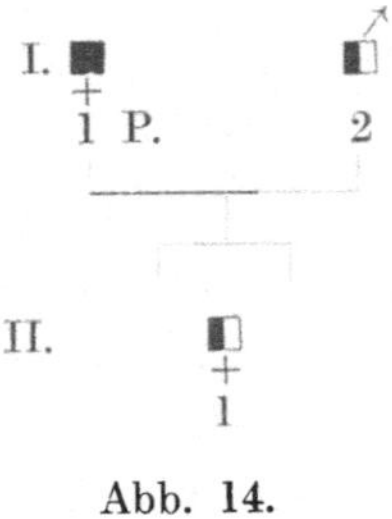

Abb. 14.

I, 1 Emilie Gr., geb. 1875, Prob., Ingenieurswitwe. Präpsychotisch: scheu, schüchtern gutmütig, fleißig. Glücklich verheiratet. Nach Tod des Mannes mißtrauisch, traurig; wies den Angehörigen die Tür, weil sie ihr „so viel angedichtet" und gesagt haben: „Du spinnst ja". Seit Herbst 1915 Stimmen: soll ins Wasser gehen, ist narrisch. Fallen wurden ihr gelegt, sie wurde verdächtigt, es wurde in ihre Wohnung hineingeschimpft. Verbrannte ihr Geld, damit die Verwandten nichts bekommen; hielt es nicht mehr aus; konnte nicht mehr arbeiten. Dazwischen gute Tage. Wollte mit Tochter ins Wasser, von der Isar her in die Klinik gebracht (1916); ängstlich, ratlos, zittert zeitweise, Gefühl, als ob etwas um sie herum sei. Wird ruhiger, keine Er-

---

1) Es kommt uns hier ja nicht auf eine quantitative Auswertung, sondern auf den qualitativen Überblick an.

regung über Trennung von der Tochter, mit allem einverstanden. — Mittelgroß, grazil. — In Anstalt bis 1918, zeitweise ganz unzugänglich, schlug einmal triebhaft Fenster hinaus; Grund nicht herauszubringen. Gebessert entlassen.
Diagnose von Klinik und Anstalt: Dementia praecox.

I, 2 Ehemann der Prob., 1872/1912, verh. Ingenieur, verschlossen, mißtrauisch, Trinker. An Nephritis gestorben.

II, 1 Johanna Gr., geb. 1901, Tochter der Prob. Ernst, verschlossen, keine Freundinnen, immer bei der Mutter, an deren Ideen sie zum Teil glaubt: die Leute waren häßlich, haben sie in den Tod getrieben. Wollte mit der Mutter in den Tod gehen. Mit der Mutter zusammen in die Klinik gebracht (1916); geht kaum aus sich heraus, gelegentlich trotzig, schluchzt, sensitiv. — Groß, schlank, anämisch.
Klinische Diagnose: „Induziertes Irresein".
Eigene Diagnose: schizoide Psychopathin — empfindsam, scheu, verschlossen.

Den Vater halten wir für einen verschlossenen, mißtrauischen, schizoiden Psychopathen[1]), bei der präpsychotisch schizoiden Mutter haben wir an der Diagnose Dementia praecox keinen Zweifel. Die Tochter hat in der Klinik nichts Psychotisches geboten, wohl aber sich als verschlossene, empfindsame Schizoide dargestellt. Wir stehen nicht an, zuzugeben, daß bei ihrem noch jugendlichen Alter nicht mit Sicherheit auszuschließen ist, daß sie später schizophren wird; das ist auch bei dem einen oder anderen der übrigen Fälle, z. B. der Tochter Thea He. (Familie He., IV, 4), nicht mit aller Bestimmtheit zu sagen. Wesentlich ist aber, daß diese Unsicherheit den Fällen gegenüber doch wohl nicht die Regel, sondern die Ausnahme ist.

7. Familie Vi.

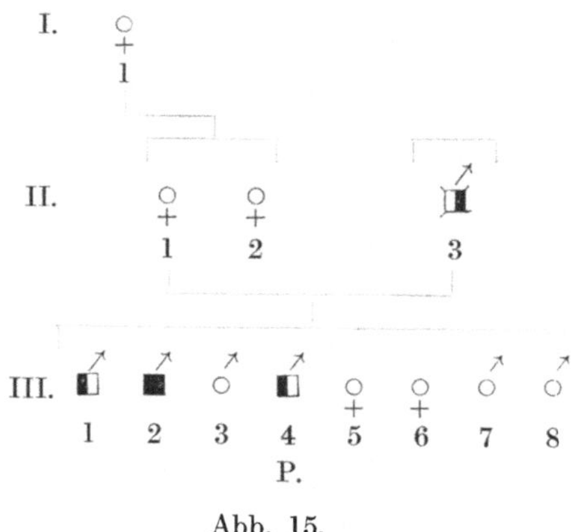

Abb. 15.

I, 1 Großmutter m. des Prob., wurde 90 Jahre alt, sonst nichts bekannt.

II, 1 Josefine Vi. geb. No., Mutter des Prob., gestorben 1914, von Auffälligkeiten wurde weder über sie noch über ihre Schwester (II, 2) etwas mitgeteilt.

II, 3 Josef Vi., Vater des Prob., jähzornig, bösartig, Trinker. Es ist mitgeteilt worden, daß die ganze Familie des Vaters jähzornig war.

III, 1 Anton Vi., Bruder des Prob., jähzornig, gehässig.

III, 2 Ludwig Vi., geb. 1872, Bruder des Prob., led. Taglöhner. Mehrmals sitzen geblieben. Immer Taglöhner, 1913—17 in Anstalt: Eifersuchts- und Verfolgungsideen, Akoasmen, Erregungszustände. 1918 in der Klinik: verliebt in Pflegerin der Anstalt, alle

---

[1]) Auf die Frage der Beziehungen zwischen Schizoid und Alkoholismus gehen wir hier nicht ein. Vgl. dazu Binswanger l. c.

Leute rufen ihm nach, sie wolle ihn nicht; dauernd Stimmen, Beziehungs- und Verfolgungsideen, zeitweise gereizt, stumpf, befehlsautomatisch. Schwachsinnig. 150 cm groß, Wa. R. Blut negativ. Seither in Anstalt.

Klinische Diagnose: Lementia praecox (Pfropfhebephrenie?).

III, 3, 5, 6, 7, 8 Geschwister des Prob., keine Mitteilungen über Auffälligkeiten.

III, 4 Nikolaus Vi., geb. 1884, Prob., verwitw. Chauffeur. Mittelmäßig gelernt, war Dienstbube, Strafen wegen Bettels und Unterschlagung, wurde Chauffeur; als solcher im Feld[1]), schlecht behandelt, beziehungssüchtig, explosiv erregbar, unsauber; wurde nervös. 1917 Heirat, von Frau schlecht behandelt, Hetzereien und schwere Szenen seitens der Frau und deren Familie (aktenmäßig festgestellt). Einmal wegen Erregung im Lazarett: zitterte, sank hin, hatte Zuckungen; war vorher mit Messer auf Frau losgegangen. Schwerer, nicht unbegründeter Groll gegen Frau, die er auf Heimweg vom Spaziergang in plötzlicher Wut ersticht; verwundet gleichzeitig seine mitgehende Schwägerin. Lief weg, will nachher von nichts wissen. Nach § 81 StPO. in der Klinik; debil, erregbar, paranoid, hysterische Züge, unbeholfen, schwerfällig, ängstlich, fleißig, gutmütig, ernst, empfindsam, übelnehmerisch. (Nicht § 51 RStGB.; vom Schwurgericht freigesprochen.) 1919 Krach mit Bruder Anton (III, 1); erwidert dessen Fußtritt mit Revolverschuß; hochgradig erregt, besonders bei der folgenden polizeiärztlichen Untersuchung: schrie, schien verwirrt, seine Frau sei vor der Tür. Daraufhin wieder in die Klinik; ruhig, bei affektbetonten Dingen gereizt, steigert sich in Erregung, wird weinerlich. Enger Horizont, empfindlich, doch stumpfsinnig, mißtrauisch. Werde von den Angehörigen immer schlecht behandelt. Träume jede Nacht von der Frau, die nicht tot sei; korrigiert tags darauf. Uneinsichtig, Gesetze werden zu seinen Ungunsten ausgelegt; neigt zum Querulieren.

Klinische Diagnose: erregbarer Psychopath, Debilität.

Eigene Diagnose: schizoider Psychopath, empfindsam, reizbar, stumpfsinnig, paranoid.

Der Proband, den wir viele Monate lang bei der Feldtruppe beobachtet und dann in der Klinik wieder gesehen haben, ist kein Schizophrener; er hat nie schizophrene Willensstörungen gehabt, hat nie halluziniert, wohl aber hat er gelegentlich psychogene Illusionen gehabt. Seine Beziehungssucht ist nie in die Breite des Psychotischen hinübergeglitten; sie war übrigens insofern nicht ganz unbegründet, als er wegen seiner täppischen und explosiven Art, wegen seiner geistigen Beschränktheit und seiner Unsauberkeit oft geringschätzig behandelt und von seinen Kameraden, wie wir vielfach bemerken konnten, nicht für ganz voll genommen wurde. Es ist interessant zu sehen, wie der schiozphrene Bruder (III, 2) des Prob., über dessen prämorbide Persönlichkeit wir nichts Näheres wissen, außer daß er offenbar von jeher leicht schwachsinnig war, in der Psychose in mancher Hinsicht an den schizoiden Probanden erinnert: er wird verfolgt, ist gereizt und doch im ganzen stumpfsinnig; aber die Störungen sind doch erheblich elementarer und lassen ihre Zugehörigkeit zur destruktiven Psychose, an der kein Zweifel sein kann, auf Schritt und Tritt erkennen. Der jähzornige, bösartige Vater (II, 3) des Prob., der dazu noch Trinker war, und der jähzornig-gehässige Bruder Anton (III, 1) dürfen wohl in die nichtpsychotischen schizoiden Typen einbezogen werden.

Die Mitteilung, daß des Vaters ganze Familie jähzornig war, gibt Gelegenheit, die Frage aufzuwerfen, ob wir bei der Feststellung einer Eigenschaft, die wir bei Schizoiden oft finden, die Diagnose auf Schizoid ohne weiteres stellen dürfen. Anders formuliert lautet diese Frage: Gibt es spezifisch schizoide Einzel-

---

[1]) Viele Monate von uns bei der Feldtruppe beobachtet, wo wir ihn als psychopathisch paranoiden Trottel ansprachen. Schlecht behandelt wurde er tatsächlich.

eigenschaften? Wir möchten diese Frage ohne weiteres weder bejahen noch verneinen. Im allgemeinen wird man bei jeder psychischen Eigenschaft — heiße
sie nun Jähzorn oder Erregbarkeit, Stumpfsinn oder Gleichgültigkeit — einmal
die Zurückführung auf etwaige verschiedene Bestandteile oder die Ableitung
von einer anderen primitiven oder primitiveren Eigenschaft zu versuchen und
dann festzustellen haben, wie die fragliche Eigenschaft in die Ganzheit der Eigenschaften der Persönlichkeit eingesetzt ist; ob sie in ihr organisch ruht, ob sie
wie ein Fremdkörper in ihr liegt. Wir verhehlen uns nicht, daß wir an unserem
Material derartig feine Eigenschaftsanalysen nicht zu machen in der Lage sind,
und glauben trotzdem, aus unserem Material allerlei Schlüsse ziehen zu können,
solange wir uns bewußt bleiben, wie sehr wir in dem ganzen Komplex der uns
hier beschäftigenden Fragen noch im Groben und aus dem Groben arbeiten.
Wir meinen, daß wir, wenn wir von einem Menschen, den wir nicht kennen, —
und wir wissen von der Mehrzahl unserer Typen nur durch Schilderungen von
dritter Seite — den Jähzorn oder die Reizbarkeit nicht ohne weiteres auf das
Konto des Schizoids setzen dürfen, es sei denn, daß wir genealogische Anhaltspunkte dafür haben, daß der Betreffende in einer schizoid-schizophrenen Sippe
steckt. Dieser Umstand kann uns bis zu einem gewissen Grad das Fehlen der
Kenntnis der ganzen Persönlichkeit bzw. ihrer verschiedenen Eigenschaften und
deren Stellung zu den uns gerade bekannt gewordenen ersetzen. Wir sagen wohl-
verstanden: bis zu einem gewissen Grade. Unser Verfahren hat hier einen leider
recht deduktiven Anstrich. Wir sind nun weiter der Ansicht, daß unsere Diagnose Schizoid bei nicht persönlich Untersuchten an Wahrscheinlichkeit gewinnt,
wenn wir statt von einer von zweien oder mehr Eigenschaften erfahren und
daneben wissen, was für einen Erbkreis wir vor uns haben. Wir glauben z. B.
ohne Gefahr einen wesentlichen Fehler zu machen, in der Familie Vi. den jäh-
zornig-bösartigen Vater und den jähzornig-gehässigen Bruder unseres schizoiden
Probanden und seine schizophrenen Brüder als schizoide Psychopathen ansprechen zu können. Wäre uns etwa mitgeteilt: Vater jähzornig, gutmütig,
heiter, humorvoll, so würden wir die Diagnose schizoider Psychopath nicht
wagen. Bei der Gruppierung der in dieser Familie vorhandenen abartigen
Typen um einen Schizophrenen wird man auch geneigt sein, in den nicht
weiter bekannten jähzornigen Verwandten des Vaters Typen zu vermuten, die
entweder psychopathische Schizoide oder Schizothyme im Sinne Kretschmers
aus der Gesundheitsbreite sind. Es ist unmöglich, hier hinsichtlich der einzelnen Fälle darüber zu diskutieren, ob sie ganz zu den Schizoiden oder wenigstens zum Teil zu den Schizothymen gehören. Wenn wir uns für unsere
Aufstellungen entschließen, sie als Schizoide zu nehmen, so leitet uns die Er-
wägung, daß von den Auskunftgebern Auffälligkeiten im allgemeinen erst
angegeben werden, wenn sie einen nicht ganz unerheblichen Grad haben[1]).
(Nebenher sei bemerkt, daß bei den Explorationen aller Auskunftspersonen
weder Suggestivfragen gestellt werden, noch in die Betreffenden etwas hinein-
geheimnißt wird.)

---

[1]) Wir erinnern daran, wie sparsam die Bevölkerung, und zwar nicht nur die ungebildete,
mit der Bezeichnung Trinker für viele Fälle ist, die der Psychiater ohne Bedenken als Alkoholiker ansieht.

8. Familie Vo.

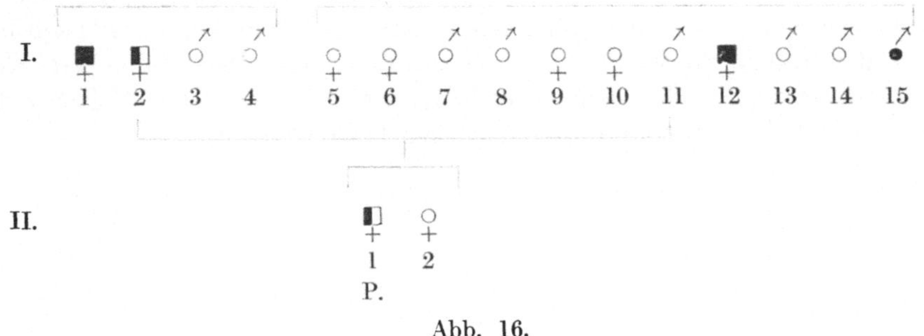

Abb. 16.

I, 1 Erika Li., geb. 1839, Tante m. der Prob., von Hause aus empfindsam, tätig und tüchtig, mißtrauisch, gesellig, Beeinträchtigungsideen, saß jahrelang in einer Ecke, ging nirgends mehr hin, völlig autistisch. Nicht in Anstalt. Dementia praecox.

I, 2 Marie Vo., geb. Ri., Mutter der Prob., 1838/1915, von jeher gleichgültig, interesselos, stumpfsinnig.

I, 3 u. 4 Oheime der Prob., über die nichts mitgeteilt wurde.

I, 5, 6, 7, 8, 9, 10, 13, 14 Geschwister des Vaters (I, 1) der Prob., über die nichts mitgeteilt werden konnte.

I, 11 Georg Wi., 1825/1882, Vater der Prob., solid, brav.

I, 12 Mathilde Wi., 1823/1865, Tante v. der Prob., präpsychotisch: wenig heiter, mißmutig, argwöhnisch. Im vierten Lebensjahrzehnt erkrankt; reizbar, unverträglich, schimpfend, Halluzinationen auf allen Sinnesgebieten, Wahnideen, sprachverwirrt, Wortneubildungen. Starb in Anstalt an Tuberkulose. Dementia praecox.

I, 15 Gustav Wi., 1815/1859, Onkel v. der Prob., led. Schreiber. Von Jugend an „schwach im Geiste“, stumpfsinniger Bureaumensch, seine Beschäftigung bestand jahrelang im Vergleichen von Zahlenreihen. Er erkrankte 1856 mit Größenideen, nachher auch Sinnestäuschungen, Beeinträchtigungsideen, Vergiftungsideen, paralytische Anfälle. Er starb an Paralyse in der Anstalt.

II, 1 Ernestine Vo., geb. 1875, Prob., Bahnverwaltersfrau. Als Kind nie wie andere Kinder, immer still, zurückhaltend, linkisch, mißtrauisch, geistig wenig begabt. Heirat mit 28 Jahren, keine Ahnung vom Haushalt, hatte dem Bräutigam vorgeschwindelt, sie verstehe alles. Ehe unglücklich. Eigensinnig, klatschsüchtig. Leute säßen ihr auf, schimpft aus Rache. Während Menses besonders schlimm. Entsetzlich geizig. Kauft leidenschaftlich ein, um wieder umtauschen zu können: „Das ist schöner wie Theater“, versuchte dabei Profite zu machen. In der Klinik (1915): zugänglich, orientiert, gleichgültig, interesselos, weiß fast nichts vom Krieg. — Mittelgroß, schwächlich, Zucken von Nasenspitze und Schultern; asymmetrisches Gesicht; Wa. R. Blut negativ. Katamnese (1921): glaubte nach Tod einer 79 jährigen Tante 1919, diese sei nur scheintot, behauptete nachher, sie sei an Tabletten, die sie vom Arzt bekommen, gestorben. Unverändert, eigensinnig, klatschsüchtig, läßt den Haushalt gehen. Klinische Diagnose: Imbezillität.
Eigene Diagnose: debile, schizoide Psychopathin, stumpfsinnig, verschroben, empfindsam — paranoider Einschlag.

II, 2 Schwester der Prob., geb. 1875, gesund.

Die Prob. Ernestine Vo. ist von beiden Seiten mit Schizophrenie (I, 1 und I, 12) belastet; bei ihr selber lassen sich Prozeßsymptome nicht nachweisen. Sie ist eine verschrobene, stumpfsinnige, obstinate und debile Persönlichkeit, deren Abartigkeit sich in ihre Jugend zurückverfolgen läßt; boshaft und klatschsüchtig, kommt sie mit den Leuten nicht aus und klagt dann über die anderen, ohne daß ihre Klagen ins Wahnhafte hinübergehen. Der paralytische Onkel (I, 15) der

Prob. war prämorbid ein stumpfsinniger Zahlenautomat, der unter die Schizoiden gehört; wie weit seine Paralyse von seiner schizoiden Eigenart pathoplastisch bestimmt gewesen sein könnte (Sinnestäuschungen, Vergiftungsideen!) soll hier nicht weiter untersucht werden. Zu den stumpfsinnigen Schizoiden darf wohl auch die Mutter (I, 2) der Prob. gerechnet werden, über deren Eigenart besonders mitgeteilt wurde, daß sie von jeher bestanden habe.

9. Familie Am.

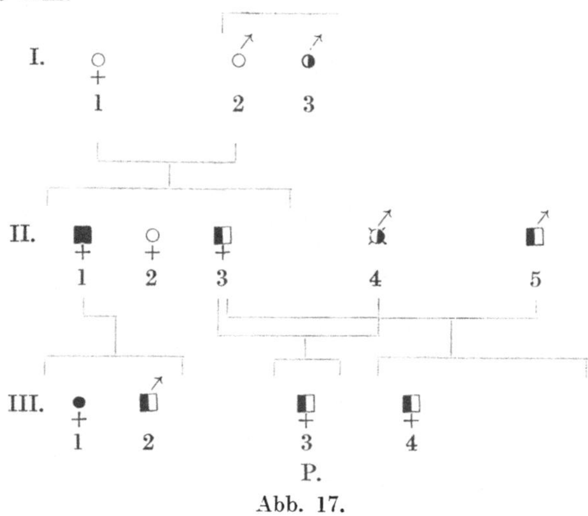

Abb. 17.

I, 1 Großmutter m. der Prob., starb an Magenleiden, sonst nichts mitgeteilt.

I, 2 Großvater m. der Prob., starb an Altersschwäche, sonst nichts mitgeteilt.

I, 3 Bruder von I, 2, „geistesbeschränkt", ausgewandert und verschollen.

II, 1 Walburga Am., 1870/1912, Tante m. der Prob., von Hause aus schwachsinnig, war in Anstalt katatonisch, Erregungszustände, paranoid, halluzinierte, endete in stumpfer Verblödung in der Anstalt. Dementia praecox (Pfropfhebephrenie).

II, 2 Nelly Mi., geb. Am., Tante m. der Prob., kinderlos verh., starb an Unfall. Sonst nichts bekannt.

II, 3 Marie Vo., geb. Am., geb. 1874, Mutter der Prob., Weichenwärtersfrau, nervös, erregbar, verlogen, ethisch schwer defekt, erzog die Töchter zum Stehlen.

II, 4 Illeg. Vater der Prob., geb. 1866, Spieler u. Säufer.

II, 5 Leonhard Vo., geb. 1869, Stiefvater der Prob., Weichenwärter, nervös, erregbar, verlogen, scheinheilig, ethisch defekt, querulatorisch, Hehler.

III, 1 Anastasia Am., geb. 1893, illeg. Tochter von II, 1 (Vater unbekannt), reizbare Idiotin, seit 1904 ohne merkliche Änderung (in Schwachsinnigenanstalt); keine greifbaren Anhaltspunkte für Dementia praecocissima, doch ist diese Diagnose vielleicht nicht ganz auszuschließen.

III, 2 Ludwig Am., geb. 1894, led. Arbeiter, illeg. Sohn von II, 1. Vater Trinker (?). — Im 12. Jahr wiederholt ohnmächtig in Kirche. Gut gelernt. Vom 17.—20. Jahr bei Eisenbahn; 1914 ins Feld, 1916 verwundet und verschüttet: Schüttelzittern, ängstliche Erregung; in Lazaretten. Dienstunbrauchbar entlassen. Bummelte, wollte Rente. Fälschte Fahrschein, nach Festnahme Erregung und Zittern, darauf in Klinik (1916); wartet auf Pension, wäre schön dumm, wenn er arbeiten würde; habe viele Mädels. Gut aufgelegt, seichte Affektivität, erregbar, haltlos, skrupellos, ohne Interessen und sittliche Gefühle.
Klinische Diagnose: Hysterie.
Eigene Diagnose: schizoider Psychopath — ethisch defekt, stumpfsinnig, erregbar, hysterische Züge.

III, 3 Therese Am., geb. 1894, Prob., illeg. Kind von II, 3 und II, 4, led. Ladnerin. In der Jugend verlogen, faul, stahl früh, von der Mutter dazu angehalten (aus Akten!); verwahrlostes Milieu. Vorübergehend Zwangserziehung. Gewerbsmäßige Taschendiebin in verschiedenen deutschen Großstädten. Wiederholt durch Simulation von Schwachsinn nach § 51 exkulpiert; wiederholt Gefängnisstrafen. Ethisch schwer defekt. Lesbische Züge. Feindselige Einstellung gegen Gesellschaft, an eigene Familie anhänglich. 1913 und 1920 in Klinik: Kokett, raffiniert, schlau, erregbar, kann sich beherrschen, verlogen, Neigung zu Obszönitäten, nicht schwachsinnig. — Mittelgroß, schlank.
Klinische Diagnose: haltlose Psychopathin.
Eigene Diagnose: schizoide Psychopathin vom moral-insane Typus.
III, 4 Walburga Vo., geb. 1896, Stiefschwester der Prob. (Tochter von II, 3 und II, 5), nervös, sensitiv, hält sich für häßlich, schwerlebig, manchmal Selbstmordgedanken. (Über ihre 15 Geschwister haben wir keine Mitteilungen mehr bekommen; vielleicht weil die Eltern über die wiederholte Inkulpierung von III, 3 durch die Klinik ungehalten waren.) Früher war angegeben worden, 7 von den Geschwistern seien nervös und erregbar.

Die Prob., eine gewerbsmäßige Taschendiebin, ist ihrer verwahrlosten, ethisch schwer defekten Familie blind anhänglich (Affenliebe Berzes!) und steht in schroffer, offen eingestandener Feindseligkeit gegen die Gesellschaft; darüber, daß sie zu den moral insanes gehört, wird niemand zweifeln. Ohne nun die moral insanes in Bausch und Bogen zu den Schizoiden zu werfen, wird man doch bei ihnen immer an Zusammenhänge mit der schizoid-schizophrenen Gruppe denken[1]); bei der Prob. Therese Am. läßt sich dieser Zusammenhang über die schizoide, nervöse, ethisch defekte Mutter (II, 3) zur schizophrenen verblödeten Tante (II, 1) unschwer aufzeigen. (Wir vermischen hier wie mehrfach in diesem Abschnitt klinische mit psychopathologischen und genealogischen Gesichtspunkten. In Zukunft wird das Auge des Klinikers sich mehr und mehr auf die Blutsverwandtschaft richten müssen.) Ein stumpfsinniger und ethisch defekter, dabei auch erregbarer (hysterische Reaktionen u. a.) schizoider Psychopath ist Ludwig Am. (III, 2), der Sohn einer schizophrenen Mutter (II, 1). Zu den vorwiegend ethisch defekten Schizoiden ist der Stiefvater (II, 5) der Prob. zu stellen, der aber noch andere Züge — nervös, querulatorisch — erkennen läßt; es fehlt — möchte man hier bei jedem Einzelfall wieder sagen — die Natürlichkeit und die warme Affektität der manisch-depressiven Persönlichkeit. Wir werden deshalb nicht ohne weiteres jeden Menschen, an dem wir diese manisch-depressiven Züge vermissen, zum Schizoiden stempeln, wohl aber werden wir das zu tun geneigt sein, wenn wir neben diesen negativen auch positive Anhaltspunkte für das Schizoid sehen, die u. E. in keinem der von uns bis jetzt herbeigezogenen Fälle in Abrede gestellt werden können. Eine zwar auch ethisch defekte, vielleicht aber in der Hauptsache nervöse, sensitive Persönlichkeit scheint die Stiefschwester (III, 4) der Prob. zu sein, die nicht allein nach ihrer eigenen Art, sondern auch als Tochter eines schizoiden Paares (II, 3 und II, 5) den schizoiden Psychopathen einzureihen ist.

Auf eine Etikettierung von I, 3 und II, 4 sowie auf eine Verwertung von III, 1 müssen wir verzichten.

---

[1]) Wir erinnern an Meggendorfers Parathymie, ohne bezüglich aller seiner Fälle mit ihm übereinstimmen zu können. Wir sind der Ansicht, daß er die Prozeßnatur für seine Fälle vielfach zu weit faßt.

Diesen 9 Fällen möchten wir den Fall Strindberg anschließen, der in letzter Zeit von Storch und Jaspers pathographisch dargestellt worden ist.

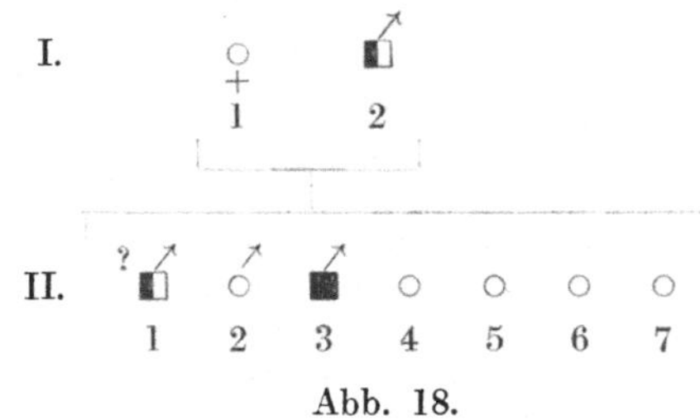

Abb. 18.

I, 1 August Strindbergs Mutter[1]) „eine blasse, nervöse, lungenleidende Frau, eine eifrige Pietistin, ist „„Demokratin aus Instinkt““, hält zu den Dienstboten, auch gegen die Kinder, sieht zu ihrem Mann als dem sozial Höhergestellten auf."

I, 2 August Strindbergs Vater[1]) „eine strenge, kalte, zurückgezogene, aristokratische Natur, („„gefühllos wie ein Isländer““), nach seiner wirtschaftlichen Niederlage (Konkurs) hinter „„religiöser Resignation verschanzt und in seiner Häuslichkeit isoliert. Von den Kindern wird er, obwohl er nicht hart ist, als „„Feind““ gefürchtet. „„Er war Aristokrat aus dem Grunde bis in seine Gewohnheiten hinein . . . Wenn der Knecht seine Stiefel putzte, mußte er Handschuhe anziehen; dessen Hände hielt der Herr für so schmutzig, daß er sie nicht in seinen Stiefeln haben wollte.““

II, 1 Älterer Bruder Strindbergs.[1]) „„Hysteriker““, „„Melancholiker““, „„er konnte, wenn er beim Spiel geärgert wurde, unter konvulsivischem Lachen, das ihn zu ersticken drohte, niederfallen.““

II, 2 Älterer Bruder Strindbergs[1]). „Kühn, frisch, tatkräftig, lebensklug."

II, 3 August Strindberg, 1849/1912. Präpsychotische Persönlichkeit nach Storch: autistisch-paranoisch; Widersprüche durch realistische Wesenszüge; „jäher Wechsel gegensätzlicher affektiver Verhaltungsweisen"; außerdem „Widersprüche durch den Kampf der autistisch-egozentrischen Genußtriebe mit einer rigorosen ethischen Selbstkritik."
Präpsychotische Persönlichkeit nach Jaspers: „In Strindbergs Charakter ist ein Zug sehr ausgeprägt: ein maßlos empfindliches Selbstgefühl, eine enorme Reagibilität auf jeden Druck und andererseits ein schwankendes Selbst, eine Wandelbarkeit des Charakters. Weich und nachgiebig, suggestibel durch die Situation einerseits, andrerseits fanatisch eigensinnig, reflektierte er immer über seine Stellung zu anderen, zu Oberen und Unteren, zum Aktuellen, auf Geltung bedacht, aber jederzeit geneigt zu empörtem Rückzug auf sich selbst."

Wir entnehmen den Arbeiten von Jaspers und Storch, ohne hier auf chronologische Abweichungen und sonstige Differenzen einzugehen, daß der schizophrenen Erkrankung Strindbergs mehrfach reaktive pathologische Zustände vorausgegangen waren; von einem dieser Zustände — akute Erregung — lassen es beide Autoren offen, ob es sich noch um eine Reaktion oder doch schon um einen Schub gehandelt hat. 1882 trat (Jaspers) ein leichter schizophrener Schub — „Kopfschmerzen, nervöse Reizbarkeit, Magenkatarrh"[2]), Vergiftungsideen — auf. Unter deutlicher Wandlung der Persönlichkeit (Jaspers, 1886—1888) entwickelte sich ein schwerer Eifersuchts-, später Verfolgungswahn; 1896 erreichte der Prozeß, der außer mit Wahnerlebnissen mit Trugwahrnehmungen auf allen Sinnesgebieten einherging,

---

[1]) Nach Storch: die Stellen in doppelten Anführungszeichen zitiert Storch nach Strindbergs Werken. Strindbergs Vater, aus altem Bürgerhause (Urgroßmutter v. adelig), hatte eine Kellnerin geheiratet.

[2]) Zitate aus Strindberg nach Jaspers.

seinen Höhepunkt (Jaspers). Dann kam (1887, Jaspers) der Endzustand: der Kranke spann sich in extremer Weise autistisch ein[1]), er wurde noch empfindlicher als früher; „so empfindlich, als wäre meine Seele hautlos geworden"[2]); Beziehungsideen, wahnhafte Deutungen, Gedankenlautwerden traten auf.

Strindberg starb an Magenkrebs.

II, 4—7 jüngere Geschwister Strindbergs.|

(Bei Storch keine Angaben.)

Beide Autoren haben die schizoide Eigenart des präpsychotischen Strindberg unverkennbar herausgestellt. Storch hat ausdrücklich betont, daß Strindbergs Vater (I, 2) ein schizoider Typ sei; er ist gekennzeichnet durch die Gefühlskälte und die bis zum Grotesken gehende aristokratische Empfindsamkeit. Vielleicht ist auch der ältere Bruder (II, 1), den Strindberg selbst einen Hysteriker und Melancholiker nennt und der ungemein empfindlich und reizbar gewesen zu sein scheint, ein schizoider Psychopath gewesen.

Bevor wir das Material zu gruppieren versuchen, haben wir, was gelegentlich schon bei der Besprechung geschehen ist, noch einmal zu erwähnen, daß für den einen oder anderen Fall, den wir als schizoide Psychopathie diagnostizieren, nicht mit aller Sicherheit die Möglichkeit einer späteren schizophrenen Erkrankung ausgeschlossen werden kann. Wir denken an den Bruder Taugenichts in der Familie Ho. (Familie 2, III, 12), an das nervös ängstliche Kind des Prob. Ho. (Familie 2, IV, 1), an die gemütskalte Rosa Tr. (Familie 3, II, 2), an die jüngere Thea Ee. (Familie 5, IV, 4), an die scheue, verschlossene und empfindsame Johanna Gr. (Familie 6, II, 1). Bei der Mehrzahl der von uns für psychopathisch gehaltenen Fälle können wir aber im Hinblick auf das Fehlen psychotischer Symptome und im Hinblick auf die entsprechenden Beobachtungen der im vorigen Abschnitt angeführten Autoren sagen, daß es sich um nichtpsychotische Typen handelt.

Gewiß könnte man nun ganz allgemein behaupten, daß all diese schizoiden Psychopathen einen psychotischen Prozeß irgend einmal durchgemacht haben, und daß ihre schizoide Eigenart das Ergebnis dieses Prozesses sei, der eben überaus häufig sich sehr früh und in sehr leichter Form abspiele. Man könnte in diesem Zusammenhang Meggendorfers Parathymien heranziehen zum Beweis dafür, daß es, was übrigens gar nicht bestritten wird, ganz leichte schizophrene Prozesse gebe. Fernerhin ließe sich im Anschluß an Kraepelin sagen, die schizoide Eigenart in der präpsychotischen Zeit stelle „mindestens schon zum Teil die Wirkung der Krankheitsursache" dar; es könnten also bei allen Schizoiden, soweit sie nicht schon als Defektzustände aufzufassen wären, die psychischen Eigentümlichkeiten mindestens zum Teil als Erfolg der Wirkung des Krankheitsvorgangs, d. h. als psychotische Symptome angesehen werden. Die Konsequenz, daß auf diese Weise der Begriff der schizophrenen Prozeßpsychose gewaltig ausgedehnt würde, dürfte uns nicht schrecken, wenn derartige Annahmen sicher richtig wären. Gegen ihre Richtigkeit spricht aber nicht allein der Umstand, daß die Mehrzahl der schizoiden Psychopathen in ihrer sozialen Anpassung nicht

---

[1]) Storch schreibt: „Eine völlige Wirklichkeitsabwendung ist eingetreten."

[2]) Zitat aus Strindberg nach Storch.

wie Schizophrene beeinträchtigt sind — denn hier gibt es genug fließende Übergänge —, sondern ganz besonders eindringlich eine wieder und wieder gemachte
Erfahrung, welche offenbar auch Kraepelin und Bleuler zur Anerkennung
psychopathischer Typen auf diesem Gebiet veranlaßt hat: die Erfahrung, daß
wir hier zwar eigenartige, andersartige, aber in sich doch unversehrte Persönlichkeiten vor uns haben, in deren Entwicklungslinie wir jeden Sprung, jede Knik-
kung vermissen. Dabei darf nicht übersehen werden, daß Kraepelins eben
wieder erwähnte Anschauung, „daß die dem eigentlichen Ausbruche der Dementia praecox vorhergehenden psychischen Abweichungen mindestens zum Teil
schon die Wirkung der Krankheitsursache darstellen", zwar für manche Fälle (sehr
früh Erkrankende) — wenn auch hier vielleicht nur „zum Teil" — nicht
ohne Wahrscheinlichkeit ist, für eine wohl größere Zahl von Fällen aber (im
mittleren oder höheren Lebensalter Erkrankende) nicht erwiesen und auch —
klinisch! — nicht wahrscheinlich gemacht ist. (Daß man sich eine Einwirkung
der „Krankheitsursache" auf die schizoide oder sich schizoid entwickelnde Persönlichkeit, allerdings in anderem Sinne, wird vorstellen müssen, soll später aus-
einandergesetzt werden.) Tatsächlich ist es bei einer beträchtlichen Zahl von
Fällen, deren Vorgeschichte genau genug erhoben werden kann, so, daß wir
präpsychotische schizoide Persönlichkeit und Schizoprenie ganz gut zu trennen
vermögen, wenn sich selbstverständlich auch nicht sagen läßt, daß die Wirkung
des Prozesses an einem bestimmten Tage begonnen hat[1]). Es ist zuzugeben,
daß nicht in jedem einzelnen Fall — schleichende Entwicklungen der Schizophrenie sind häufig genug — diese Trennung aktuell gelingt, aber in der Mehrzahl der Fälle ist sie doch wohl möglich, weil wir eben den „Knick" in der Entwicklung, das fundamentale Anderswerden, erkennen, weil wir feststellen können,
daß jetzt bei dem schizophren Erkrankten etwas Neues — wir möchten sagen:
nicht sich entwickelt hat, sondern hereingebrochen ist: psychotische Symptome
als Ausdruck eines Krankheitsvorganges, in dem die verständliche, einfühlbare,
psychische Kausalität zerrissen wird, weil der Krankheitsvorgang im Außer-
psychischen spielt und von dort her die psychischen Abläufe elementar um-
wandelt.

Wir bekennen uns damit klinisch und psychopathologisch zu der Anschauung, daß das, was wir unter schizoider Psychopathie verstehen wollen, etwas
qualitativ anderes ist, als die schizophrene Erkrankung; wir werden später

---

[1]) Darauf hat Hoffmann besonders eindringlich hingewiesen. Er hat auch an einem
schönen Fall (Probandin seiner Familie XXXIX), die wohl nicht allzu seltene Erfahrung illu-
striert, daß bei einem Menschen drei Stadien: ein nicht-schizoides, ein schizoides (präpsycho-
tisches) und ein schizophrenes Stadium nachgewiesen werden kann. Und zwar ist in solchen
Fällen nicht anzunehmen, daß das schizoide Vorläuferstadium schon in die schizophrene Erkrankung einbezogen werden muß, sondern man kann vielfach sehen, daß die — „aus inneren
Gründen" — erfolgende Entwicklung zum Schizoid sich wie irgendeine andere Persönlichkeits-
entwicklung — ohne Prozeßwirkung — abspielt, daß aus der ursprünglich nicht-schizoiden
eine in sich immer noch unversehrte, wenn auch absonderliche Persönlichkeit sich heraus-
entwickelt, bis ein Bruch in der Weiterentwicklung das Spielen des Krankheitsvorgangs
deutlich erkennen läßt. Auch die nie schizophren erkrankenden Schizoiden kommen nicht
als fertige Schizoide zur Welt, ebensowenig wie irgendeine andere Persönlichkeit ab ovo ausgebildet ist, sondern sie machen, bald langsamer, bald schneller, die (psychische) Entwicklung
durch, deren Ergebnis die schizoid eigenartige Persönlichkeit ist.

unsere Meinung, daß hier auch eine biologische qualitative Verschiedenheit vorliegt, zu begründen versuchen. —

Was ist nun an den von uns geschilderten Typen das Charakteristische?
Wir gewinnen aus unseren Fällen eine Stufenleiter von Eigenschaften, deren ein-
zelne Stufen gleichzeitig die besonders hervorstechenden Kennzeichen einer
Reihe von Typen darstellen:

1. gemütsstumpfe,
2. gemütskalte, gemütlose, ethisch defekte,
3. menschenscheue, zurückgezogene, verschlossene,
4. eigenartige, verschrobene,
5. hypochondrisch-nervöse,
6. sensitive,
7. paranoide,
8. reizbare.

Eine ganze Anzahl der Typen ist, wie erwähnt, durch eine dieser Stufen im
wesentlichen charakterisiert, aber keine der Typen ist restlos durch eine der
Stufen gekennzeichnet. Keine der Stufen ist durch einen scharfen Grenzstrich
von den Nachbarstufen geschieden. Unsere gemütsdefekten Typen der zweiten
Gruppe gehen fließend in die gemütsstumpfen über; sie zeigen aber auch sen-
sitive (Vater Strindberg) und paranoide Einschläge (Familie 7, III, 4, Nikolaus
Vi.). Die Leutscheuen stehen den Verschrobenen nahe (Familie 4, II, 1 und
III, 1); beide können sensitive Züge haben (Familie 4, III, 3, Familie 6, II, 1).
Von den Sensitiven ist es nach der einen Seite zu den Hypochondrisch-nervösen
Familie 2, III, 10), nach der andern zu den Paranoiden nur ein kleiner Schritt.
Reizbar sind Vertreter aller Gruppen, eine Differenzierung zwischen reizbar und
sensitiv ist gelegentlich nicht möglich, ebenso wie manchmal zwischen sensitiv
und paranoid kein Schnitt gemacht werden kann.

Selbstverständlich ist dieser Versuch, zu gruppieren, schon wegen der Kleinheit des Materials und wegen der infolgedessen im ganzen geringen Zahl der abartigen Typen unvollkommen, weiterhin aber auch, weil er eine genauere Differenzierung der Typen und damit die Klarlegung weiterer psychologischer Beziehungen derselben untereinander nicht erlaubt. Es ist dieser Versuch auch
lediglich als Stichprobe dafür gedacht, was sich im Hinblick auf die größeren
Arbeiten an einem zwar nach schizophrener Belastung ausgelesenen, aber in bezug
auf die Typen vorurteilsfrei bearbeiteten Material qualitativ feststellen läßt.
Die Übereinstimmung mit den Befunden Kretschmers und Hoffmanns[1])
ist auffallend. Wir kommen immer dazu, die einzelnen Typen zwischen die beiden Pole stumpf und reizbar eingespannt zu sehen. Von den beiden ersten
Stufen mit den stärksten Gemütsdefekten führt zu den drei letzten mit der aus-
geprägtesten Überempfindlichkeit eine Brücke, deren drei Teile besonders deutlich Mischungen von Egozentrizität (Autismus) und Sensitivität, also der wesentlichen Züge, der sie nach oben und unten einschließenden Stufen darstellen.
Wir können im ganzen Hoffmanns Gruppierung — gemütsstumpfe, gemütskalte, gemütsruhige und hyperästhetisch-empfindsame — bestätigen. Im Hin-

---

[1]) Ausdrücklich sei bemerkt, daß unter den 9 Familien sich keine von den Familien be-
findet, die in Hoffmanns Deszendenzuntersuchungen verwertet sind.

blick auf die vorhin im einzelnen erwähnten Zusammenhänge der Gruppen und im Hinblick auf die autistisch-sensitiven Mittelgruppen (3, 4, 5) kommen wir auch zur Annahme der Formel Kretschmers von der psychästhetischen Proportion.

Gemeinsam ist allem Anschein nach sämtlichen Typen in der Reihe stumpf — überempfindlich die autistische, die ausgesprochen egozentrische Einstellung. Mit dieser bringen die einen sich dank ihrer aktiven Bedenken- und Rücksichtslosigkeit (zum Teil ethisch Defekte) in der Gesellschaft zur Geltung, während andere sich bald mehr in gleichgültigem Ausweichen, bald mehr in scheuem Zurückschrecken vor der Außenwelt einspinnen, um dabei vielleicht nicht allzu selten mit nervösen und hypochondrischen Zügen die leidende, verkannte, hilflose Stellung der Welt gegenüber zu betonen. Wieder andere schieben sich, was ihre soziale Einstellung anlangt, zwischen die aktiv Rücksichtslosen und die mit oder ohne nervöse Aufmachung Leidenden ein: das sind die Paranoiden, die sich — zum Teil mehr passiv, zum Teil mehr aktiv — in ihrer Überempfindlichkeit durch die Außenwelt verwundet, in eigensinniger Starrheit gegen diese aufbäumen.

An der Zusammengehörigkeit der Gruppen ändert die Gegensätzlichkeit der Pole nichts; es handelt sich um eine fortlaufende Stufenleiter, um ein Nacheinander feiner und feinster Gradunterschiede, um Eigenschaften, die, so gegensätzlich sie zum Teil erscheinen und auch sind, doch in einer Ebene liegen. Es sind Gegensätze, die ebenso um einen Mittelpunkt schwingen wie warm und kalt, wie heiter und traurig. Wir werden ihnen im Einzelfall psychologisch gerecht, wenn wir diesen unter dem Gesichtswinkel von Kretschmers psychästhetischer Proportion betrachten.

Außer den positiven Gemeinsamkeiten des Autismus und der psychästhetischen Proportion ist eine negative Gemeinsamkeit der schizoiden Psychopathen — das Fehlen der warmen Natürlichkeit und der charakteristischen affektiven Ausschläge der manisch-depressiven Persönlichkeiten — von Hoffmann gebührend hervorgehoben worden. Wir können dies und den entsprechenden Befund Medows, der unter seinen einschlägigen Familien „manisch-melancholische Psychopathen" vermißte, voll und ganz bestätigen. Zur Gegenprobe möchten wir beifügen, daß wir bisher in Familien, in denen von Psychosen nur rein zirkuläre vorkommen, keine schizoiden Psychopathen gefunden haben.

Die Frage, ob die schizoiden Typen aber in anderen schizophreniefreien Familien vorkommen, können wir nicht mit Sicherheit beantworten, solange wir nicht über Familien verfügen, bei denen das Hereinspielen von Schizophrenien ausgeschlossen werden kann. Das ist bei der Rezessivität der Schizophrenie nicht ganz einfach; doch werden sich bei der Durchmusterung einer sehr großen Anzahl von „Psychopathenfamilien" immerhin Anhaltspunkte gewinnen lassen. Auf Grund der später anzustellenden Erörterungen sind wir geneigt, anzunehmen, daß schizoide Psychopathen sich auch in nichtschizophrenen Sippen werden nachweisen lassen; da aber gerade diese Erörterungen durch diesen Nachweis eine leider noch nicht vorhandene, wichtige Stütze erhalten würden, müssen wir mit besonderem Nachdruck auf die Notwendigkeit des Nachweises aufmerksam machen.

Wir haben schon erwähnt, daß eine Abgrenzung der nicht-prozeßkranken abartigen Persönlichkeiten nach der Norm hin nicht möglich ist. Das haben schon die Abgrenzungsversuche bei den Psychopathengruppen der bisherigen klinischen Einteilung deutlich gezeigt. Das ist aber auch von vornherein klar, weil die Psychopathien Abwegigkeiten sind, die sich nur durch quantitative Unterschiede in einer oder mehreren psychischen Eigenschaften bzw. in Komplexen von psychischen Eigenschaften oder auch in mehr oder weniger quantitativ differenten Reaktions- und Erlebnisweisen von solchen aus der Norm unterscheiden; psychopathische Erscheinungsformen sind Steigerungen oder Abschwächungen normalpsychischer Erscheinungsformen. So müssen wir auch bei den schizoiden Persönlichkeiten darauf verzichten, eine Grenze gegen die physiologische Breite abzustecken. Man kann in diesem Punkt Kretschmer folgen, der die schizoiden Psychopathen fließend in der Gesundheitsbreite aufgehen läßt und ihre letzten, in dieser noch wahrnehmbaren Ausläufer als Schizothyme bezeichnet.

Wir haben im Rahmen schizophreniebelasteter Familien die schizoiden Psychopathen herausgestellt und sie ihrer Erscheinungsform nach von den Schizophrenien abzutrennen versucht. Wir sprachen die Meinung aus, daß das möglich sei durch die Erfassung der Veränderung der Persönlichkeit, der Abknickung der Entwicklungslinie, die der außerpsychisch laufende Prozeß bewirke. Das ist eine Meinung, die aus psychopathologischen und klinischen Erfahrungen und Erwägungen stammt. Gelingt es nun auch, dieser Meinung aus der Betrachtung der Erblage eine biologische Begründung zu geben? Das Schizoide, wie es sich uns in reiner Form als schizoide Psychopathie darstellt, ist ein Komplex von psychischen Eigenschaften, durch den eine bestimmte Erlebnisweise bedingt wird. Dieser Komplex psychischer Eigenschaften ist zentriert um einen Mittelpunkt, der psychologisch gegeben ist im Autismus und in der psychästhetischen Proportion; der gemeinte Komplex hat eine individuell vielfach abgestufte Spielbreite um den genannten Mittelpunkt. Wir sind weit entfernt davon, alles Psychische „materialisieren" zu wollen, müssen aber, auf naturwissenschaftlichem Boden stehend, für jede psychische Eigenschaft bzw. für jeden Komplex psychischer Eigenschaften oder für die durch diesen Komplex bedingte Erlebnisweise ein somatisches Substrat postulieren, wobei wir über die besondere Art dieses Substrats gar nichts aussagen können; daß wir aber ohne das somatische Substrat nicht durchkommen, ergibt schon die Erinnerung an die feststehende Tatsache, daß psychische Eigenschaftskomplexe oder Erlebnisweisen den Vererbungsvorgängen gerade so unterworfen sind wie körperliche Eigenschaften.

Die im vorigen Abschnitt angeführten Ergebnisse einer Reihe von Autoren, besonders von Berze, Medow, Kretschmer, Hoffmann, sprechen eindeutig dafür, daß den psychischen Eigenschaftskomplexen, die wir an unserem kleinen Material unter der Voraussetzung des Vorliegens erblicher Beziehungen herauszustellen versuchten, daß den schizoiden Psychopathien erbbedingte Gemeinsamkeiten zugrunde liegen. Ohne behaupten zu wollen, daß nun alle unsere schizoiden Typen genotypisch vollkommen identisch seien, ist doch anscheinend der Schluß erlaubt, daß gemeinsame Gene in ihnen stecken, als deren unmittelbaren phänotypischen Ausdruck wir die durch Autismus und psychästhetische Proportion gekennzeichnete Erlebnisweise anzusehen geneigt sind, weil sie das phänotypische „Radikal" ist, das wir bei allen in Frage kommenden Typen zu finden glauben. Der phänotypische Kern der schizoiden Typen scheint nun eine nicht unerhebliche Spielbreite zu haben: es kann z. B. bei einem schizoiden Typus der Autismus besonders ausgeprägt sein oder eine außerordentlich hochgradige Sensitivität im Vordergrund stehen. Wie weit diese Differenzen allein auf besondere idioplasmatische Verhältnisse—Repräsentation durch eigene Gene, Polymerie, Abhängigkeit von bestimmten, an sich nicht dem Genotypus des Schizoiden angehörenden Genen — zu beziehen ist, wie weit diese Differenzen durch konstellative (paratypische) oder Milieufaktoren bestimmt sind, läßt sich vorläufig nicht beurteilen. Immerhin ist festzuhalten, daß die phänotypische Variabilität der schizoiden Typen durchaus nicht gegen die begründete Annahme ins Feld geführt werden kann, daß sie auf gemeinsame Erbbedingungen zurückgehen; außer an unsere über die phänotypische Mannigfaltigkeit gemachten Bemerkungen (s. I. Abschnitt, S. 19/20) brauchen wir nur an die aus der Zoologie und Botanik immer wieder gebrachten Beispiele für die einheitliche genotypische Fundierung anscheinend weit auseinandergehender Phänotypen zu erinnern; es handelt sich hier um Tatsachen, deren Deutung gerade durch Anwendung von Johannsens Begriffen Genotypus und Phänotyphus erst möglich geworden ist.

Wir nehmen also an, daß den schizoiden Psychopathien eine im einzelnen noch nicht zu fassende genische Gemeinsamkeit eigen sei; dieser vermögen wir phänotypisch in Gestalt der durch Autismus und psychästhetische Proportion charakterisierten psychischen Eigenschaftskomplexe oder Erlebnisweisen habhaft zu werden. Damit stempeln wir — unter aller Vorsicht — die schizoide Psychopathie bzw. die in ihr enthaltenen eigenartigen Eigenschaftskomplexe oder Erlebnisweisen zu einem „erblichen Merkmal". Wir haben jetzt zu fragen, ob dieses Merkmal in seinem Auftreten auf die schizoiden Psychopathien beschränkt ist. Diese Frage müssen wir verneinen: was wir an Eigenschaftskomplexen für charakteristisch schizoid halten, finden wir nicht allein bei den psychopathischen Typen unserer einschlägigen Familien, sondern ganz augenfällig auch in der präpsychotischen Persönlichkeit der Schizophrenen — auch hier in derselben Spielbreite wie bei den Psychopathien. Daraus ist zu folgern, daß die genotypische Grundlage, die uns unseres Erachtens die phänotypische Erfassung bzw. die Erfassung der phänotypischen Einheitlichkeit unserer psychopathischen schizoiden Typen überhaupt letzten Endes erst möglich macht bzw. erlaubt, daß die Erbanlage zu Schizoid, auch in den schizophrenen Kranken stecken muß.

Das typisch Schizoide — wir brauchen hier wohl nicht jedesmal zu sagen, ob wir gerade das Psychologische oder das Biologische mehr ins Auge fassen — erscheint uns bei den psychopathischen wie bei den psychotischen Gliedern unserer Sippen als derjenige Bestandteil der psychischen Persönlichkeit, der ihr das besondere, eben das schizoide Gepräge gibt. Wie nun bei jeder Psychose die ursprüngliche Persönlichkeit in vielfältiger Weise die „Erscheinungsformen des Irreseins" bestimmt oder mitbestimmt, so ist offenbar für die schizophrenen Psychosen das Schizoide, in dem, wie wir betonen, nur ein, wenn auch integrierender Teil der Persönlichkeit gegeben ist, nicht nur von vornherein unentbehrlich, sondern für die Ausgestaltung der psychotischen Erscheinungen von grundlegender Bedeutung: wir sehen in den schizophren psychotischen Erscheinungen immer wieder schizoide Entäußerungen der erkrankten Persönlichkeit, vielfach allerdings abgeändert und fast bis zur Unkenntlichkeit verzerrt durch die Wirkung des Krankheitsvorgangs, auf den wir gleich zu sprechen kommen. Es sind, um Kraepelins Ausdruck zu gebrauchen, vorzüglich die schizoiden „Register", die von der schizophrenen Erkrankung gezogen werden. Hier möchten wir uns Kraepelins Worten anschließen, allerdings sinngemäß erweitert durch die aus unseren Ausführungen sich ergebende Ansicht, daß die präpsychotisch Schizoiden und die psychopathisch Schizoiden nicht nur psychologisch in engster Verwandtschaft stehen, sondern auch eine genische Gemeinsamkeit haben: „Es liegt in der Tat nahe genug, das verschlossene oder störrische Wesen der späterhin erkrankenden Kinder mit dem Negativismus, ihre Schrullenhaftigkeit mit der Maniertheit, ihre Reizbarkeit mit der Impulsivität, ihre Bravheit mit der Befehlsautomatie der Dementia praecox in nähere Beziehung zu bringen."

Man kann einwenden: psychotische Symptome und Syndrome, die wir hier als aus der schizoiden Eigenart der Persönlichkeit herrührend ansehen, finden sich auch in Psychosen, die selbst bei allerweitester Fassung des Krankheitsbegriffs der Schizophrenie nicht in diese einbezogen werden können; wir denken an katatonische Bilder bei Paralyse, bei Erkrankungen der Basalganglien, an Willens- und Gemütsstörungen bei Hirn-, besonders Stirnhirnverletzten. Es läßt sich nicht in Abrede stellen, daß wir hier Bilder beobachten, die dem mindestens weitgehend zu ähneln scheinen, was nach unserer Auffassung der schizophrene Krankheitsprozeß aus der schizoiden Persönlichkeit herausholt. Aber es scheint sich doch wohl nur um Ähnlichkeiten zu handeln, die bei näherer Analyse nicht nur der Erscheinungsform nach von den schizoiden Syndromen abgetrennt werden können, sondern auch in der Genese[1]) deutlich und grundsätzlich von ihnen abweichen: Hier liegen Störungen vor, die komplex aus von Hause aus gegebenen, komplizierten Reaktionsmöglichkeiten oder -bereitschaften bestimmt veranlagter schizoider Persönlichkeiten herausgehoben werden; dort werden durch greifbare, morphologische Veränderungen Hirnbahnen und -zentren zum Teil zerstört, zum Teil geschädigt, damit wird das ungestörte Zusammenarbeiten der Hirnapparate unmöglich gemacht, und es werden durch Erscheinungen von organischer Hemmung und Enthemmung schizoide Bilder keineswegs wirklich zustande gebracht, sondern lediglich vorgetäuscht[2]).

Wie können wir uns nun das Verhältnis des Schizoids, wie wir jetzt ungeachtet des isolierten Auftretens als Psychopathie oder des Auftretens der schizoiden Eigenart in der Präpsychose oder des Spielens schizoider Register in der Psychose sagen, zur Schizophrenie vorstellen?

Wir enthalten uns eines Versuchs, das Schizoide irgendwie — sei es im Gehirn, sei es im endokrinen System — zu lokalisieren. Wir begnügen uns damit,

---

[1]) Wir haben uns darüber an anderer Stelle eingehender ausgesprochen (Kahn: Über die Bedeutung der Erbkonstitution usw.).

[2]) Damit soll aber nicht gesagt werden, daß es außerhalb des Bereiches der schizophrenen Erkrankung überhaupt keine schizophrenieähnlichen Bilder gebe, die auf schizoider Grundlage stehen.

wahrscheinlich machen zu können, daß das Schizoide ein Komplex von psychischen Eigenschaften bzw. eine typische Erlebnisweise ist, deren einzelne Erscheinungsformen einen genischen Zusammenhang haben. Wir arbeiten so mit dem Begriff des Schizoiden gewissermaßen in der „psychischen Schicht"; wir sehen in den schizoiden Erscheinungsformen, soweit sie nicht durch prozeßhafte Störungen verändert sind, psychische Abläufe, die an sich zwar abartig anmuten können, die aber durchaus den allgemeinen psychologischen Gesetzen und der, wenn wir noch einmal so sagen dürfen, verständlichen, einfühlbaren psychischen Kausalität folgen.

In der schizophrenen Erkrankung wird aber, wie wir schon sagten, die psychische Kausalität zerrissen; in ihr wirken an sich völlig außerpsychische Vorgänge, über deren eigentliches Wesen wir, wenn auch manches für endokrine Störungen sprechen mag, nichts wissen. Die biologische Grundstörung der Schizophrenie läßt sich psychologisch ebensowenig fassen, wie die biologische Grundstörung der Paralyse, weil offensichtlich diese Grundstörungen im Somatischen[1]) laufen und unmittelbar nichts mit dem Psychischen zu tun haben. Im Schizoiden glauben wir, den Kern und das Wesen dessen vor uns zu haben, was wir im vorigen Abschnitt vorläufig als „schizophrene Mentalität" bezeichnet haben. Von der schizophrenen Grundstörung nehmen wir in Unkenntnis ihres eigentlichen Wesens, aber gestützt auf die klinische Erfahrung, an, daß sie ein Krankheitsvorgang mit destruktiver Tendenz sei, dessen nicht seltenes Endergebnis „die Zertrümmerung der seelischen Persönlichkeit" (Kraepelin) ist; es mag in der Beschränktheit unserer Mittel liegen, daß wir das Wirken dieses Prozesses im wesentlichen nur in der „psychischen Schicht" wahrnehmen können. Die Spielbreite des Schizoids und die verschiedene Intensität der schizophrenen Prozeßstörung müssen uns als vorläufige Erklärung für die vielfältigen Bildgestaltungen und Verläufe der schizophrenen Erkrankungen dienen[2]).

Diese Erwägungen sind nun keineswegs rein theoretischer Natur, sondern sie lassen sich ableiten aus der Betrachtung der Erbtafeln von schizophreniebelasteten Familien, in denen bei der Fassung des Begriffs der schizoiden Psychopathie und des Schizoids überhaupt in der hier vertretenen Art und Weise Schizoid und Schizophrenie einem deutlich unterschiedenen Erbgang folgen.

Was den Erbgang der Schizophrenie anlangt, so haben nicht allein die Untersuchungen der mehrfach zitierten Autoren Rezessivität in hohem Grade wahrscheinlich machen können, sondern es fand sich auch bei der Durchsicht einer sehr erheblichen Anzahl von Familientafeln, darunter der von uns wiedergegebenen, der Hoffmannschen u. a., nie eine Erblage, die gegen das rezessive Verhalten der Schizophrenie gesprochen hätte; die Anhaltspunkte für die Rezessivität der Schizophrenie haben wir im ersten Abschnitt im Anschluß an Rüdin so ausführlich wiedergegeben, daß wir sie hier nicht zu wiederholen brauchen (s. S. 5).

---

[1]) Dafür sprechen bei der Schizophrenie nicht nur die wenig zahlreichen körperlichen Erscheinungen, sondern mehr noch der Riß, den in der Krankheit die Persönlichkeit erleidet, die Zertrümmerung des Persönlichkeitsganzen bei oft noch erstaunlich erhaltenen Einzelheiten. — Über die somatische Bedingtheit der paralytischen Grundstörung ist wohl jede Bemerkung überflüssig.

[2]) Auf die einschlägigen Auseinandersetzungen im ersten Abschnitt S. 19 darf auch hier Bezug genommen werden.

Das Schizoid, wenn wir unter diesem Begriff die schizoiden Psychopathien, die präpsychotische schizoide Persönlichkeitsartung und die schizoiden Register der Schizophrenen zusammenfassen, folgt dem rezessiven Erbgang nicht. Betrachten wir eine beliebige Familientafel, in der nicht nur die Schizophrenien bekannt sind, sondern auch nach den schizoiden Typen gesucht worden ist, so ist regelmäßig die Zahl der schizoiden Typen größer, meistens um ein vielfaches größer, als die Zahl der Schizophrenien. Ferner: während das Folgen eines schizophrenen Kindes auf ein schizophrenes Elter verhältnismäßig selten ist (vgl. Rüdin und Hoffmann), hängen sehr oft die schizoiden Typen in den Familien direkt oder durch Vermittlung von Schizophrenen miteinander zusammen. Da nun nach unseren Auseinandersetzungen das Schizoide bzw. die Anlage zu Schizoid auch bei den Schizophrenen vorhanden ist, wird hier das Schizoid durch die Schizophrenie gewissermaßen „durchgeerbt", d. h. es tritt beim Auftauchen einer Schizophrenie keine Unterbrechung in der kontinuierlichen Weitergabe des Schizoids im Erbgang ein. Wir sehen nun das Schizoid — sei es bei Psychopathen, sei es bei Schizophrenen — in allen darauf untersuchten Familien immer in mindestens zwei, aber auch in drei (unsere Familie Ho. und He., Hoffmanns Familien VII, X, XII, XV,XVI, XX, XXXIV, XXXV, XXXIX) und vier Generationen (unsere Familie Ko., und Hoffmanns Familie XLIV) im ununterbrochenen Zusammenhang — „kontinuierlich" — weitergehen; und zwar keineswegs nur, wenn eine schizoide Belastung auf beiden Seiten, sondern geradeso, wenn sie nur auf einer Seite vorliegt; einseitige schizoide Belastung ist gegeben bei Schizoiden, z. B. in unseren Familien Ha., Tr., beiderseitige schizoide Belastung bei Schizoiden unserer Familien He., Gr.; in manchen Familien scheinen ein- und beiderseitige schizoide Belastung bei Schizoiden nebeneinander vorzukommen, so in unseren Familien Ho. und He., vielleicht auch Ke. All diese Verhältnisse finden wir genau so in Hoffmanns großem Material.

Eine weitere bemerkenswerte Tatsache entnehmen wir einigen Familien[1]) aus Hoffmanns Material. Nicht alle Kinder von Schizoiden (einschließlich der Schizophrenen!) sind schizoid; das zeigen auch unsere wenigen Familien. Wenn nun aber der Erbgang des Schizoids abgerissen, wenn ein Angehöriger, der — sagen wir II. Generation — nicht schizoid war, so können bei dessen Kindern in der III. Generation Schizoide anscheinend nur dann auftreten, wenn deren anderes Elter schizoid war[1]); wir betonen, es können solche Kinder auf-

---

[1]) 　　Familie II (Hoffmann)　　　　　　Familie IV (Hoffmann)

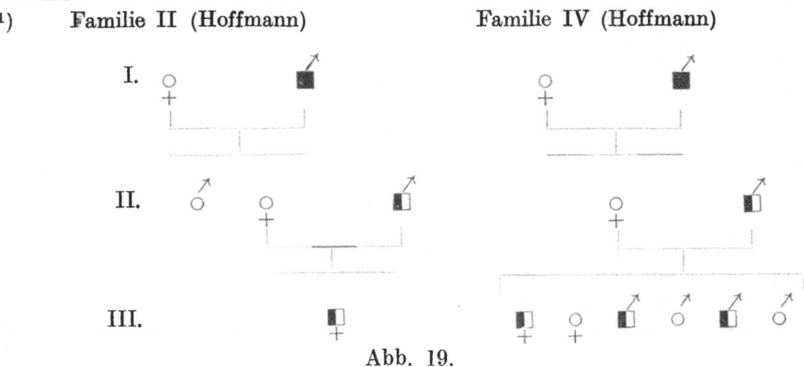

Abb. 19.

treten, sie müssen aber nicht auftreten[1]). — Wir sind schon früher zu der Vermutung[2]) gekommen, daß die Erbanlage zu Schizoid dominant gehe, und zwar auf Grund der Beobachtung der Häufigkeit der schizoiden Typen und des kontinuierlichen Erbgangs derselben auch durch mehrere Generationen. Die weitere Verfolgung dieser Beobachtungen, das Vorliegen dieser Verhältnisse auch bei einseitiger schizoider Belastung, das Abreißen des Schizoids in der Erbfolge und sein Wiederauftreten bei nachweislicher Schizoidbelastung von der anderen Seite scheinen dieser Vermutung eine gute Stütze zu geben. Lenz ist gleichfalls der Meinung, „daß es auch dominante Erbanlagen zu schizoider Psychopathie" geben könne; vor kurzem hat er sogar im Hinblick auf die Häufigkeit der schizoiden Typen den rezessiven Erbgang der Schizophrenie angezweifelt, wozu u. E. vorläufig doch kein zwingender Grund besteht. Auch Hoffmann scheint, an unsere erwähnte früher ausgesprochene Vermutung anknüpfend, die Annahme der Dominanz für den Erbgang des Schizoids plausibel zu finden.

Fassen wir zusammen, was wir hier und im vorigen Abschnitt über den Erbgang von Schizophrenie und Schizoid berichtet haben und aus eigenen Untersuchungen und Überlegungen haben wahrscheinlich machen können, so dürfen wir sagen, daß das Schizoid — und zwar sowohl in Gestalt der selbständigen schizoiden Psychopathie, wie im Rahmen der Persönlichkeit schizophrener Kranker — erbbiologisch auf einer dominanten Anlage begründet zu sein scheint, während der destruierende Krankheitsvorgang der Schizophrenie einem rezessiven Modus folgt. In der Schizophrenie wären also zwei Anlagen gegeben: die dominante Schizoidanlage und die rezessive Prozeßanlage. Wir müssen dabei zunächst offen lassen, ob diese beiden Anlagen grundsätzlich genisch einfach oder kompliziert begründet sind, ob sie regelmäßig oder gelegentlich als mono- oder polyhybride Merkmale in Erscheinung treten. Nach dieser Richtung erlauben weder die zahlreichen Erbtafeln, die wir durchgeprüft haben, noch Vergleiche unserer Befunde mit Rüdins und Hoffmanns statistischen Ergebnissen irgendwelche sicheren Schlüsse. Besonders erscheint uns auch noch nicht möglich, in bezug auf das Schizoid sichere Differenzen zwischen Fällen mit einseitiger und Fällen mit beidseitiger Belastung herauszustellen, da auch bei beidseitiger Belastung in dem uns erreichbaren Material für den sicheren Nachweis homozygoter Schizoider die nötigen Anhaltspunkte nicht zu erbringen sind[3]).

---

[1]) Das zeigen die nichtschizoiden Enkel der obenstehenden Familie IV und die nichtschizoide Enkelin in Hoffmanns Familie VIII.

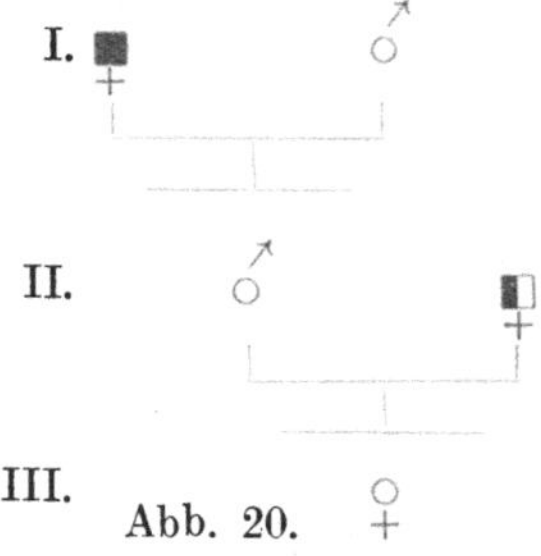

Abb. 20.

[2]) Kahn: Bemerkungen zur Frage des Schizoids.

[3]) Das gelingt uns vorläufig auch nicht, wenn wir nach den Erfahrungen der Botaniker und Zoologen, auf die Lenz neulich hingewiesen hat, mit der Voraussetzung an das Material

Mit diesen Aufstellungen haben wir eine Grundlage für unsere Hauptaufgabe gewonnen, den Erbgang der Schizophrenie an einem besonderen Material von konjugalen Schizophrenien zu prüfen. Das soll im nächsten Abschnitt geschehen, in dem wir dann auch zu einer Reihe der im vorigen Abschnitt angeschnittenen Fragen Stellung zu nehmen haben werden.

Hier möchten wir noch einmal kurz auf die Frage zu sprechen kommen, was sich über eine Einheit Schizophrenie vom klinischen bzw. psychopathologischen und vom biologischen Standpunkt aus sagen läßt. Wenn wir den letzteren vorwegnehmen, dürfen wir an der Hand der bisherigen Erörterungen und Aufstellungen wohl zu der Anschauung kommen, daß bisher die Annahme einer biologischen Vielheit der Schizophrenien keine Stützen gefunden hat; wohl aber läßt sich nicht von der Hand weisen, daß gewichtige Gründe für eine biologische Verwandtschaft der Schizophrenien sprechen. Die biologische Gegebenheit der Schizoidanlage als Dominanz und der Prozeßanlage als Rezessivität in der Schizophrenie scheinen für innere Beziehungen der Schizophreniefälle — und zwar keineswegs nur der wenigen, die wir wiedergegeben haben — zu sprechen. Daß die Erblichkeit ein Hauptfaktor in der Genese der Schizophrenie ist, war ohnehin kaum mehr bestritten. Das Vorliegen bzw. Zusammentreffen zweier anscheinend wohl charakterisierter Erbgänge fällt hier stark ins Gewicht. Wenn es uns nun gelingt, an konjugalem Material zu zeigen, daß von zwei Seiten kommende schizophrene Prozeßanlagen gesetzmäßig sich allelomorph (homolog) verhalten, so würde u. E. die erbbiologische Zusammengehörigkeit der Schizophrenie als recht wohl begründet betrachtet werden können.

Späteren Untersuchern, die schärfere erbbiologische Analysen werden machen können (Material über mehrere Generationen!), wäre es aber zu überlassen, auszumachen, ob und wie weit genische Differenzen im Schizoidbereich eine biologische Untergruppierung der Schizphrenien erfordern und erlauben. Wir halten hier genische Differenzen für möglich, sind aber der Meinung, daß ein bestimmtes genisches „Radikal" in allen Schizoiden steckt.

Vom klinischen und psychopathologischen Standpunkt aus halten wir dafür, daß wir immer wieder Gefahr laufen werden, schizophrenieähnliche Bilder fälschlich in die Schizophrenie hereinzuziehen, sobald wir uns auf die Betrachtung und Gruppierung der Erscheinungsformen beschränken, schizophrenieähnliche Bilder, denen der schizoide oder der prozeßpsychotische Kern, vielleicht auch dann und wann beide fehlen. Wenn eine wirkliche Reinigung der Schizophreniegruppe das Ziel sein soll, werden wir eine klinische Gruppierung nicht mehr ohne Zuhilfenahme der Erblichkeitsbefunde vornehmen dürfen. Sonst werden wir entweder den Topf zu groß machen und manches hineinbringen, was biologisch nicht hineingehört, oder aber wir werden zu einer neuen Aufteilung der wirklichen und vermeintlichen Schizophrenien kommen, die am Phänotypus haften und den tatsächlichen Verhältnissen sicher nicht gerecht werden würde.

---

gehen, daß von dominanten krankhaften Anlagen „die meisten im homozygoten Zustand sich ganz bedeutend schwerer krankhaft manifestieren würden". Daß, wenn unsere Aufstellung richtig ist, homozygote Schizoide dann und wann vorkommen müssen, ist wohl nicht zu bezweifeln. — Denkbar wäre z. B. die Möglichkeit, daß homozygote Schizoidanlagen stets phänotypisch, heterozygote unter Umständen epistasiert werden.

III. Untersuchungen über die Nachkommenschaft schizophrener Ehepaare.

Vorbemerkungen.

Das hier zur Verarbeitung gelangende kleine Material von acht schizophrenen Ehepaaren und ihrer Nachkommenschaft ist das vorläufige Ergebnis einer Sammelforschung über konjugale Psychosen, die im Sommer 1920 auf Rüdins Anregung von der genealogischen Abteilung der Deutschen Forschungsanstalt für Psychiatrie aus angestellt wurde[1]).

Es war uns dabei in erster Linie um „endogene Psychosen", vor allem um Schizophrene und Manisch-depressive zu tun. Über das übrige Material wird bei anderer Gelegenheit zu berichten sein. Wir dürfen uns hier darauf beschränken, auseinanderzusetzen, von welchen Gesichtspunkten wir uns bei der Sammlung der schizophrenen Ehepaare leiten ließen und wie wir das Material über Ehepaare, Kinder und andere Familienglieder gewannen.

In unserer an den größten Teil der deutschen Irrenanstalten und Kliniken gerichteten Bitte um Überlassung von konjugalen Psychosen hatten wir nicht allein um Fälle gebeten, in denen beide Ehegatten in der betr. Anstalt behandelt worden waren, sondern auch um solche Fälle, in deren Krankengeschichten über geistige Erkrankung des anderen Ehegatten oder über geistige Erkrankung beider Eltern etwas bemerkt war. Wir versuchten dann, über die Ehepaare Klarheit zu gewinnen und verwerteten schließlich nur die Fälle, in denen beide Ehegatten in Anstaltsbehandlung gewesen und in denen bei beiden die Diagnose — in unserem Zusammenhang: Schizophrenie — nach Krankengeschichte und etwa noch anzustellender Katamnese zu sichern war.

Wir möchten einige Beispiele für die Fälle geben, die wir ausschieden:

1. Fall A. Nach Anstaltskrankengeschichte sichere Dementia praecox. „Eltern geisteskrank." Unsere Erhebungen ergaben, daß der Vater Selbstmord begangen hatte, die Mutter „geistig abnorm" gewesen war. In Anstaltsbehandlung waren die Eltern nicht gewesen.

2. Fall B. Nach Anstaltskrankengeschichte sichere Dementia praecox. „Eltern geisteskrank." Wir konnten in Erfahrung bringen, daß von den nicht in Anstaltsbehandlung gewesenen Eltern der Vater zu religiöser Schwärmerei geneigt hatte, die Mutter etwas schwermütig und während der Gravidität „in eigentümlicher Gemütsverfassung" gewesen war, viel gebetet hatte.

Ebenso verfuhren wir bei Ehepaaren, wenn sich herausstellte, daß nur der eine Gatte in Anstaltsbehandlung war.

Weiterhin legten wir die Fälle beiseite, in denen früher oder später begründete Zweifel an der Sicherheit der Diagnose bei einem Ehegatten auftauchten und trotz aller Bemühungen nicht beseitigt werden konnten. Wir ließen uns durch keine „Schönheit" des Falles an dem Grundsatz beirren, nur durch Anstalts-

---

[1]) Rüdin hat schon 1916 in seinem Buch auf die Wichtigkeit einer Untersuchung „einer größeren Anzahl von Dementia praecox-Ehepaaren mit ins erwachsene Alter übergetretenen Nachkommen" aufmerksam gemacht.

beobachtung diagnostisch gesicherte konjugale Schizophrenien als Ausgangskranke zu nehmen.

So blieben uns aus einer sehr großen Anzahl von Krankengeschichten und Akten über konjugale Psychosen bzw. über Kinder mit psychotischer Belastung durch beide Eltern im Hinblick auf die Schizophrenie nur 31 Ehepaare übrig. Von diesen fielen 9 kinderlose Ehepaare[1]) für unsere Verwertung von vornherein weg. Außerdem mußten wir weitere 14 Fälle aus folgenden Gründen ausscheiden: in zwei Fällen waren alle Kinder (1 bzw. 2) klein gestorben; in 4 Fällen war es unmöglich, irgendwelche Nachrichten über die Kinder zu bekommen; in acht Fällen waren die Kinder alle oder zum großen Teil zu jung, um auch bei vorsichtigster Betrachtung verwertet werden zu können, teilweise gelang es auch bei diesen nicht, überhaupt oder doch ausreichende Mitteilungen zu bekommen.

In acht Fällen wurde über die Kinder doch so viel in Erfahrung gebracht, daß wir glauben, aus den Ergebnissen einige Schlüsse ziehen zu können.

Die Kinderzahlen bei den 31 Ehepaaren verteilten sich so:

Zahl der Kinder: 0   1   2   3   4   5   6   7   8   = 74
Zahl der Ehepaare: 9[2]) 5   5 2[3]) 5   2   —   1 2[4]) = 31

das sind 74 Kinder auf 31 Ehepaare, im Durchschnitt 2,38 Kinder auf 1 Ehepaar. Diese Durchschnittszahl erscheint immerhin sehr niedrig. Wir stellen zum Vergleich einige Zahlen nebeneinander, dabei müssen wir allerdings die kinderlosen Ehepaare aus unserer Zahl ausscheiden[5]), weil in den Vergleichszahlen nur Ehepaare mit Kindern enthalten sind.

	Kreuzung	Zahl der Ehepaare	Gesamtkinderzahl	Durchschnittskinderzahl auf ein Ehepaar.
Rüdin	RR × DR[6])	20	81	4,05
Hoffmann	RR × DR[6])	58	162	2,79
Rüdin u. Hoffmann	RR × DR[6])	78	243	3,11
Eigene Fälle[5])	RR × RR[6])	22	74	3,36

Schlüsse möchten wir aus diesen Zahlen nicht ziehen.

---

[1]) Die Feststellung, ob und wie viele Kinder die einzelnen Ehepaare hatten, erforderte oft eine sehr erhebliche Mühe und nicht selten eine Reihe von Anfragen bei verschiedenen Stellen.

[2]) Darunter hatten in einem Fall Ehemann und Ehefrau je ein Kind aus erster Ehe und in einem anderen Fall die Ehefrau ein voreheliches Kind.

[3]) Darunter einmal Zwillinge.

[4]) Darunter bei unserem Paar Kreser — s. später — zweimal Zwillinge. Abortus war nur einmal in den 31 Fällen angegeben; wir gehen darauf nicht ein, da wir nicht glauben, daß das den tatsächlichen Verhältnissen entspricht.

[5]) Wir bekommen dann 22 Ehepaare mit 74 Kindern, d. h. 3,36 Kinder auf ein Ehepaar.

[6]) DR × RR im Sinne der im I. Abschnitt wiedergegebenen Ergebnisse von Rüdin. Die Vergleichszahlen beziehen sich auf solche Ehepaare, von denen der RR-Teil — entsprechend den Fällen unseres Materials — in Anstaltsbeobachtung war, ohne daß von vornherein über die Art der Kinder (krank oder nicht) etwas bekannt gewesen wäre. Bei Hoffmann sind alle Probanden in dieser Hinsicht den unserigen vergleichbar, bei Rüdin nur die 20 alten Eglfinger Fälle mit 81 Kindern.

Bei unseren Bemühungen um die Beibringung des Materials machten wir mancherlei Erfahrungen. Verschiedene Stellen zeigten für unsere Bestrebungen viel Verständnis und Entgegenkommen, von anderen wurden wir als lästige Frager recht stiefmütterlich behandelt. Während es leider oft ganz unmöglich war, über einen Deszendenten überhaupt etwas zu erfahren, gelang es einmal ohne jede Schwierigkeit, eine Krankengeschichte einer amerikanischen Irrenanstalt zu bekommen.

Der Bedenklichkeit, die darin lag, daß wir mit „fremdem" Material arbeiten mußten, waren wir uns von Anfang an bewußt. Ein eigenes, d. h. ein vollkommen persönlich durchuntersuchtes konjugales Material von Schizophrenen[1]) zusammenzubekommen, war ausgeschlossen; so mußten wir versuchen, des fremden Materials durch möglichst gleichmäßige Bearbeitung Herr zu werden.

War das schizophrene Ausgangspaar festgelegt, so wurde versucht, über seine Nachkommenschaft, aber auch über die weitere Familie, soviel Material als möglich beizubringen. Wurde im Laufe der Erhebungen bekannt, daß Familienmitglieder in Anstalten gewesen waren, so erbaten wir — meistens mit Erfolg — die betreffenden Krankenblätter.

Unsere Hauptaufgabe war, in erster Linie über die Nachkommen, dann über die anderen Verwandten der Ausgangspaare Persönlichkeitsschilderungen und Nachrichten über nervöse und psychische Störungen zu erhalten, die sie innerhalb oder außerhalb von psychiatrischen Anstalten durchgemacht hatten. Dabei bedienten wir uns in erster Linie eines besonders ausgearbeiteten Fragebogens und ferner sehr ausführlicher brieflicher Anfragen mit genauestens auseinandergesetzten Fragen.

Die Quellen, aus denen wir diese Nachrichten zu schöpfen versuchten, waren verschiedene. Wir wandten uns in der Regel zuerst an die ärztliche Leitung der Anstalt, die uns den betreffenden Fall überlassen hatte, mit der Bitte um Nachricht über Familienmitglieder (besonders Deszendenten); vielfach waren die Anstaltsärzte selbst bemüht, uns Material zu verschaffen; wiederholt haben Kollegen ausführliche Explorationen bei Kindern unserer Fälle vorgenommen und uns so wertvolles Material zugeführt. Von den Anstalten mußte aber — sei es wegen der Entfernung, sei es aus Zeitmangel, sei es schließlich, weil die Gesuchten verzogen oder gestorben waren — oft an zuverlässig erscheinende Stellen — behandelnde Ärzte, Geistliche, Lehrer, Gemeindevorstände, nahe Bekannte der Gesuchten — herangetreten werden, um Auskünfte zu erlangen. Derartige Schreiben an zuverlässige Auskunftsgeber haben wir in vielen Fällen auch direkt abgeschickt; wir haben uns auch wiederholt im Einverständnis mit den Anstaltsleitungen, denen wir den betr. Fall verdankten, an Angehörige von Kranken gewandt.

Wir kommen nun auf unseren Fragebogen zu sprechen.

Kretschmer bemerkt (Körperbau und Charakter, S. 88), daß bei einfachen Auskunftgebern Fragen wie „War Ihr Bruder ängstlich, friedliebend, energisch?" usw. nicht gerade zu den besten Antworten führen, und daß man weiter komme, „indem man bei der Exploration statt ein Schema von Charakter-

---

[1]) Unter Rüdins 701 Familien ist kein konjugaler Fall. In der Literatur ist nur ein sicherer Fall von konjugaler Schizophrenie (Elmiger) zu finden.

eigenschaften vielmehr seinen (des einfachen Mannes usw.) Lebensgang in Schule, Kirche und Wirtshaus, am Montag wie am Samstag in konkreten Bildern vorüberziehen läßt". Das ist fraglos richtig. Es wäre aber ein Ding der Unmöglichkeit gewesen — selbst wenn uns große Geldmittel zur Verfügung gestanden hätten —, auch nur eine einigermaßen erhebliche Zahl der Exploranden persönlich zu erreichen und in einheitlicher persönlicher Exploration zum Ziele zu kommen. Wir waren gezwungen, mit fremdem Material zu arbeiten, wollten wir nicht von Anfang an auf den Versuch der Bearbeitung von konjugalen Psychosen verzichten. So mußten wir ein Schema haben, das wir durch geeignete Briefe ergänzen konnten, und wir mußten ein einheitliches Schema haben, um einigermaßen vergleichbare Antworten zu bekommen.

Fragebogen.

1. Entwicklung.

> Normale Geburt? Kinderkrankheiten? Krämpfe? Bettnässen? Nachtwandeln? (wann?)
>
> Musterkind? Schwer erziehbar? still? lebhaft?
>
> Wahrheitsliebend? Neigung zu Lüge oder Schwindel? naschhaft?
>
> Was für Schulbildung? Fortschritte in der Schule?
>
> Berufswahl? Ausbildung? Berufswechsel? Ausübung des Berufs?
>
> Stellung zu den Eltern, Geschwistern, Kameraden?
>
> Geschlechtliche Entwicklung? Geschlechtliches Verhalten?
>
> Heirat? Kinder? (bei Frauen: Geburten? Fehl-, Frühgeburten?)
>
> Verhalten gegen den Ehegatten und die Kinder?

2. Lebensgang.

> Brachte er (sie) es weiter? blieb er (sie) seßhaft? wirtschaftete er (sie) zurück? Schulden?
>
> Zusammenstöße mit dem Gesetz? (Strafen? weshalb? wann? wo?) Entmündigung? (weshalb? wo?) bekleidete er (sie) bürgerliche Ehrenämter? (wann? wo?)

3. Verstandesbegabung.

> Sehr begabt? gut begabt? mäßig begabt? beschränkt? kritiklos? ohne Einsicht und Voraussicht? dumm? sehr dumm? schwachsinnig?
>
> Besondere Fähigkeiten? (Phantasie? dichterische, musikalisch Begabung? geistreich? witzig? schöpferisch? Organisationstalent? geistige Interessen?)

4. Temperament.

> Froh? lebhaft? lustig? ausgelassen? humorvoll? übermütig? redselig?
>
> Ernst? schwerfällig? mürrisch? verdrossen? trocken und nüchtern? humorlos? schwerblütig? wortkarg? einsilbig?
>
> Ruhig? sehr ruhig? auffallend ruhig? durch nichts aus der Fassung zu bringen? gleichgiltig? stumpfsinnig? interesselos?
>
> Gemütsmensch? Verstandesmensch? Träumer? Phantast? Wirklichkeitsmensch?
>
> Gleichmäßig? wechselnd? sprunghaft? launenhaft?
>
> Erregbar? reizbar? leidenschaftlich? jähzornig? streitsüchtig? prozeßsüchtig?
>
> Lacht er (sie) gern? weint er (sie) leicht?

5. Charakter.

Gesellig? beliebt? unbeliebt? geschickt? gewandt? praktisch? unge-
schickt? ungewandt? linkisch? unpraktisch?

Ungesellig? für sich? verschlossen? zurückgezogen? menschenscheu?
Geheimniskrämer? empfindlich? übelnehmerisch? nachtragend? mißtrauisch? ängstlich? feige?

Offen? vertrauensvoll? unternehmend? mutig?

Sonderling? schrullig? auffallende Gewohnheiten? (Bewegungen? Gesich-
terschneiden?) verschroben?

Haushälterisch? sparsam? geizig? habgierig? neidisch? boshaft? bösartig? bissig? gehässig? taktlos? teilnahmslos? kaltherzig? roh?

Freigebig? verschwenderisch? wohlwollend? gutmütig? gütig? mitleidig?
warmherzig? taktvoll? zartfühlend?

Leichtsinnig? unzuverlässig? willensschwach? haltlos? moralisch minderwertig?

Unordentlich? schlampig? ohne Ausdauer? arbeitsunlustig? arbeitsscheu?
faul? bequem? genußsüchtig?

Ehrenfest? zuverlässig? tatkräftig? gewissenhaft? pedantisch? ordentlich? ausdauernd? arbeitsfroh? tätig? betriebsam? genügsam?

Eigensinnig? unbelehrbar? rechthaberisch? herrisch? herrschsüchtig?
Haustyrann? lieblos?

Nachgiebig? weichmütig? beeinflußbar? unentschlossen? anlehnungs-
bedürftig? Pantoffelheld? liebebedürftig? Affenliebe?

Unbescheiden? anmaßend? eitel? ehrgeizig? stolz?

Bescheiden? unterwürfig?

Religiös? fromm? bigott? frömmelnd? abergläubisch? Sektierer?

6. Psychische und nervöse Krankheiten oder abnorme Zustände.

Geistes- oder gemütskrank? (wann? wie?) in Anstalt gewesen? (wann? wo?)
Heitere oder traurige Verstimmungen? (wann? wie oft? wie lange?)
Trunksucht? (seit wann?) Anfälle? (seit wann? wie oft? wie?)
Zwangsvorstellungen? (was für?) nervöse Störungen? (was für?) Gefühl
der inneren Schwäche? Gefühl der inneren Unruhe? Angstgefühl?
Besonders hervorstechende Wesenszüge?

7. Körperbau.

Groß? mittel? klein?

Mager? schlank? mittel? dick? sehr dünn?

Zart? knochig?

Gang? Haltung? Sprechweise? Stimme?

Besondere Merkmale an Händen? Füßen? Nase? Ohren? Mund? Zähnen?
Augen?

Körperfehler?

8. Familienähnlichkeit.

Bestehen auf körperlichem oder geistigem Gebiet irgendwelche Ähnlichkeiten mit einem oder mehreren lebenden oder verstorbenen Familien-
mitgliedern? Zutreffendenfalls: worin bestehen diese Ähnlichkeiten?
Welches sind oder waren die ähnlichen Familienmitglieder? (Namen
derselben?)

Diesen Fragebogen haben wir jeweils mit einem Begleitbrief hinausgeschickt, in dem außer formell und inhaltlich der Mentalität des Empfängers so gut als möglich angepaßten Bemerkungen die Bitte stand, Zutreffendes zu unter-, nicht Zutreffendes zu durchstreichen, oder unter Verwendung der Ausdrücke des Fragebogens ein möglichst deutliches Bild der betr. Persönlichkeit zu geben. Wir haben so zum Teil sehr gute Schilderungen bekommen, die wir ohne zu pressen und zu modeln wiedergeben (mit dem Klammervermerk F. B.)

Ohne anzunehmen, daß wir mit unseren Fragebogen und mit unseren Briefen in allen Fällen restlose Klarheit und eindeutige Auskunft erlangen, glauben wir doch sagen zu können, daß in der Mehrzahl der Fälle, die wir für reif zur Bearbeitung halten, die Resultate verwertbar sind. Daß diese Resultate zum Teil nur sehr „grobe" sind, verhehlen wir uns nicht. Wir haben keine Mühe und keine Zeit gescheut, das Material zu vervollkommnen; wir haben in vielen Fällen wiederholte, ausführlichste briefliche Anfragen fortgeschickt und — je nach der Persönlichkeit des Empfängers — bald wertvolle, bald kärgliche Antworten erhalten. In großen Zügen aber ist es uns, und zwar, wie wiederholt sei, ohne Drehen und Deuteln gelungen, zu Schlüssen zu kommen.

Bezüglich der Literatur müssen wir uns sehr kurz fassen. Eine Besprechung der Arbeiten über Psychosen bei Ehepaaren überhaupt fällt deswegen vollkommen aus dem Rahmen unserer Betrachtung, weil jene unter ganz anderen Gesichtspunkten — wir erinnern an konjugale Paralysen, an induziertes Irresein — gemacht worden sind.

Bei der Durchsicht der speziellen psychiatrischen Erblichkeitsarbeiten der letzten drei Jahrzehnte sind wir nur auf einen einzigen sicheren Fall von konjugaler Schizophrenie gestoßen:

Elmigers Familie I.

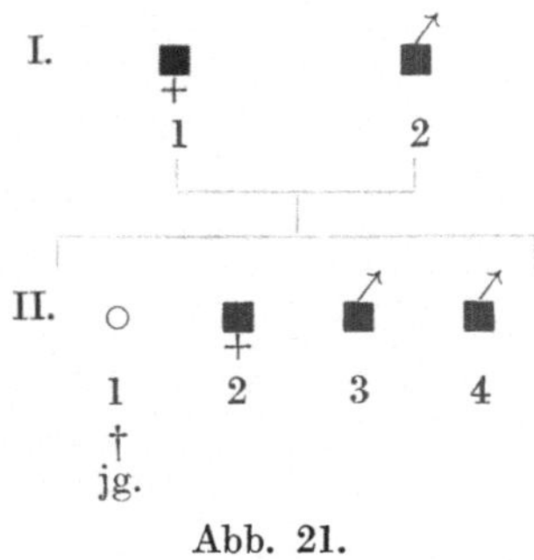

Abb. 21.

I, 1 und 2 Eltern: Schizophrenie; beide in der Irrenanstalt.
II, 1 jung gestorben.
II, 2 seit Jahren unheilbar in Anstalt (30 Jahre alt).
II, 3 mit paranoischem Größenwahn in Anstalt (28 Jahre alt).
II, 4 „abnorm, kann sich aber noch in der Freiheit halten".

Elmiger, der, wie wir im 1. Abschnitt berichtet haben, die Schizophrenie für rezessiv hält, betont: „Es ist eine große Seltenheit, daß in einer Ehe beide Teile schizophren sind." Wir kommen auf den Fall zurück.

Lundborg hat eine Familie untersucht, in der drei Brüder an Dementia praecox und eine Schwester an Idiotie litt, ein weiterer Bruder nach sehr unregelmäßigem Leben Selbstmord beging. „Die übrigen Geschwister sowie die Eltern müssen als eigenartig betrachtet werden. Es ist nicht unmöglich, daß sie an Dementia praecox in sehr chronischer Form gelitten haben." Wir geben den Fall hier nicht ausführlich wieder, weil wir mindestens für den Vater an der Diagnose Dementia praecox zweifeln. Würde die von Lundborg angedeutete Möglichkeit zutreffen, so würde auf seinen Fall die Formel RR × RR = RR + + RR + RR + RR passen.

Eigenes Material.

Wir geben jetzt unser eigenes Material ausführlich wieder und schließen bei jeder Familie die klinische Besprechung der Fälle an.

1. Familie Schmieder[1]).

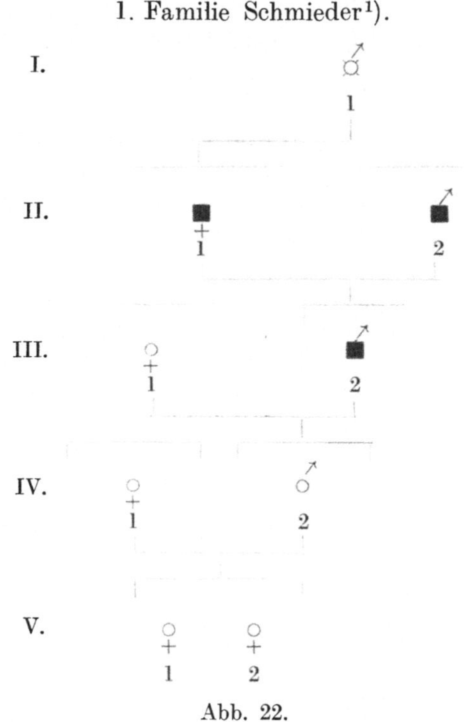

Abb. 22.

I, 1 Wilhelm Haun, Vater der Ehefrau (II, 1), Trinker.
II, 1 Karoline Schmieder, geb. 19. 8. 1842, gest. 16. 2. 1899, Ehefrau. Die Kranke war früher ruhigen Temperaments; sie hatte sich gewöhnlich entwickelt und im Hauswesen und in der Landwirtschaft gearbeitet. Über erbliche Belastung war nichts bekannt. Sie heiratete Ende der 50er Jahre[2]) und gebar einmal. Ende der 80er Jahre[3]) traten mehrfach leichte, ängstlich gefärbte Depressionszustände auf; seit Frühjahr 1891 stellten sich rasch zunehmende Beeinträchtigungsideen ein; dabei war die

---

[1]) Es sind durchweg Decknamen verwendet.
[2]) Also vor ihrem 20. Jahr.
[3]) Also vor ihrem 50. Jahr.

Kranke ängstlich-gedrückt und hörte Stimmen, die sie ängstigten und beschimpften. Die bis dahin arbeitsame Frau wurde untätig und beging verkehrte Handlungen, zündete z. B. einen Strohhaufen an (imperative Halluzination!). Sie lag dann jahrelang mit dem Gesicht in den Kissen jammernd zu Bett, wurde vollkommen gleichgültig gegen Familie und Hauswesen, das sie völlig verwahrlosen ließ.

Aus der K. G. der I. A. Ik.[1]) 21. 5. 1894 — 16. 2. 1899.

Pat. seit 1891 geisteskrank, lag seit 1892 dauernd im Bett. Bei der Aufnahme: ziemlich apathisch; spricht spontan nichts. A. B. klagt sie in leiser, eintöniger Sprechweise über Schmerzen in der Stirn, die von Würmern herrühren; diese Würmer verursachen ihr auch Herzdruck und nehmen ihr den Atem weg. Durch Gottes Gnade habe sie die Macht, diese Würmer bei anderen Kranken zu beseitigen. Im Aburger Schloßhof habe sie in $1^1/_2$ Jahren die Geburt von 95 lebenden Kindern geleitet. Krank sei sie infolge des Grams über ihren geisteskranken Sohn und die Mißwirtschaft ihrer Schwägerin. Zeitlich nicht orientiert; rechnet schlecht, gibt den Namen des Herzogs und des Kaisers nicht an. Näßt ins Bett. Große, stark gebaute, gut genährte Frau. Struma. Weichselzopf. Geschwulst im Unterleib. 5. 6. 1894. Ganz untätig. Lacht und spricht viel vor sich hin. Klagt über die Würmer. Den Tumor hält sie für ein Konglomerat von Würmern. 3. 8. 1894. Scheint zu masturbieren. Erzählt: sie sei zu Fuß übers Wasser nach Australien—Amerika gegangen, habe einen Affen nach Deutschland mitgebracht, der Holz sägen könne. Nach ihrer dritten Anwesenheit in Amerika sei sie in einem Tag auf einem Walfisch nach Europa zurückgekehrt. Sie sei in M. als Seiltänzerin aufgetreten, sei die edelste Person der Welt. Lächelt geheimnisvoll. 6. 8. 94. Ist sehr ärgerlich, daß ihr nicht geholfen wird; will entweichen, um zu einer Heilkünstlerin zu gehen; droht mit Selbstmord. Die Würmer höhlen ihr Gehirn aus; das Blut wird ihr in schmerzhafter Weise aus den Adern gezogen. 20. 8. 94. Unverträglich, wehleidig. September—Oktober 94. Produziert immer neue Dinge; die Doktoren in M. haben ihr die Schädelhaut aufgeschnitten, das Schädeldach zurückgeklappt und die im Kopf befindlichen Würmer entfernt. Sie ist zum 6. Mal vom Tode auferstanden. Mehr Beschwerden im Leib (papilläres Kystom), die wahnhaft gedeutet werden. Der Wurm werde sich allernächstens durch die Bauchwand durchfressen. Ißt zeitweise nicht. November—Dezember 1894. Leibesumfang nimmt zu; viel Leibschmerzen. Flüssigkeit aus dem Abdomen bricht durch die Scheide durch. Leibesumfang nimmt ab. 5. 1. 95. Munter, freundlich, arbeitet ein wenig. Erzählt immer neue Einzelheiten aus ihrem Leben; so von einer Reise nach Rußland, wo ihr vor einem Schloß durch einen Posten eine Pistole auf die Brust gesetzt worden sei, so daß nur das Dazwischentreten eines Landsmannes sie gerettet habe. 9. 1. 95. Erregungszustand. Will fort, weil sie in der Anstalt nicht geheilt, sondern ruiniert werde. 21. 1. 95. Ruhiges Verhalten seither. Es geht noch Flüssigkeit durch die Scheide ab. 2. 2. 95. Sehr erregt, als ihr der Kopf gewaschen wird. Schimpft den Arzt Hurenhengst; sie habe ihn reich gemacht, was er ihr mit Undank lohne. 20. 2. Heftiger Erregungszustand auf die Nachricht von der Einlieferung ihres Mannes in die Anstalt. 13.—25. 6. 1895. Zur Operation in die Frauenklinik in K. (Totalexstirpation 15. 6. 95). 26. 6. 95. Blaß, angegriffen; widerspenstig wie früher; ihr seien in K. Schlangen aus dem Bauch geschnitten worden. 6. 7. 95. Im Kopf seien Tiere, die auch herausgenommen werden müssen. 29. 7. 95. Im Leib sei eine neue Schlange, die klappere und dieselben Bewegungen mache, wie die in K. herausgeholte. August—Oktober 95. Die Würmer machen ihr viel Kopf- und Leibweh und Mißempfindungen in den Beinen. Geht zur Nähstube. 1896. Meist zufrieden und freundlich. Schimpft gelegentlich unanständig. 1897. In den ersten Wochen öfters erregt, schimpft unanständig, drängt fort. Dann ruhiger. Klagt über Kopfschmerzen. Sie habe Tiere im Kopf; sie sei die Gemahlin des Erbprinzen gewesen. Jammert und stöhnt, wenn sie den Arzt sieht, sitzt sonst ruhig da. Im August und September kurze heftige Erregungszustände; will Hilfe gegen die in ihr steckenden Tiere, zerreißt. 6. 9. 97. Abends epileptischer Anfall mit tiefer Bewußtlosigkeit und vollkommener Amnesie. Mehrfach sehr erregt. 27. 12. 97. Ohnmachtsanfall. 5. 2. 1898. Zwei epileptische Anfälle. Klagen über Kribbeln im rechten Arm und Stirnkopfschmerzen. Öfters erregt. 1. 4. Nächtlicher Krampfanfall. 26. 5. Nachts Krämpfe; mehrere oberflächliche Verletzungen; sehr bleich. 4. 10. Sehr erregt, schlägt Scheibe ein. Nachts seien Leute an ihrem Bett gewesen und haben Raupen in ihren Kopf getan. 5. 10. Ruhiger, ißt nicht. 6. 10. und 13. 10. epileptische Anfälle.

---

[1]) Die Anfangsbuchstaben der I. A. sind abgeändert.

Die Pflegerinnen haben Nattern in ihren Körper gesteckt; im Kopf habe sie 300 Meter Würmer. 1899. Im Januar mehrere schwere Anfälle. Schlangen im Kopf. 16. 2. 99. Plötzlicher Exitus. (Die Erscheinungen werden von der Pflegerin sehr unklar geschildert. Sprachstörungen scheinen bestanden zu haben.)

Diagnose: Schizophrenie; epileptische Anfälle.

II, 2 Erhard Schmieder, geb. 30. 11. 1834, gest. 8. 12. 1907, Landwirt, Ehemann.

Aus der K. G. der I. A. Ik. 19. 2. 1895—24. 9. 1907.

Seit Jahren geisteskrank. 1886 wegen Geisteskrankheit entmündigt. Er war leutscheu, sprach vor sich hin, ließ die Wirtschaft verkommen, verweigerte den Zutritt zu seinem Hause, bedrohte den Vormund. Bei der Aufnahme: Ruhig, teilnahmsloser Gesichtsausdruck; seufzt dann und wann: „Ach du lieber Gott". Zeitlich orientiert, örtlich zunächst nicht. Rechnet schnell, keine Merkstörung. Schlecht genährter alter Mann. Kopfhaar dünn, grau. Schädel lang. P. S. R. lebhaft. Körperlich gesund. 1895. Ruhig, stumpf, zufrieden. Spielt den ganzen Tag Karten. Erkundigt sich nie nach Frau und Sohn. Der Kranke wurde seinen Kräften entsprechend in der Landwirtschaft beschäftigt, war fleißig, dabei immer stumpf und ruhig. Auf Befragen pflegte er freundlich mit leiser Stimme zu antworten. Ab und zu zeigte er sich vorübergehend reizbar, jähzornig, auch widerspenstig, drohte einmal, als er gegen seinen Willen ins Bad gehen sollte, tätlich zu werden.

Am 24. 9. 1907 wurde er aus der Anstalt Ik. in ein Kreisaltersheim entlassen, wo er am 8. 12. 1907 starb.

Diagnose: Schizophrenie.

III, 1 Rosalie Ehinger, led. Magd, Braut des Sohnes (III, 2), gesund.

III, 2 Eduard Schmieder, geb. 16. 9. 1861, led. Landwirt, Sohn.

I. Aufenthalt in der I. A. Ik. 23. 11. 1891—7. 3. 1892.

Pat. hatte Dorfschule besucht, war ein strammer Soldat von sehr guter Führung. Krankheitsbeginn Winter 1890/91 (Ursache: „Unglückliche Liebe"). Er wurde still, zog sich von Kameraden und von der Arbeit zurück, blieb tagelang vor sich hinbrütend, teilnahmslos im Bett liegen. Bei der Aufnahme: scheu, schüchtern, langsam, deprimiert, stupider Gesichtsausdruck, leise Sprache. Groß, kräftig, wohlgenährt, dichtes, schwarzes, an den Schläfen leicht ergrautes Kopfhaar. Bleiche Gesichtsfarbe. Gibt an: er habe in der Schule und beim Militär schlecht gelernt; er könne schlecht rechnen. Er sei seit Weihnachten sehr niedergeschlagen, habe immer weinen müssen. Das Essen habe ihm geschmeckt; er habe nicht schlafen können, ohne aber Schmerzen zu haben. Es sei ihm immer gewesen, als müsse er sich das Leben nehmen. Pat. rechnet schlecht, hat mäßige Schulkenntnisse. Er antwortet ruhig, langsam und ziemlich teilnahmslos. Stellt Sinnestäuschungen in Abrede. 24. 11. Geordnet. Lacht nachts mehrmals. 26. 11. Gibt an, sein Vater habe ihm etwas in die Getränke getan, was Durst erzeuge und ihn krank mache, um sein Vermögen einziehen zu können. 7. 12. Spricht viel zum Fenster hinaus, lacht unmotiviert. 3./4. 1. 1892. Bei der Arbeit, leicht gedrückt. Äußert Selbstmordgedanken. 11. 1. Ruhig, eher heiter. Spricht nachts. 13. 1. Leicht deprimiert. 18. 1. Stimmung labil. 6. 2. Ruhig und heiter. 25. 2. Spricht und gestikuliert viel vor sich hin, angeblich mit sich selber über seine Landwirtschaft. 7. 3. 1892 geheilt entlassen.

II. Aufenthalt in der I. A. Ik. seit 29. 5. 1894.

Lief nachts zu Hause herum. Ist ruhig, erkennt Umgebung wieder. Gibt an, daß die Stimmen ihm nachts keine Ruhe gelassen haben, daß er nichts zu essen gehabt habe. Stimmung gedrückt. Sieht elend aus. 2. 6. Spricht nachts vor sich hin. 9. 7. Stumpfes, ruhiges Wesen. Arbeitet mit. April 95.. Wiedersehen mit dem Vater macht keinen Eindruck. 29. 7. 95. Stumpf, spricht für sich, masturbiert. 19. 2. 1896. Stumpfer Blödsinn. 3. 5. 96. Monologisiert stundenlang laut, läuft dabei wie besessen herum; sonst stumpf. 14. 2. 97. Bei der Stallarbeit. Oft lebhafte, verworrene Selbstgespräche. 22. 5. 97. Spricht bei der Arbeit ununterbrochen, scheint verwirrt. 11. 3. 98. Fleißig, aber verwirrt; meist stumpf, öfters aber auch sehr laut.

Der Kranke blieb ziemlich unverändert in diesem Zustand; im allgemeinen stumpf, gleichgültig, dabei fleißig, mißhandelte bei der Arbeit gelegentlich das Vieh, war auch ab und zu ohne Anlaß gegen Mitkranke gewalttätig. Er sprach stundenlang vor sich hin, halluzinierte fraglos dauernd sehr lebhaft. Im September 1921 lebte er noch völlig stumpf und gleichgültig in der Anstalt.

Diagnose: Schizophrenie.

IV, 1 Rosa Ehinger, geb. Wagerich, Frau des Enkels (IV, 2), gesund.
IV, 2 Edmund Ehinger, geb. 13. 10. 1891, gefallen 21. 7. 18, verh. Zimmermann, Enkel; der uneheliche Sohn des Eduard Schmieder (III, 2) war gesund, in seinem Beruf tüchtig. Wurde im Feld Vizefeldwebel und ist gefallen.
V, 1 und 2 Kinder von IV, 1 und IV, 2, Urenkelinnen geb. 1914 bzw. 1915, geweckte Kinder, gesund.

Über den Ehemann Erhard Schmieder (II, 2) war keine genauere Vorgeschichte mehr zu bekommen, so daß es nicht möglich ist, sich ein Bild seiner präpsychotischen Persönlichkeit zu machen. Seine Psychose, die wohl spätestens im vierten Lebensjahrzehnt begann, ist durchaus eindeutig: seit Jahren paranoid, wurde er immer abulischer und autistischer und endete in stumpfer, schizophrener Verblödung, in der er, wie viele Schizophrene, gelegentlich reizbar war.

Von der Ehefrau Karoline Schmieder (II, 1) wissen wir, daß sie ein „ruhiges Temperament" hatte, und daß ihr Vater Trinker war. Nach einleitenden ängstlich-depressiven Zuständen in der zweiten Hälfte des vierten Lebensjahrzehnts setzte im 39. Lebensjahr ein anfangs ängstlich-depressiv gefärbter halluzinatorischer Beeinträchtigungswahn ein; die Kranke wurde gleichgültig und untätig. Im Anschluß an einen Abdominaltumor traten massenhaft absurde hypochondrische Wahnideen auf, die Kranke konfabulierte gelegentlich, hatte Erregungszustände, darunter auch reaktive (bei der Einlieferung des Ehemannes in die Anstalt); späterhin blieb sie im ganzen zufrieden und freundlich, doch reizbar und auch nach der Operation von ihren hypochondrischen Wahnideen und aus diesen entwickelten Beeinträchtigungsideen ausgefüllt. Ein und ein halbes Jahr vor ihrem Tode[1]) stellten sich epileptische Krämpfe und Ohnmachtsanfälle ein; anscheinend starb sie in einem Anfall.

Während die Psychose kaum als etwas anderes denn als paranoid-hypochondrische Schizophrenie angesehen werden kann, läßt sich die Bedeutung der Anfälle nicht klären. Es kann sich um symptomatische epileptische Anfälle bei Dementia praecox gehandelt haben; vielleicht spielten arteriosklerotische Veränderungen mit. Tumormetastasen im Gehirn dürften trotz des Fehlens eines autoptischen Befundes bei der Art des Tumors (papilläres Kystom) auszuschließen sein.

Der Sohn Eduard Schmieder (III, 2), nach den vorliegenden Mitteilungen bis dahin nicht auffällig, erkrankte im 30. Lebensjahre: er wurde apathisch-depressiv, äußerte Beeinträchtigungsideen, lachte später grundlos, sprach für sich. Nach unvollkommener Remission, wenn eine solche überhaupt vorhanden war, entwickelte sich unter lebhaften Halluzinationen eine einfache, stumpfe Verblödung, in der der Kranke ab und zu sich noch reizbar zeigte.

Der symptomatologische Vergleich zeigt eine weitgehende Übereinstimmung in Verlauf und Ausgang der Psychosen von Vater und Sohn; doch scheint sich die initiale ängstlich-depressive Verstimmung aus der Psychose der Mutter in der Psychose des Sohnes wiederholt zu haben. Reizbar sind Eltern und Kind auch in späteren Jahren geblieben.

---

[1]) Am Beginn ihres 56. Lebensjahres.

2. Familie Friedrich.

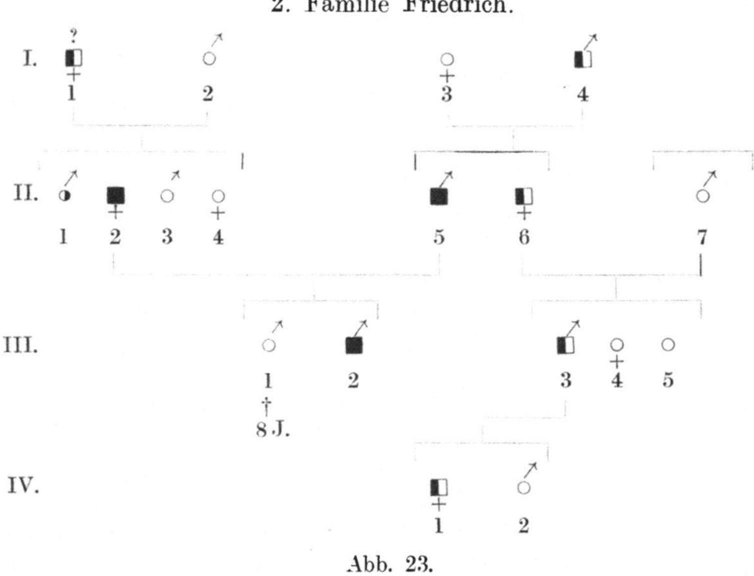

Abb. 23.

I, 1 Wilhelmine Schreiner, geb. Schreiner, Lehrersfrau, Mutter der Ehefrau, war sehr geizig. Sie ging zum Sohn (II, 1) nach Amerika, kehrte nach dessen Tod in die Heimat zurück. (Keine Blutsverwandtschaft der Lehrerseheleute.)

I, 2 Christian Schreiner, geb. 28. I. 1815, gestorben? Verh. Schullehrer, Vater der Ehefrau war ein tüchtiger Mensch und Lehrer, der allgemeine Achtung genoß (Br. Pfarrer).

I, 3 Georgine Friedrich, geb. Laß[1]), geb. ? gestorben 8. 8. 1906. Frau von I, 4, Mutter des Ehemannes, stammte aus einfachsten Verhältnissen, ihr Vater war Fabrikarbeiter. Sie war klar denkend, von übergroßer Vorsicht, geizig. Sie starb hochbetagt 1906 nach 18 jährigem schwerem Gichtleiden, sie war zuletzt völlig gelähmt, soll aber alle körperlichen und seelischen — sie überlebte ihre Kinder und Schwiegerkinder — Leiden „mit bewundernswerter, auf starker und tiefer Religiosität beruhender Geduld ertragen" haben.

I, 4 Karl Ernst Friedrich[2]), geb. 5. 7. 1818, gestorben 3. 12. 1882, verh. Fabrikbesitzer und Bildhauer, Vater des Ehemannes.

Karl Ernst Friedrich war ein aus dem Gros sich heraushebender, geistreicher, genialer Mann, dessen praktische Befähigung aber weit hinter seiner künstlerischen Begabung — er war ein sehr begabter Bildhauer — zurückblieb. Dieses Mißverhältnis soll auf seine Stimmung stark eingewirkt und ihn dauernd niedergedrückt haben. Er soll seelisch schwer darunter gelitten haben, daß die Lebensumstände, der Zwang, seine Fabrik zu übernehmen, also vorwiegend praktische Ziele zu verfolgen, ihn aus der ursprünglichen Laufbahn, der Entwicklung zum Künstler, herausgerissen und dauernd davon ferngehalten haben. Dieser Zwiespalt mag wohl viel zur Entwicklung der Sonderlingsnatur beigetragen haben, für die er allgemein galt. Er war etwas menschenscheu, verkehrte wenig mit anderen und lebte viel in seinem Schweizerhaus, das er sich ziemlich stark abseits der Stadt auf dem das Tal begrenzenden Höhenzuge hatte bauen lassen. Auf dem großen Grundstück schuf er sich eine auffallend schöne Gartenanlage. In der Stadt besaß er noch ein anderes Haus, in dessen Garten er sich im Sommer viel bewegte. Um ihm als solche erscheinende Belästigung durch die Nachbarschaft zu beseitigen, ließ er eine hohe Bretterwand zwischen seinem und dem Nachbargrundstück aufführen.

II, 1 Richard Schreiner, geb. 7. 3. 1838, gestorben ?, led. Kaufmann, Bruder der Ehefrau wanderte, nach Amerika aus, hat sich dort erschossen.

---

1) Nach Mitteilungen der I. A. Ik. und einer ergänzenden Bemerkung eines Geistlichen.
2) Nach Mitteilung der I. A. Ik.

II, 2 Agnes Friedrich, geb. Schreiner, geb. 26. 5. 1842, gestorben 18. 7. 1918, Ehefrau.

Die Kranke war eine lebhafte, leicht erregbare Persönlichkeit, die alles sehr leicht nahm. Sie heiratete ihren leichtlebigen, dem Trunk ergebenen Mann wegen seines Vermögens. Sie hat zweimal geboren; der ältere 1866 geborene Sohn ertrank mit 8 Jahren beim Baden; (den jüngeren s. u.). Die Kranke soll später — von wann an ist nicht sicherzustellen — geradezu ärmlich gelebt und oft geäußert haben: „Ich komme nicht aus." In hohem Maße sparsam, wenn nicht gar geizig, scheint sie immer gewesen zu sein. — Seit ungefähr 1906 — seit ihrem 64. Lebensjahr — fing sie an, ein unstetes Wesen zu zeigen, an Schlaflosigkeit und Angstzuständen zu leiden, mißtrauisch zu werden und gegen ihre Angehörigen unbegründete Beschuldigungen zu äußern. Schließlich bekam sie Beeinträchtigungsideen gegen ihren Sohn und gegen andere Leute, glaubte vor allem, übervorteilt zu werden, fürchtete, ins Gefängnis zu kommen. Gegen Ende Oktober 1909 machte sie einen Selbstmordversuch, indem sie sich mit einem Federmesser am rechten Handgelenk verletzte.

Aus der K. G. der I. A. Ik. 29. 10. 1909—18. 7. 1918.

Schwächlich, dürftig genährt, welke Haut, besonders des Gesichts. 20. 10. Angeblich schlecht geschlafen, weil nun solches Unglück über ihre Familie hereingebrochen sei; ihren Sohn habe man auch hier zurückbehalten, sie habe ihn an einem Fenster gesehen. Ängstlich und mißtrauisch betr. ihrer Geldangelegenheiten; glaubt, daß sie übervorteilt werden solle. 2. 11. Morgens sehr ängstlich und unruhig, allerlei Beeinträchtigungsideen; hat während der Nacht an der Wand allerlei Gestalten und Oleanderbäume deutlich gesehen; „dann waren sie aber auf einmal weg und da war wieder die Wand." Abends freier, erzählt viel Familiengeschichten, zeigt dabei gutes Gedächtnis für zurückliegende Dinge. 5. 11. Wird stets erregter, hört viele Stimmen, deutet die Reden der Mitkranken um, dieselben sprächen von ihrem Sohne, daß er von der Frau getrennt und im Gefängnis sei; sie selbst sei auch wegen einer Beleidigung hier eingesperrt, sie solle beobachtet und dann bestraft werden. 8. 11. Ganz verzweifelt, geht beständig außer Bett, läuft nach dem Saale, da sie höre, daß ihr Sohn da sei; ängstlich erregt, klammert sich an Arzt und Pflegerin an, sie sollten nicht gehen, sie beschützen, sonst geschehe ein großes Unglück. 11. 11. Hört beständig Stimmen, die davon sprechen, daß ihr Sohn in die Irrenanstalt, ins Gefängnis gekommen sei; glaubt sich selbst in einen Strafprozeß verwickelt und nur hier zur Beobachtung untergebracht. Auch nachts sehr unruhig, geht außer Bett, um ihren Sohn zu suchen, von dem sie dann wieder glaubt, daß er in dem Krankenhause sei, sie habe doch seine Stimme gehört usw. 14. 11. Hat mehrmals, trotzdem ein Topf im Zimmer stand, in das Waschbecken uriniert, ißt schlecht, muß gedrängt werden. 25. 11. Ängstliche Erregung unter dem Einfluß von Wahnideen und Gehörstäuschungen; hört aus der Unterhaltung der Umgebung heraus, daß sie ihr Vermögen verloren habe, ins Gefängnis komme, ein Gerichtsverfahren gegen sie wegen Beleidigung des Direktors schwebe, ihr Sohn in der Anstalt sei, von seiner Frau geschieden wäre, dieselbe sei weggelaufen usw. Viel außer Bett, steht ratlos herum, ringt die Hände, klammert sich an, bittet um Verzeihung, um Gnade und Hilfe. Ißt schlecht, schläft wenig. 5. 12. Unverändert; zeitweise ruhiger, meist ängstlich erregt, deprimiert. Die stets wechselnden Wahnideen erscheinen oft schwachsinnig und sinnlos; neuerdings besonders Beeinträchtigungsideen, man habe sie bestohlen, um ihr Geld gebracht, sie könne hier nicht bezahlen, müsse verhungern usw. 20. 12. Nach einem Besuch des Sohnes etwas ruhiger; ißt schlecht, nur auf Drängen. 10. 1. 1910. Erscheint stumpfer, zeigt keinerlei Interessen mehr, zeitweise noch ängstlich erregt unter dem Einfluß einer Halluzination oder Wahnidee, besonders betreffs ihres Sohnes; glaubt denselben ins Gefängnis geworfen usw. 27. 1. Immer noch ängstlich, ratloser Gesichtsausdruck. 26. 4. Wird immer stumpfer, gleichgültiger. 5. 5. Jammert häufig in monotoner Weise. Ißt schlecht. 1. 6. Geht in der Ernährung zurück, sieht bleich aus. 27. 6. Beantwortet Fragen meist nicht mehr. 16. 7. Muß mit der Sonde genährt werden. 19. 8. Regelmäßig Sondenernährung. 31. 8. Ißt seit gestern von selbst; zeitweise ängstlich, jammert in monotoner Weise. Sieht bleich aus. 3. 9. Gestern war Nahrungsaufnahme nur gering, nachdem mit Sondenfütterung gedroht, ißt Pat. heute wieder. 25. 10. Kräftezustand geht zurück. 15. 11. Stößt einförmige Töne aus. Stirn dauernd in Querfalten. Auf die Frage, wie es geht, höchstens: „ich weiß es nicht", meckernd herausgestoßen. Ablehnendes Verhalten. 18. 11, Nahrungsaufnahme nur widerstrebend. Jammert beim Essen stereotyp: „ich mag ihn nicht, ich verstehe nicht, ich oh" meckernd, singt schließlich in selbstgemachter Melodie: „ich mag nicht", und ißt hastig dabei. 15. 12. 1910. Muß recht zum Essen angehalten werden. 27. 1. 1911.

Noch immer der ratlose, leere Gesichtsausdruck, noch ständig einförmiges Reden, „ich weiß es nicht." Grimassiert auch. 31. 10. Gänzlich unverändert. Ißt zeitweise schlecht. Schlauch auf der Bettdecke hilft. 16. 11. Ißt, wenn aufgestanden, sehr schlecht. 11. 2. 1912. Öfters Schwierigkeiten mit der Nahrungsaufnahme, im übrigen Verhalten und Manieren wie früher. 21. 8. Körperliches Befinden noch immer zufriedenstellend. 28. 9. Wenn im Bett meist ruhig. 16. 12. Dauernd dieselben Manieren. Schwierigkeiten beim Essen. 26. 4. 1913. Meist ängstlich, weinerlich. 28. 8. Öfters lebhafter, heiße nicht F. Wisse gar nichts, wisse nicht, wie sie heiße, wo sie sei, kenne Umgebung nicht, lacht viel. 29. 9. Stumpf, teilnahmlos. 10. 12. Wechselnd ausgelassen, heiter und gedrückt. Immer geziert in Sprache und Benehmen. Immer Schwierigkeiten mit dem Essen. 24. 12. Will die Weihnachtsgeschenke nicht nehmen. Läppisch heiter. Behauptet, Arzt und Pflegerinnen nicht zu kennen; weiß aber tatsächlich ganz genau den Namen. 14. 5. 1914. Macht Ref. Liebeserklärungen. Im übrigen die Alte in Manieren und Reden. 16. 6. Stumm, unzugänglich. 24. 7. 1914. Meist stumm, verschlossen, still. 15. 9. Außer Bett, öfters Einnässen. 17. 3. 1915. Jammert, meistens leise, singt aber auch. Keine Erregungszustände. Ißt recht schlecht, muß genötigt werden. Ab und zu mit Urin unsauber. Nachts ruhig. 15. 1. 1916. Jetzt ganz ruhig, die Decke vors Gesicht gezogen im Bett. Nachmittags einige Stunden auf. Antwortet nicht, ißt allein, muß aber ganz versorgt werden. 1. 4. Unverändert stumpf und untätig. 3. 8. Gegen früher ganz unverändert. 20. 11. Geschwollene Füße, zu Bett; 18. 12. Mastdarmstörung. 30. 1. 1917. Recht schwach und blaß. Psychisch ganz abgeschlossen. Dauernd zu Bett. 17. 2. 1918. Ganz unverändert, in letzter Zeit abends Fieber, auf der Lunge außer Schallverkürzung links oben nichts nachweisbar. 15. 6. In letzter Zeit höhere Temperaturen. 16. 7. Zunehmender Kräfteverfall. 18. 7. Exitus.

Diagnose: Schizophrenie.

II, 3 Ottmar Schreiner, geb. 6. 4. 1846, gestorben 1875, Bruder der Ehefrau, starb an Schwindsucht.

II, 4 Wilhelmine Schreiner, geb. 2. 3. 1848, gestorben 1848, Schwester der Ehefrau, starb $^1/_2$ Jahr alt.

II, 5 Ernst Ewald Friedrich, geb. 22. 12. 1840, gest. 19. 12. 1912, verh. Kaufmann, Ehemann. Nach der K. G. der I. A. Ik., 1. 6. 1872—19. 12. 1912.

Der Kranke soll in seiner Jugend in Baccho et Venere stark exzediert und in wenig glücklichen Familienverhältnissen gelebt haben. Bei einer Schlägerei wurde er einmal zu Boden geworfen und auf den Kopf geschlagen. Die geistige Erkrankung wurde erst einige Wochen vor seiner am 1. 6. 1872 erfolgten Aufnahme in die I. A. Ik. bemerkt.

Schon von Beginn des Anstaltsaufenthaltes an zeigte der Kranke keinerlei Interesse für seine Umgebung. Vollkommen mit sich beschäftigt, gab er an, daß auf magische Weise auf ihn eingewirkt werde; er hatte Gehörstäuschungen. Gelegentlich erschien er verstimmt und selbstgefährlich. Während er vielfach nur mit Narkoticis schlief, zeigte er eine Zeitlang eine „wahre Schlafsucht" (1873). In den nächsten Jahren wurde er von Kopfschmerzen gequält. Plötzlich trat einmal eine Erregung auf, in der der Kranke fortdrängte, weil er sich nicht mehr „zu gemeinen Zwecken" verwenden lasse. Dann griff mehr und mehr eine vollkommene Gleichgültigkeit und Stumpfheit Platz, die 1880 schon ganz ausgebildet war. Die Nachricht vom Tode des Vaters (1882) machte keinerlei Eindruck auf ihn. Ebensowenig der Tod seiner Mutter und die Aufnahme seiner Frau in die Anstalt. Er hatte nur noch Interesse für Rauchen, Schnupfen, Essen und Trinken. Jahrzehntelang schoß er den ganzen Tag vor sich hinmurmelnd mit trippelnden Schritten, meist in Schlangenlinien im Garten oder Saal herum, vielfach von der Anstrengung des Laufens in Schweiß gebadet; war unsauber, gab nur ganz kurze stereotype Antworten: „ja wohl ja". Er halluzinierte offenbar fast dauernd (optisch und akustisch), fragte einmal (1910) ganz unvermittelt, welche seiner 1000 Frauen in der Anstalt sei. Am 19. 12. 1912 kollabierte er und starb, nachdem er am Tage vorher über heftige Leibschmerzen geklagt hatte, ohne daß ein objektiver Befund hätte erhoben werden können.

Diagnose: Schizophrenie.

II, 6 Amanda Bub, geb. Friedrich, geb. 4. 4. 1851, gestorben 21. 12. 1892, Medizinalratsgattin, Schwester des Ehemanns.

„War eine geistig nicht unbedeutende, aber etwas eigenartig und exzentrisch veranlagte Frau. Sie ist vor ihrer Verheiratung einmal in einer Nervenheilanstalt[1]) in Behandlung

---

[1]) Es war nicht möglich, den Namen dieser Anstalt zu erfahren.

gewesen. Sie ist besonders aufgefallen durch ihre Neigung, sich auffallend, ja fast prunkvoll zu kleiden, wie ihr überhaupt ein gewisser Hang zum „„Großartigen""" eigentümlich gewesen zu sein scheint. Im persönlichen Verkehr war sie launenhaft, bald liebenswürdig und entgegenkommend, dann aber auch wieder zurückhaltend und unnahbar; dementsprechend ist wohl auch ihre Stimmung wechselnd gewesen, jedenfalls aber liebte sie Geselligkeit. Dienstboten und gelegentlich im Haus beschäftigte Leute hat sie einerseits durch allerlei Launen und Eigenwilligkeiten gequält, andrerseits wieder verwöhnt. Unter solchen Eigenheiten und Launen hat natürlich auch der Ehemann gelegentlich zu leiden gehabt. So pflegte sie ihn, wenn er aus dem Urlaub zurückkehrte, mit allerlei Veränderungen in der Wohnung zu überraschen. Zu ernsterem Zerwürfnis ist es aber dank der Nachsicht, Geduld und Überlegenheit des Mannes nicht gekommen. In ihrem Tun und Lassen war sie eher großzügig als pedantisch, dabei aber fleißig, namentlich bei Anfertigung weiblicher Handarbeiten. Eine äußere Auffälligkeit war ein etwas „schwänzelnder" Gang. Sie scheint tatsächlich intelligent gewesen zu sein; sie hat u. a. noch als Frau die französische Korrespondenz für das Geschäft ihres Vaters geführt. Körperlich war sie auffallend stark; sie ist mit 42 Jahren an Wassersucht gestorben." (Br. Pfarrer.)

   II, 7 Dr. Ferdinand Bub, geb. 17. 10. 1848, gestorben 19. 5. 1906, Gatte von II, 6.

   „War ein außerordentlich tüchtiger und gewissenhafter Arzt, ein Mann von großer Arbeitskraft, Frühaufsteher, unermüdlich tätig, auch in gemeinnützigem Interesse und als Arzt zu jeder Tages- und Nachtzeit dienstbereit. Dabei war er auch für frohe Gesellschaft stets zu haben und auch über Fach und Beruf hinaus mannigfach interessiert." Starb an Arteriosklerose und Herzvergrößerung. (Br. Pfarrer).

   III, 1 Karl Friedrich, geb. 9. 4. 1866, gestorben 13. 9. 74, Sohn, ist beim Baden in einem
        Fluß ertrunken.

   III, 2 Udo Friedrich[1]), geb. 27. 1. 1868, verh. Rentner, Sohn.

   „War schwer erziehbar, hatte Neigung zu Lüge und Schwindeleien. Er besuchte das Gymnasium, kam aber nicht recht vorwärts und zwar keineswegs aus schlechter Begabung, sondern infolge mangelnder Arbeitslust und Gewissenhaftigkeit. Er war zerfahren und damals schon soll ein flackerndes Auge an ihm aufgefallen sein. Er kam bis zur Quarta. Schon auf der Schule trank er und soll Flaschen mit Bier in die Klasse mitgenommen und während des Unterrichts geleert haben. Das erzieherische Fiasko mag allerdings zum Teile den häuslichen Verhältnissen zuzurechnen sein. Die väterliche Zucht fiel ganz aus, die Mutter soll zwar streng gewesen, allein diese Einwirkung durch den Rückhalt, den Udo an der Großmutter fand, paralysiert worden sein. Auswärts erlangte er später — wohl auf einer Fortbildungsanstalt — das Berechtigungszeugnis und hat als Einjähriger gedient. Die Unstetigkeit haftete ihm auch weiterhin an. Er soll sich zunächst der Forstlaufbahn zugewandt haben, sie aber mit dem kaufmännischen Beruf vertauscht haben. Zur Selbständigkeit hat er es nicht gebracht, er lebte vielmehr jahrzehntelang ohne regelrechte Beschäftigung auf Kosten der in guten pekuniären Verhältnissen lebenden Mutter, und die gleichfalls begüterte Großmutter dürfte ihm wohl für besondere Ausgaben erhebliche Unterstützung gewährt haben. Von besonderem Schuldenmachen ist in die Öffentlichkeit nichts weiter gedrungen, seine dem Epikuräertum zuneigende Lebensführung dürfte ihn bei diesen Verhältnissen und bei seiner mangelnden Charakterfestigkeit aber dazu wohl geführt haben. Er zeigte rege geschlechtliche Neigung. 1909 heiratete er eine üppige Person von wenig gutem Leumund, mit der er in kinderloser und nicht eben schlechter Ehe lebt. Die Frau, allem Anschein nach der energischere Teil, scheint sogar einen günstigen Einfluß auf ihn insofern ausgeübt zu haben, als die Öffentlichkeit von Gegenwartsentgleisungen eigentlich kaum mehr etwas weiß. Auch nach der Verheiratung ist bei Udo von einer Erwerbstätigkeit nichts bekannt geworden. Erst vor einigen Jahren — während des Krieges — hat er den Versuch dazu — wohl unter dem Einfluß der fortschreitenden Geldentwertung — unternommen. Er empfahl sich als „Kommissionär", d. h. zur Vermittlung von Kaufs-, Verkaufs- und dgl. Angelegenheiten. Einen Erfolg scheint der seinem Wesen nach hier nur zu wohl und als nichts weniger als geschäftstüchtig und vertrauenswürdig bekannte Mann leicht begreiflich nicht gehabt zu haben, denn er war in der letzten Zeit — 1—2 Jahre — aushilfsweise im Bureau einer hiesigen Behörde tätig

---

[1]) Nach Mitteilungen der I. A. Ik.

und ist seitdem wieder ohne Tätigkeit. Von besonderen Fähigkeiten oder regeren geistigen Interessen des, wie bereits angedeutet, gut begabten Mannes ist niemanden etwas bekannt. Er war von jeher lebhaft, lustig, ließ drei gerade sein und bekümmerte sich nie um die Zukunft, von der er wirtschaftlich besonders Schweres bei dem reichen Erbe, das ihm sicher war, allerdings nichts zu befürchten brauchte. Das seelische Gleichgewicht soll er auch ziemlich leicht verlieren, als streitsüchtig kann er aber ebensowenig gelten, als er ein Prozeßhansl ist. Er liebte — wenigstens ledig — die Geselligkeit und war in seinen Kreisen beliebt, in deren Zusammensetzung er nicht im mindesten wählerisch war; er neigte eher zu Beziehungen unterhalb seines eigentlichen Gesellschaftskreises. Gutmütig und mitleidigen Regungen nicht unzugänglich, konnte von einem übermäßigen Aufwand für andere bei ihm doch nicht gesprochen werden. In seinem Urteilen und Handeln ohne starke Selbständigkeit, soll er sich auf seine Ansicht bis zur Rechthaberei versteifen.

„Nach alledem ist Udo also ein leichtsinniger, unzuverlässiger, haltloser, moralisch minderwertiger Mensch. Über krankhafte Gemütsschwankungen, nervöse oder ausgesprochen geistige Störungen ist nichts bekannt geworden[1]). In potu soll er, wenigstens früher, ziemlich Starkes geleistet haben und wäre darin wohl noch weiter gegangen, wenn ihm die Wirtschaftlichkeit von Mutter und Großmutter nicht gewisse Grenzen auferlegt hätten.

Von Statur ist er mittel, war früher dick, aufgeschwemmt, ist aber kräftig gebaut. Der Gang ist etwas wiegend, wobei allerdings ein Schuß ins Bein während der Militärzeit mitwirken könnte; seine Sprechweise ist hastig.“

III, 3 Benno Bub, geb. 10. 3. 1878, verh. Kaufmann, Neffe des Ehemannes, Sohn von II, 6 und II, 7.

„Gleicht in seiner äußeren Erscheinung und seinem ganzen Wesen entschieden mehr der Mutter als dem Vater. Er fiel auf durch ein großspuriges Wesen und die Sucht, etwas aus sich zu machen. Sein Reden machte öfters den Eindruck des Flunkerns und Aufschneidens; besonders intelligent ist er nicht.

Er ist als Kind in Haus und Schule sehr schwer zu behandeln gewesen und vom Vater, wohl auch, um ihn dem nicht gerade günstigen Einfluß der Mutter zu entziehen, frühzeitig aus dem Hause gegeben worden. Auch auswärts ist er auf der Schule nicht vorwärts gekommen. Als Beruf wollte er zuerst einen technischen ergreifen, dann Offizier werden, aber aus beiden ist nichts Rechtes geworden. Im Kriege hat er sich dann mehrfach ausgezeichnet. Er heiratete, ließ sich scheiden und heiratete nach dem Krieg seine frühere Frau wieder. Jetzt ist er in einer Fabrik beschäftigt und hält sich für die Seele derselben, woran aber seine eigenen Verwandten einigen Zweifel hegen.“ (Br. Pfarrer.)

III, 4 und 5 zwei Geschwister von III, 3, geboren 1876 und 1879, gestorben an „Gehirnkrämpfen“ im ersten Lebensjahr (1877 bezw. 1880).

IV, 1 Edelgard Bub, geb. 2. 12. 1907, Kind von III, 3, ist ausgesprochen schwer erziehbar und wohl psychopathisch minderwertig, nicht unbegabt, aber aufgeregt, ungezogen, hat Neigung zum Lügen, Flunkern, Aufschneiden.“ (Br. Pfarrer.)

IV, 2 Benno Bub, geb. 15. 3. 1909, Kind von III, 3, „scheint normal zu sein“. (Br. Pfarrer.)

Ernst Ewald Friedrich, der Ehemann (II, 5), in der Jugend anscheinend „leichtsinnig“, erkrankte im 32. Lebensjahr; unter lebhaften optischen, akustischen, offenbar auch haptischen Halluzinationen und Beeinflussungsideen kam es rasch zur Ausbildung einer stumpfen Verblödung mit Stereotypien und gelegentlicher Erregung.

Die Ehefrau Agnes Friedrich (II, 2), ursprünglich lebhaft, erregbar, leichtlebig, dabei „in hohem Maße sparsam“, wurde später geizig, lebte — bei guten Vermögensverhältnissen — ärmlich und fürchtete, nicht auszukommen. Sie wurde in der Mitte des siebenten Lebensjahrzehntes unruhig, ängstlich, mißtrauisch, bekam Beeinträchtigungsideen und machte einen Selbstmordversuch. Neben optischen Sinnestäuschungen (Illusionen?) traten akustische Halluzinationen auf; die Kranke wurde erregt, unsauber, „die stets wechselnden Wahnideen erschienen oft schwachsinnig und sinnlos“, schienen sich aber immer noch

---

[1]) Es handelt sich hier durchweg um die Mitteilung unseres Berichterstatters!

in den Rahmen einer Melancholie einpassen zu lassen, bis die Kranke zusehends stumpfer und monotoner wurde, in stereotyper Weise sang und meckerte, grimassierte, in Sprache und Benehmen maniziert, vorübergehend läppisch heiter, dann stumm und ganz autistisch wurde. Die Kranke wurde über neun Jahre in der Anstalt beobachtet; das Einsetzen der Stumpfheit war schon im ersten Jahre der Behandlung deutlich. Gegen die Diagnose Schizophrenie wäre zunächst nur der späte Beginn der Störung einzuwenden; dieser Einwand läßt sich aber im Hinblick auf recht zahlreiche analoge Erfahrungen bei Schizophrenen kaum ernstlich aufrechterhalten. Sollte man doch annehmen, daß es sich um eine „chronische Melancholie" mit Ausgang im Defekt gehandelt habe? Wir sind der Meinung, daß sowohl der Verlauf der Störung wie die Art des Defekts dagegen sprechen. Wir sehen hier nicht nach längere Zeit andauernden depressiven Vorläufersymptomen einen melancholischen Verarmungswahn auftreten, sondern wir haben die von Hause aus sehr sparsame Tochter einer sehr geizigen Mutter (1, 1) vor uns, deren Sparsamkeit nicht gewissermaßen durch Verarmungsideen abgelöst wird, sondern deren Sparsamkeit unter gleichzeitigem Hervortreten von Mißtrauen und ängstlicher Unruhe zum Geiz wird; d. h. es kommt, wie es scheint, vor dem Ausbruch des eigentlichen ängstlich-depressiven Syndroms zu einer Veränderung der Persönlichkeit, die zunächst noch in der Linie der alten Persönlichkeit zu bleiben scheint; dann aber wird die Persönlichkeit unter Auftreten von Sinnestäuschungen, Autismus, Stereotypien, Manieren regelrecht im Sinne eines Prozesses zerbrochen. Längst hat bis dahin die scheinbare Vorherrschaft der depressiven Züge mit den Verarmungsideen aufgehört. Wir übersehen keineswegs, daß im Verlauf einer langgezogenen Melancholie auch einmal ähnliche Syndrome beobachtet werden; ohne auf deren Herkunft hier einzugehen, möchten wir aber geltend machen, daß in Melancholien diese Syndrome dann vorübergehend erscheinen und auf keinen Fall über Jahre festhaften, um schließlich mehr und mehr dem Bild den Stempel aufzudrücken. Auch bei den torpidesten Melancholien bleibt immer noch ein Rest der natürlichen Persönlichkeit, der in oft sehr reger Beziehung mit der Außenwelt stehen kann, unverkennbar vorhanden. Das ist bei unserer Kranken nicht der Fall gewesen.

Die präpsychotische Persönlichkeit der Agnes Friedrich (II, 2) wäre, ungeachtet der über sie berichteten Lebhaftigkeit und Leichtlebigkeit, schon wegen der kühlen Berechnung, mit der sie ihren, dem Trunk ergebenen Mann heiratet, nach der schizoiden Seite hin verdächtig. Es ist nun interessant, wie — nach unserer Auffassung — vor dem Manifestwerden der Psychose eine Weiterentwicklung der Persönlichkeit in durchaus schizoidem Sinne stattfindet; wir erinnern an das nicht allzu seltene Vorkommnis, daß still verblödende Schizophrene einen ungeheuren Geiz entwickeln und in schwachsinniger Sammel- und Habgier Wertvolles und Wertloses zusammenraffen. An solche Beobachtungen scheint uns die Entwicklung der Agnes Friedrich zu erinnern, nicht aber an das, was wir bei Melancholien — auch bei weiter Fassung des Begriffs — zu sehen bekommen. Auf Grund all dieser Erwägungen stellen wir bei ihr die Diagnose Schizophrenie.

Bei Udo Friedrich, dem Sohn (III, 2), der als reicher Erbe untätig drei gerade sein läßt und in lockerer Gesellschaft den Becherfreuden nachgeht, könnte man zunächst an einen vergnügten Epikuräer von im weitesten Sinne hypomanischem Temperament denken. Die nähere Betrachtung führt zu einem ganz anderen

Ergebnis. Schwer erziehbar, mit Neigung zum Lügen und Schwindeln, versagt er schon auf der Schule trotz ausreichender intellektueller Begabung; schon damals zerfahren, treibt er Alkoholmißbrauch selbst in den Schulstunden. Mit Mühe durch die Einjährigenpresse gedrückt, faßt er in keinem Beruf, in keiner Erwerbstätigkeit Fuß, sondern „versumpft" in Alkohol und kümmerlicher Biergeselligkeit, bis er in der Hand einer ihm an Willensstärke offensichtlich überlegenen Frau sich an einen etwas geregelten Lebensgang gewöhnt, ohne aber, wozu er allerdings inzwischen auch wohl zu alt geworden ist, sich richtig und endgültig einer geordneten Tätigkeit zuzuwenden. Wir sind der Ansicht, daß Udo Friedrich von Hause aus ein egozentrischer, ethisch defekter Schizoider war, der in den Schuljahren — völliges Versagen, Zerfahrenheit — einen schizophrenen Schub von nicht festzustellender Dauer gehabt und nach diesem in stumpfsinniger Weise jahrzehntelang ohne jedes höhere Interesse untätig und haltlos nur der Befriedigung seiner Triebe gelebt hat; daß ihm dies durch seine günstigen Vermögensverhältnisse besonders leicht gemacht wurde, liegt auf der Hand. Es entspricht dieser Auffassung vollständig, daß Udo Friedrich sich später „heiraten ließ" und in einer anscheinend ruhigen Ehe lebt, in der die Frau ihn führt.   Seine Lebhaftigkeit und Lustigkeit haben in diesem ganzen Zusammenhang wohl kaum etwas Hypomanisches, um so weniger, als sie sehr wahrscheinlich zum Teil durch den Alkoholismus bedingt waren. Es ist fast beliebig, ob man Udo F. als Dementia simplex oder als Hebephrenie mit Ausgang in Defekt bezeichnen will; an seiner Zugehörigkeit zur Schizophrenie ist wohl kein Zweifel. Die Lebensführung von Udo F.s Vater (II, 5) in der Zeit vor der Psychose scheint derjenigen des Sohnes im wesentlichen entsprochen zu haben; vielleicht ähnelte sich nicht nur die Lebensführung, sondern die ganze präpsychotische — schizoide — Persönlichkeit von Vater und Sohn.

Karl Ernst Friedrich (I, 4) war ein intellektuell hochstehender, künstlerisch begabter Sonderling von ausgesprochener Menschenscheu, sicher eine schizoide psychopathische, seine Frau (I, 3) eine überaus vorsichtige, geizige Persönlichkeit von großer Willensstärke; wir müssen darauf verzichten, sie zu diagnostizieren, wenn wir nicht aus den Mitteilungen zuviel herauslesen wollen.

Auch die Mutter (I, 1) der Ehefrau (II, 2) war sehr geizig, doch ist auf Grund dieser Mitteilung eine Diagnose ebensowenig zu machen wie beim Bruder (II, 1) der Ehefrau (II, 2), der Selbstmord begangen hat.

Amanda Bub (II, 6), die Schwester des Ehemanns (II, 5) wird als eigenartig, exzentrisch, zum Großartigen geneigt, eigenwillig und launenhaft, bald liebenswürdig, bald unnahbar geschildert; trotz ihrer Großzügigkeit und Geselligkeit läßt sich hieraus wohl nicht das Bild einer im engeren Sinne manisch-depressiven Persönlichkeit gewinnen, ganz abgesehen von der Erblage. Leider ließ sich nicht feststellen, warum und wo sie in Anstaltsbehandlung war.

Der Sohn (III, 3) der Amanda Bub (II, 6), dessen Vater (II, 7) psychisch ganz gesund gewesen zu sein scheint, war schwer erziehbar, ein großspuriger, wenig intelligenter Flunkerer von geringem Zielbewußtsein, der aber im Krieg seinen Mann stellte; in seiner Persönlichkeit und in seinem Lebensgang erinnert er stark an seinen Onkel Udo Friedrich (II, 2), mit dem Unterschied, daß in seiner Entwicklung kein Bruch festzustellen ist und daß er immerhin keine Drohne der Gesellschaft geworden ist. In seiner Neigung zur Selbstüberschätzung erinnert er an die „Großartigkeit" der Mutter (II, 6). Im Hinblick auf die doch offenbar starke Egozentrizität und das Fehlen eigentlicher Wärme sind wir geneigt, Amanda Bub (II, 6) und ihren Sohn (III, 3) unter die schizoiden Typen zu nehmen. Dafür scheint auch die Erblage zu sprechen, indem weder bei Amanda Bub (II, 6), deren Vater (I, 4) schizoid, deren Bruder (II, 5) schizophren und deren Mutter sicher auch im weitesten Sinne nicht zykloid war, noch bei Benno Bub (III, 3), der vom Vater nichts Zykloides überkommen hat, zykloide Anlagen aus der Erblage nachzuweisen sind.

In der IV. Generation ist Edelgard Bub (IV, 1) ein schwer erziehbares, aufgeregtes Kind mit Neigung zum Lügen und Flunkern, d. h. mit Wesenszügen, die wir bei ihrem Vater Benno Bub (III,3) und bei ihrem Onkel Udo Friedrich (III, 2) gefunden haben. Ohne etwas über die weitere Entwicklung dieses Kindes vorhersagen zu können und zu wollen, wird man es jetzt unter die Schizoiden zu stellen haben.

Versuchen wir hier die Psychosen des Kindes (III, 2) mit den Störungen der Eltern (II, 2 und II, 5) zu vergleichen, so fällt zunächst auf, daß beide Eltern, wenn auch die Mutter sehr spät, weitgehend stumpf verblödet sind, während beim Sohn Udo Friedrich nach unserer Auffassung zwar eine destruktive Veränderung vorliegt, aber doch eine so milde, daß wir an eine Defektheilung denken können; wir wissen aber nicht, ob es nicht später durch Aufflackern des Krankheitsprozesses endgültig zu tieferer Verblödung kommen wird. Im Beginn der Psychose und in der präpsychotischen Persönlichkeit besteht, soweit sich dies an der Hand unserer Unterlagen beurteilen läßt, Ähnlichkeit zwischen Vater und Sohn; jedenfalls fehlt bei Udo Friedrich die herbe Persönlichkeitsartung der Mutter, die gleichsam einen zähen Kampf mit dem Krankheitsprozeß geführt hat, während Vater und Sohn ohne viel Aufhebens, allerdings bis jetzt mit verschiedenem Erfolg, in die Erkrankung hineingerieten.

3. Familie Winzert.

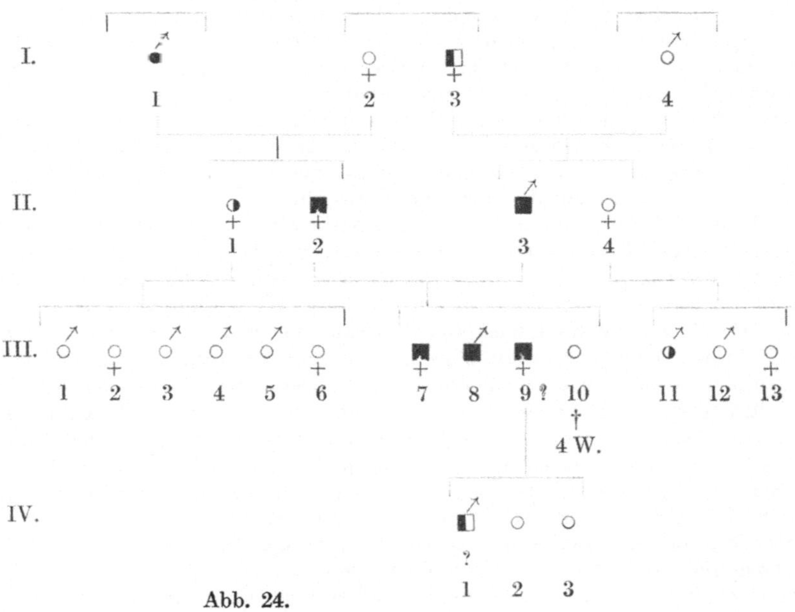

Abb. 24.

I, 1 Peter Gelser, Vater der Ehefrau, war als junger Mann einige Zeit lang geisteskrank, soll tobsüchtig gewesen sein; starb früh.

I, 2 Elisabeth Gelser, geb. Frisch, Schwester von I, 3, Mutter der Ehefrau, nichts bekannt.

I, 3 Katharina Winzert, geb. Frisch, Mutter des Ehemannes, starb mit 53 Jahren an Gicht. „Sie hatte den in der hiesigen Gegend (Pfalz) vorlaut haftenden Gemütstypus in sich getragen. Sie war scheu, schüchtern, mißtrauisch, von nicht offenem Blick, meist still und in sich gekehrt." (Aus dem bezirksärztlichen Zeugnis über Jakob Winzert (II, 3) aus dem Jahre 1876).

I, 4 Nikolaus Winzert, geb. 1813, Vater des Ehemannes, war mit 63 Jahren noch gesund und berufstätig (Ackerer).

II, 1 Katharina Zwick, geb. Gelser, geb. 30. 1. 1841, gestorben?, Schwester der Ehefrau aus dem Bericht über ihre Schwester kann geschlossen werden, daß sie zanksüchtig und hetzerisch war. Unmittelbare Nachricht war nicht zu erhalten.

II, 2 Philippine Winzert, geb. Gelser, geb. 26. 12. 1847, gestorben 5. 4. 1900, Ehefrau, Ackererswitwe.

Die Kranke war immer mehr für sich, viel in sich gekehrt, mied die Gesellschaft. Sie soll immer sehr religiös gewesen sein, nahm sich stets alles sehr zu Herzen und hatte immer ein eigenes, etwas absonderliches Benehmen. (Aus dem bezirksärztlichen Zeugnis vom 25. 2. 1896.) Sie galt als etwas beschränkt.

Seit dem 15. Jahr war sie regelmäßig menstruiert; die Blutungen wurden nicht lange vor der Erkrankung häufiger (14-tägig). Sie machte vier Geburten durch. Ein Kind starb nach 4 Wochen; über die Schwangerschafts- und Stillzeiten ist nichts besonderes berichtet. Trotz guter Vermögensverhältnisse herrschte im Hause größte Einfachheit in Kost und Kleidung; der landwirtschaftliche Betrieb kam nach dem Tode des Ehemannes herunter. Die Wohnung war ziemlich primitiv und nicht mehr sehr sauber gehalten.

Im besten Einvernehmen mit dem Schwiegersohn, der das Anwesen wieder in die Höhe bringen wollte, verheiratete sie am 1. 4. 1895 ihre Tochter Elisabeth (III, 9). Nach einigen Wochen friedlichen Zusammenhausens wurde sie reizbar, fing an zu jammern und auf den Schwiegersohn zu schimpfen: „Das hätt' ich nicht tun sollen, der bringt alles fort. Warum war ich so dumm und hab dir alles übergeben? Ich hab jetzt kein Recht mehr an meinem Eigentum. Kinder kriegt ihr keine; dann kommt zuletzt alles an fremde Leute, an deine Verwandtschaft. Du mußt heute noch aus dem Haus." Auf die ruhige Einrede des Schwiegeersohnes schleuderte sie einen Stuhl nach ihm und drohte mit einer Hacke. Sie wütete nun Tag und Nacht gegen den Schwiegersohn, den sie mit aller Gewalt hinausschaffen wollte. Offenbar wurde sie von ihrer Schwester, die der Verheiratung abhold gewesen war, auch noch in ihrem Drängen bestärkt. Schließlich räumte der Schwiegersohn das Feld in der Hoffnung, dadurch den Frieden wiederherzustellen. Sie verhielt sich aber geradeso, als er einige Zeit später zurückkehrte, sie beschimpfte ihn ganz unflätig, weinte, schrie und geriet in die höchste Aufregung, unzählige Male ausrufend: „Ich hätte das Mädchen nicht hergeben sollen! Hätte ich doch das Mädchen nicht verheiratet." Sie war ruhelos, arbeitete kaum mehr, aß und schlief schlecht. Die Fragen des sie besuchenden Amtsarztes beantwortet sie ungenügend und widerwillig, immer wieder auf ihr altes Thema abspringend.

Am 16. 3. 1896 wurde sie in die I. A. L. eingeliefert. Die mittelgroße, derbknochige Frau hatte eine blasse Hautfarbe und war in zurückgegangenem Ernährungszustand (95 Pfd.). Das scharf geschnittene Gesicht zeigte anfangs einen scheuen, zeitweise gezwungen lachenden Ausdruck. Der Hals war lang und dünn, die Schilddrüse etwas vergrößert, der Thorax flach und breit. Die Menses traten während des Aufenthaltes in der Anstalt unregelmäßig und sehr stark auf. In den ersten Tagen war sie nachts noch unruhig, dann war ihr Verhalten „ein ganz anderes, als man nach der Schilderung von draußen hätte erwarten müssen"; sie war „beträchtlich gehemmt, deprimiert und beunruhigt"; sie sprach den Arzt nicht an und fand erst nach einer Weile auf die einfachste Frage eine dürftige Antwort. Sie hielt an der Abneigung gegen den Schwiegersohn fest und behauptete nachdrücklich, der grobe, ordinäre Mensch habe sie mißhandelt; sie bestritt, zornig gewesen zu sein und den Schwiegersohn übel beschimpft zu haben. Ziemlich bald wurde die Kranke merklich ruhiger; sie wurde zuerst gegen die Wärterinnen, teilweise auch gegen die Ärzte und Mitkranken weniger scheu und sprach etwas freier und offener. Sie lobte ihr körperliches Befinden, begann sich mit Hausarbeit zu beschäftigen. Sie gab sich wenig mit andern Kranken ab, ging lieber allein hin und her und war ab und zu weinerlich, wie sie gelegentlich angab: aus Heimweh. Sie erkundigte sich öfters, ob sie bald wieder heim dürfe.

Am 16. 6. 1896 wurde die Kranke, nachdem sie 13 Pfund zugenommen hatte (108 Pfund bei Entlassung) „in anscheinend ruhiger Stimmung" vom Schwiegersohn heimgeholt.

„Der Zustand — so berichtet der Schwiegersohn[1]) — war nun ein anderer geworden. sie war auffallend ruhig, still, für sich, Haß und Wut waren anscheinend gänzlich geschwunden. Von dem Vorausgegangenen sprach sie kein Wort. Sie verrichtete leichtere Hausarbeiten. Es gelang nicht, sie unter Menschen zu bringen. Schon nach kurzer Zeit zeigte sie sich derart menschenscheu, daß sie zum Verlassen des Hauses nicht mehr zu bewegen war und flugs in ihre Kammer eilte, wenn fremde Leute aufs Haus zukamen. Sie hatte bald gar keinen Sinn mehr für Arbeit und Beschäftigung, kümmerte sich überhaupt um gar nichts mehr. Ihr einziger Aufenthalt war zuletzt die Kammer oder das Bett. So siechte sie mehrere Jahre lang dahin. Körperlich immer weniger werdend, gänzlich arbeitsunfähig und menschenscheu, bis sie im April 1900 vom Tode erlöst wurde."

Diagnose: Schizophrenie.

II, 3 Jakob Winzert, geb. 16. 2. 1842, gestorben 1. 6. 1876, Ackerer, Ehemann.

Der Kranke war als Kind und Jüngling gesund, lernte mittelmäßig. Später war er tätig und fleißig, immer nüchtern und lebte friedlich. Er hatte 1867 geheiratet. Anfang 1870 wurde er trübsinnig, schlief nicht, verweigerte oft die Nahrung, wurde zeitweise erregt. Er wurde am 24. 4. 1872 in die I. A. L. gebracht. Aus dem länglichen schmalen Gesicht sprangen die Backenknochen stark vor; der Ernährungszustand war reduziert. Anfangs war er sehr ängstlich, ließ sich nicht untersuchen, wich scheu in eine Ecke zurück, wollte nicht essen. Allmählich wurde er etwas zugänglicher, klagte über Hitze im Kopf und in der Herzgegend. Er war oft gereizt und mürrisch, ablehnend, verkannte zeitweise die Umgebung, hörte die Stimmen seiner Angehörigen. Er schlief gut, hielt sich allein, urinierte dann und wann auf den Boden. Am 8. 5. 1872 war er sehr erregt, zerriß seine Kleider, brachte sich mit den Fingern eine Rißwunde am Hodensack bei; darüber sagte er später, die Hitze sei über ihn gekommen, er sei wie betäubt oder betrunken gewesen. Durch „scham- und rücksichtsloses Onanieren" verzögerte sich die Wundheilung. Er benahm sich ganz verkehrt, sprang auf Bäume, kroch unter Tische, Bänke, Betten. wollte seinen Urin trinken. Am 19. 5. 72 wurde er plötzlich tobsüchtig, schlug Scheiben ein, wehrte sich sinnlos, fürchtete totgeschlagen zu werden. In der folgenden Zeit war er gleichgültig, zeitweise mutistisch. Er hielt sich für einen armen Sünder und Missetäter, glaubte zur Buße in der Anstalt zu sein. Im Juli 1872 verlangte er nach Arbeit, um von der Arbeitsstelle sofort einen Fluchtversuch zu machen. Nachher versank er wieder ganz in sich, masturbierte viel. Am 13. 1. 1872 entwich er aus der Anstalt.

Zu Hause war er zwar tätig, aber scheu und freudlos. Anfang Mai 1876 wurde er wieder unruhiger, so daß am 15. 5. 1876 die zweite Einschaffung nach L. erfolgte. Er klagte; „ich han so Hitz", war im übrigen ablehnend, verschlossen, mürrisch, kroch unter die Decke, wollte nicht essen. Mitunter rannte er erregt und verwirrt auf und ab, sagte nachher: „ich han so Hitz gehabt." Am 10. 5. 76 stieß er sich auf dem Abort mit einem ganz stumpfen Messer ein 4 cm langes Loch in den Bauch, wobei der vortretende Dünndarm und das Mesenterium durchtrennt wurden. Er äußerte: „Ich hab' wieder Hitz und Angst gehabt und da hab' ich gemeint, es wäre gut und könne mir helfen." Er starb am gleichen Tag an den Folgen der Verletzung.

Diagnose: Schizophrenie.

II, 4 Katharina Neu, geb. Winzert, geb. 1847, Schwester des Ehemannes, bisher nichts zu ermitteln.

Über III, 1—III, 6, Kinder der Katharina Zwick, geb. Gelser (II, 1) war bisher nichts Näheres zu ermitteln.

III, 7 Katharina Winzert, geb. 28. 4. 1868, gestorben 13. 4. 1903, Tochter.

Die Kranke war von Kind auf scheu, in sich gekehrt, wortkarg und hatte wenig eifrig gelernt.

Im Mai 1882 wurde sie traurig, weinte, jammerte, war ängstlich, halluzinierte, hatte Verfolgungsideen. Sie wurde zunehmend erregter, schimpfte, fluchte, drohte, lief tagelang nackt herum, antwortete abweisend oder gar nicht auf Fragen, redete stundenlang verworren. Sie war zur Zeit der Erkrankung noch nicht menstruiert.

---

[1]) 1921 brieflich.

Sie wurde am 3. 8. 1882 in die I. A. L. gebracht. Sie war bei körperlich normalem Befund in lebhafter motorischer Unruhe, gestikulierte, grimassierte, gab keine Antworten, stieß unartikulierte und unverständliche Ausrufe aus. Sie sprang und tanzte singend mit lachender Miene umher, um in der nächsten Minute in Tränen, lautes Schluchzen und ängstliches Schreien auszubrechen und „sich wie vor einem drohenden verfolgenden Feind scheu in eine Ecke zu flüchten", wo sie dann die Schürze oder die Hände vor ihr Gesicht hielt. In der Isolierung war sie mit Kot und Urin unrein. Allmählich wurde die Kranke ruhiger. Im September wurde sie freundlich und zugänglicher, gab aber nur einsilbige Antworten; sie konnte auch beschäftigt werden; sie war dabei noch unrein mit Urin. Später war sie recht heiter, selbst neckisch, im ganzen aber doch scheu. Als sie am 29. 11. 1882 entlassen wurde, war ihr Gewicht von 84 auf 117 Pfund gestiegen!

Die Kranke ist nicht wieder gesund geworden; sie blieb zu Hause, strich meistens herum, mußte zeitweise von der Mutter eingesperrt werden. Sie blieb „irrsinnig bis zum Ende". Sie starb 13. 4. 1903 an Auszehrung.

Diagnose: Schizophrenie.

III, 8 Nikolaus Winzert, geb. 11. 12. 1869, gestorben 31. 7. 1889, Sohn.

Litt seit dem 13. Lebensjahr an „periodischen Kopfschmerzen mit Erbrechen", besuchte 7 Jahre die Werktags- und Sonntagsschule; im letzten Schuljahr, seit Oktober 1885, war er „irrsinnig". Er lief zeitweise mit seiner Schwester Katharina herum und hat sich mit 19 Jahren erhängt. (Aus Krankenblättern von Mutter und Schwester und späterer Nachricht durch Lehrer.)

III, 9 Elisabeth Hell, geb. Winzert, geb. 15. 6. 1875, Tochter.

Im bezirksärztlichen Zeugnis über die Einlieferung ihrer Mutter in die Anstalt heißt es über Elisabeth Hell, „war schon zeitweise melancholisch". Auf unsere besondere Anfrage danach (1921) wurde das in Abrede gestellt, gleichzeitig gewannen wir durch F. B. und Brief (Lehrer) folgende Angaben: Sie war von Jugend auf etwas schüchtern, zurückgezogen, für sich, kam weniger in die Gesellschaft anderer Kinder. Die Schüchternheit hat sich erhalten, wenn dieselbe — wohl durch den Einfluß des Ehemanns — auch nicht mehr in dem Grade wie früher besteht. Durch die wohl angeborene Schüchternheit unterscheidet sie sich wesentlich von anderen Leuten. Die Familienverhältnisse müssen als geordnete bezeichnet werden; es herrscht das denkbar beste Einvernehmen zwischen Mann und Frau, sowie deren Kindern. Sie hat wohl noch nie ihrem Mann zu Zank und Familienstreit Anlaß gegeben. Ihr Temperament wird als sehr ruhig und gleichmäßig bezeichnet; von Charakter ist sie gutmütig, gewissenhaft, fleißig und ausdauernd. Sie gilt als fromm. Nach demselben Berichterstatter sind ihre Kinder (IV, 1—3) gut begabt, gut erzogen, recht gesellig. Nur bei einem erwachsenen Sohn (IV, 1), kann in geringem Maße Schüchternheit beobachtet werden, fällt aber im Gegensatz zur Mutter nicht besonders auf[1]).

III, 10 Kind, das mit 4 Wochen starb.

III, 11 Jakob Neu, geb. 19. 5. 1868, gestorben 1905, Sohn von II, 4, ledig, beging Selbstmord durch Erhängen; „von einer geistigen Störung war nicht das geringste bekannt oder wahrzunehmen." (Br. Lehrer.)

III, 12 Adam Neu, geb. 1870, Sohn von II, 4, ledig, nichts bekannt.

III, 13 Katharina Neu, geb. 1881, Tochter von II, 4, klein gestorben.

Der Ehemann Jakob Winzert (II, 3), dessen präpsychotische Persönlichkeit ganz farblos — tätig, fleißig, nüchtern — friedlich geschildert wird, erkrankte mit 28 Jahren mit einer ängstlich-depressiven Erregung, abstinierte, war hypochondrisch, zeitweise gereizt und ablehnend. Er halluzinierte, war unsauber, masturbierte heftig und brachte sich eine Verletzung am Hodensack bei. Nach einem heftigen Erregungszustand war er gleichgültig und autistisch, erschien vorübergehend depressiv. Nach einigen Jahren stillen Weiterschreitens der Erkrankung kam eine neue Erregung, in der der Kranke einer ganz brutalen Selbstverletzung erlag. Es handelte sich fraglos um eine Schizophrenie.

---

[1]) Verschiedene Versuche, aus der gleichen Quelle weitere Nachrichten zu bekommen, sind aus nicht ersichtlichen Gründen fehlgeschlagen.

Die Ehefrau Philippine Winzert (II, 2) war immer eine scheue, in sich gekehrte, schwerlebige Persönlichkeit von „eigenem, etwas absonderlichem Benehmen" und starker Religiosität, dabei etwas beschränkt; wir dürfen ihre präpsychotische Persönlichkeit wohl ohne eingehende Begründung als schizoid bezeichnen. Kurz nach der Verheiratung ihrer jüngeren Tochter, anscheinend im zeitlichen Zusammenhang mit dem Klimakterium (Häufigerwerden der Menses), geriet sie im 48. Lebensjahre in einen Zustand gereizter, nörgelnder Depression; in der Anstalt anfangs depressiv gehemmt, wurde sie allmählich freier und weniger scheu als in der ersten Zeit, gab sich aber immer wenig mit anderen Kranken ab. Mit erheblicher Gewichtszunahme, „in anscheinend ruhiger Stimmung" entlassen, wurde sie zu Hause schnell immer scheuer und endete in einem noch durch Jahre sich hinziehenden Zustand von vollständigem Autismus. Lassen die ersten Stadien der Erkrankung trotz der präpsychotisch schizoiden Artung noch an eine nörgelige Melancholie, d. h. an einen Mischzustand aus dem Bereich des manisch-depressiven Irreseins, denken, so muß dieser Gedanke im Hinblick auf den das Bild mehr und mehr beherrschenden höchstgradigen Autismus, aus dem die Kranke nicht wieder herauskam, zugunsten der Diagnose Schizophrenie abgelehnt werden[1], mit der dann auch die präpsychotische Persönlichkeit zwanglos im Einklang steht. Wir brauchen die im Fall der Agnes Friedrich (II, 2 der Familie Friedrich) angestellten Erwägungen hier wohl nicht mutatis mutandis zu wiederholen. Doch möchten wir sagen: es läßt sich nicht erweisen, daß Philippine Winzert schon früher psychotisch war; gerade bei ihr ist der Beginn recht plastisch beschrieben, wenn natürlich auch nicht auf Woche oder Monat zu fixieren. Es findet dann ein heftiger, teilweise unter melancholischem Syndrom verlaufender Ausbruch des schizophrenen Prozesses statt, der allmählich in ein stilles, autistisches Versanden verebbt. War anfangs, wie es bei beginnenden Schizophrenien nicht allzu selten ist, noch ein gewisser Grad von Einfühlung möglich, so versagt diese restlos, als der zerstörende Prozeß seine erste gewaltige Wirkung vollbracht hat. Ist auch in der ganz autistisch gewordenen Kranken, wenn man will, die präpsychotische Zurückgezogenheit und Scheu noch zu sehen, so hat doch der Krankheitsvorgang aus der vorher tätigen Frau ein vollkommenes Wrack gemacht. Warum der Prozeß gerade mit einem melancholischen Bild beginnt, vermögen wir hier ebensowenig mit Sicherheit zu entscheiden, wie bei vielen in diesem Punkt analogen Schizophrenien; es ist wohl nicht ausgeschlossen, daß Klimakterium und Milieu bei Philippine Winzert in dieser Richtung von einiger Bedeutung sind.

Katharina Winzert (III, 7) war von Kindheit an „scheu, in sich gekehrt, wortkarg"[2], ein Ebenbild der präpsychotisch-schizoiden Persönlichkeit ihrer Mutter (II, 2). Sie wurde im 14. Lebensjahr ängstlich depressiv, paranoid erregt, verwirrt und halluzinierte. Sie grimassierte, tanzte, lachte, weinte plötzlich, schmierte, wurde heiter und nahm in drei Monaten um 33 Pfund[3] zu. Sie wurde

---

[1] Bemerkenswert ist hier auch der Fortgang der Erkrankung trotz der erheblichen Gewichtszunahme, die bei einer Melancholie doch die Wendung zum Besseren hätte erwarten lassen müssen.

[2] Die Schriftstücke, denen die Bemerkungen über die präpsychotische Persönlichkeit von Mutter (II, 2) und Tochter (III, 7) entnommen sind, liegen 14 Jahre (1896 bzw. 1882) auseinander.

[3] Parallele zur Gewichtszunahme der Mutter (II, 6)!

nicht mehr gesund, sondern ist, wie aus den, wenn auch spärlichen Nachrichten klar hervorgeht, schizophren verblödet.

Nikolaus Winzert (III, 8), der früh an Kopfschmerzen litt und von seinem 16. Lebensjahr bis zu seinem Tod durch eigene Hand im 20. Lebensjahr geisteskrank war, können wir mit Sicherheit als Schizophrenen ansprechen.

Elisabeth Hell (III, 9) zeigt nach den jetzigen Nachrichten — außerordentlich schüchtern und zurückgezogen von Jugend auf, ruhig und gleichmäßig im Temperament, gutmütig, gewissenhaft und nachgiebig — manche Ähnlichkeit mit den präpsychotischen Persönlichkeiten ihrer Mutter (II, 2) und Schwester (III, 7). Sie ist eine scheue, ruhige, trockene Frau, die wir auch ohne Kenntnis der Erblage sicher zu den schizoiden Typen ziehen würden. Die Nachricht, daß sie früher „melancholisch" war, ist jetzt dementiert worden; es ist aber mindestens sehr wahrscheinlich, daß der die Mutter (II, 2) attestierende Bezirksarzt 1896 davon mehr gewußt hat, als wir heute erfahren können oder sollen, und daß Elisabeth Hell (III, 9) in früherer Zeit leichte schizophrene Schübe gehabt hat und jetzt bzw. seither einen Defektzustand darbietet.

Katharina Winzert geb. Frisch (I, 3), die Mutter des Ehemannes (II, 3) können wir nach der 1876 festgelegten Schilderung als schizoide Persönlichkeit ansehen; die Annahme des Bezirksarztes, daß die Leute in jenem Teil der Pfalz vielfach den bei ihr so ausgeprägten Gemütstypus — scheu, schüchtern, mißtrauisch, meist still und in sich gekehrt — haben, dürfte kaum allgemeine Bestätigung finden. Bemerkenswert ist, daß ihre Schwester, Elisabeth Gelser, geb. Frisch (I, 2), über die wir nichts Näheres wissen, die Mutter der Ehefrau (II, 2) war [1]) und daß ihr Gatte, Peter Gelser (I, 1), „einige Zeit lang geisteskrank" war und früh gestorben ist; wir können leider über seine Psychose nichts ausmachen und müssen uns trotz seiner schizophrenen Tochter (II, 2) davor hüten, einer petitio principii zuliebe ihn als Schizophrenen zu rubrizieren. Auch den Typus seiner anderen Tochter, Katharina Zwick, geb. Gelser (II, 1) können wir nicht festlegen, da von ihr nur gelegentlich in einem Bericht über Philippine Winzert (II, 2) gesagt ist, sie sei zanksüchtig und hetzerisch gewesen. Dunkel bleibt auch der Fall des Selbstmörders Jakob Neu (III, 11), eines Schwesterkinds des Ehemannes (II, 3). Dagegen scheint bei dem ältesten Sohn (IV, 1) der Elisabeth Hell (III, 9) eine solche Ähnlichkeit mit der Persönlichkeit der Mutter zu bestehen, daß er als Schizoider angesehen werden kann.

Jakob Winzert (II, 3) ist nach hypochondrisch-depressiver Einleitung katatonisch geworden; Philippine Winzert (II, 2) ist nach einem nörgelig-depressiven Anfangsstadium stumpf verblödet. Die beiden älteren Kinder (III, 7 und III, 8) waren zuerst hebephren und endeten, wie wohl gesagt werden kann [2]), katatonisch; die ältere Tochter (III, 7) war anfangs eine kurze Zeit ängstlich-depressiv. Der Verlauf der Psychose dieser Kinder stimmt im wesentlichen mit der des Vaters überein, an dessen Ende auch der Selbstmord des Sohnes erinnert. Bei Elisabeth Hell (III, 9) müssen wir, wenn unsere oben auseinandergesetzte Auffassung richtig ist, eine hebephrene, vielleicht in depressiv gefärbten Schüben verlaufende Erkrankung annehmen, die im Verlauf der Psychosen ihrer Eltern und Geschwister

---

[1]) Auf die Blutsverwandtschaft des Ehepaares Winzert-Gelser (II, 3 und II, 2) werden wir später zu sprechen kommen.

[2]) Von der Tochter (III, 7) sicher, vom Sohn vermutungsweise (III, 8).

— bisher! — wenig ähnlich zu sein scheint; eine syndromale Ähnlichkeit ist vielleicht in der depressiven Färbung vorhanden gewesen.

4. Familie Kreser.

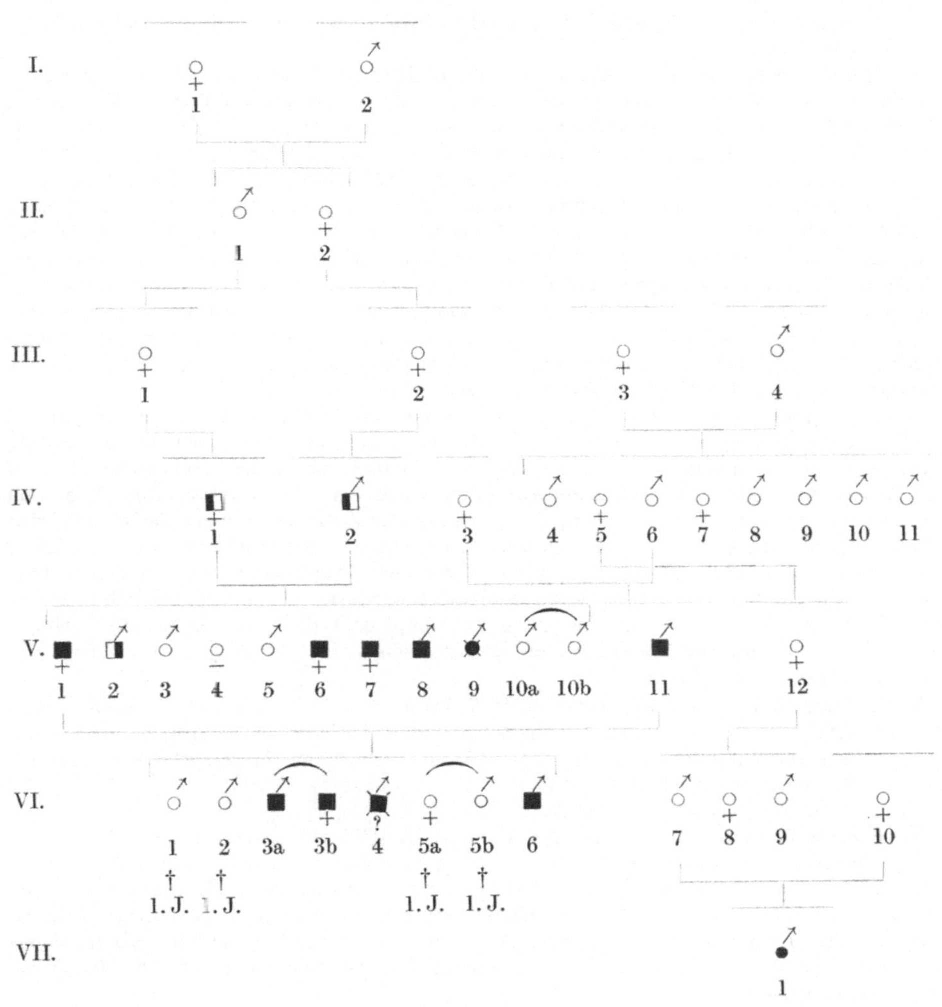

Abb. 25.

I, 1 Katharina Wacker, geb. Schuster, geb. 1709, gestorben 1780, Ururgroßmutter v. und m. der Ehefrau.

I, 2 Wolfgang Wacker, geb. 1712, gestorben 1756, Ururgroßvater v. und m. der Ehefrau.

II, 1 Michael Wacker, geb. 1749, gestorben 1827, Urgroßvater m. der Ehefrau, Bruder von II, 2.

II, 2 Annemarie Selble, geb. Wacker, geb. 1737, gestorben 1786, Urgroßmutter v. der Ehefrau, Schwester von II, 1.

III, 1 Margarethe Schiele, geb. Wacker, geb. 1781, gestorben 1832, Großmutter m. der Ehefrau, Base von III, 2.

III, 2 Friederike Beile, geb. Selble, geb. 1767, gestorben 1839, Großmutter v. der Ehefrau, Base von III, 1.

III, 3 und III, 4 Daniel Kreser und Margarethe, geb. Schummer, Großeltern v. des Ehe-
     manns, nur die Namen bekannt.

IV, 1 Annemarie Beile, geb. Schiele, geb. 1806, gestorben 1865, Mutter der Ehefrau, war
     abergläubisch, meinte von verschiedenen Personen, es seien Hexen. (Mitteilung
     der Gemeinde).

IV, 2 Johann Georg Beile, geb. 1796, gestorben 1876, verh. Bauer und Gemeinderat, Vater
     der Ehefrau.

Von ihm wissen wir nur folgendes: er war, als 1874 der Amtsarzt zur Untersuchung der
beiden Töchter (V, 6 und 7) in sein Haus kam, gerade mit seinen zwei Söhnen (V, 2 und 8)
beschäftigt, Kirchweihkuchen zu backen, und ließ sich erst, als der Arzt sich auf seinen amt-
lichen Auftrag berief, dazu herbei, einen der Söhne zu dessen Führung freizugeben.

V, 1 Katharina Kreser, geb. Beile, geb. 15. 10. 1825, gestorben 26. 2. 1882, Ehefrau.

Die Kranke soll in ihrer Jugend schwach begabt gewesen sein und früher sexuell stark
exzediert haben. Sie heiratete 1849; im 3. Wochenbett (1852) zeigten sich auffallende Zeichen
geistiger Störung; sie quälte ihren Mann mit maßloser Eifersucht, während sie selbst in der
Nähe von Kasernen herumstrich und sich jedem hingab. 1864 kam sie in eine Privatanstalt;
sie hatte Gesichts- und Gehörshalluzinationen, war zeitweise ruhig und apathisch, dann wieder
aufgeregt, sang, schrie, schimpfte, lärmte, auch in der Nacht. Manchmal war sie zerstörungssüchtig, oft unreinlich, dabei unverträglich und reizbar. Sie hatte wechselnde Wahnideen,
meinte, man habe ihre Kinder gestohlen, sie sei schon einmal gestorben.

1875 wurde sie in die I. A. Q. gebracht. Sie war unreinlich, oft in ängstlicher Unruhe,
wich jeder Berührung schreiend aus, lärmte, war gleichgültig gegen ihre Umgebung, auch gegen
ihre beiden in der Anstalt befindlichen Schwestern. Sie blieb reizbar, hatte oft rasch auflodern-
de Ausbrüche, in denen sie schamlos schimpfte, wurde aber selten gewalttätig. Mehr und
mehr wurde sie ruhiger, blieb untätig, doch lärmte sie zu Zeiten noch in der Nacht. 1878 war
die Menopause eingetreten. Sie war inzwischen ganz zerfahren geworden. Auf jede Berührung
reagierte sie mit sinnlosem Geschrei, um sich aber schnell beruhigen zu lassen. Später — 1881
bis 82 — war sie wieder erregter, schrie stundenlang, wurde auch aggressiv; vielfach fürchtete
sie sich, umgebracht zu werden. Sie war ganz stumpf geworden. Am 26. 2. 1883 starb sie,
kurz vorher an Bronchitis erkrankt, an Herzschwäche.

Diagnose: Schizophrenie.

V, 2 Georg Beile, geb. 1827, gestorben 1887, ledig, Bruder der Ehefrau, starb an Schlag-
     anfall. Nach dem amtsärztlichen Zeugnis über die beiden folgenden, die er gemein-
     sam mit Vater und Bruder (V, 8) „pflegte", scheint er ein gemütloser, unsauberer
     Mensch gewesen zu sein. (1874.)

V, 3—5 im 1. Lebensjahr gestorben.

V, 6 Anna Beile, geb. 27. 3. 1832, gestorben 19. 12. 1893, ledig, Schwester der Ehefrau.

Die erste authentische Nachricht ist dem amtsärztlichen Bericht vom 5. 11. 1874 zu
entnehmen. Danach war die Kranke 1862 tobsüchtig und seither nicht mehr gesund geworden. Aus Sparsamkeit wurde sie zu Hause verpflegt, wo man sie vollkommen verdreckt,
mit verfilzten Haaren, blaß und abgemagert vorfand. Sie sprach vor sich hin, gab an, sie sei
„hierher gebannt", sprach zerfahren und unverständlich, lachte unmotiviert. Die Menopause
war 1873 eingetreten.

Die Kranke wurde am 5. 12. 1874 in die I. A. Q. gebracht. Sie war sehr reizbar, geriet
bei den geringsten Anlässen in heftigste aggressive Erregung, in der sie unflätig schimpfte;
sonst war sie ruhig, sprach leise vor sich hin. Sie sammelte, was sie erwischen konnte, zu
diesem Zweck rutschte sie meist am Boden herum. Sie war unrein. Sie wurde immer apathi-
scher und stumpfsinniger, kümmerte sich auch nicht um ihre beiden, auf derselben Abteilung
befindlichen Schwestern, blieb aber dauernd außerordentlich reizbar. Von 1884 an war sie
unruhig verwirrt, zerfahren, zerstörungssüchtig, schimpfte und schrie viel. Noch kurz vor
ihrem infolge Lungentuberkulose erfolgten Tod — 19. 11. 1893 — war die ganz verblödete
Kranke vielfach unruhig.

Diagnose: Schizophrenie.

V, 7 Christine Beile, geb. 11. 9. 1833, gestorben 10. 2. 1898, ledig, Schwester der Ehefrau.

Auch über sie erfährt man das erste aus dem amtsärztlichen Bericht vom 5. 11. 1874.
Sie soll „früher" in einer I. A. gewesen, ersparnishalber aber wieder nach Hause genommen
worden sein. Sie war oft sehr aufgeregt, schrie. Sie war zu Hause in der Nähe ihrer Schwester

in einer gleichfalls schmutzstarrenden Kammer untergebracht Bei dem amtsärztlichen Besuch hockte sie nackt und verwahrlost auf einer zum Teil mit Stroh bedeckten Bettlade. Sie sprach völlig zerfahren.

Sie wurde am 5. 12. 1874 in die I. A. Q. gebracht. Sie war den ganzen Tag auf den Beinen, unaufhörlich lärmend, „durch ihr fortwährendes Geplapper des tollsten Unsinns für ihre Nachbarschaft lästig"; in ihrem zerfahrenen Gerede brachte sie allerlei Jugenderinnerungen, laszive und erotische Bemerkungen vor. Auf Fragen gab sie keine Antwort. Auch nachts schwätzte und krakehlte sie. Sie war unrein. Mehrfach zerstörte sie und schlug sie zu; sie kümmerte sich nicht um ihr Äußeres, verschmierte, was ihr in die Hände kam. 1886 trat die Menopause ein. In den späteren Jahren wurde sie etwas ruhiger bzw. traten nur seltene kurz dauernde Erregungszustände auf, in denen sie verworren vor sich hin sprach, Kleider zerriß, tätlich wurde. Sie blieb immer unreinlich, arbeitete nie. Von 1897 an machten sich die Erscheinungen einer Magen- und Leberkarzinose bemerkbar, der die Kranke am 10. 2. 1898 erlag. Am 8. 2. 1898 ist noch im Krankenblatt notiert: „war gegen Unterhaltung sehr abweisend; lud den Direktor ohne weiteres auf die Kirchweih."

Diagnose: Schizophrenie.

V, 8 Michael Beile, geb. 1834, gestorben 7. 6. 1877, ledig, Bruder der Ehefrau.

Lebte im Hause des Vaters (IV, 2), wo er mit diesem und einem Bruder (V, 9) die beiden kranken Schwestern „pflegte". Aus dem amtsärztlichen Bericht bei der Anstaltseinlieferung der Schwestern (1874) geht hervor, daß er ein stumpfsinniger, unsauberer Mensch war. Er ist vermutlich 1874 schon krank gewesen. Er erhängte sich drei Jahre später. Auf ihn dürfte eine Bemerkung im amtsärztlichen Zeugnis (1874) über Anna und Christine, V, 6 und V, 7 zu beziehen sein, daß ein Bruder derselben geisteskrank sei.

V, 9 Friedrich Beile, geb. 1836, gestorben 11. 11. 1871, Bruder der Ehefrau, soll an Epilepsie gelitten haben, Schnapssäufer gewesen und im Rausche erstickt sein. (Pfarramt.)

V, 10a und b Zwillinge (männlich), am Geburtstage gestorben.

V, 11 Johann Jakob Kreser, geb. 8. 3. 1817, gestorben 26. 7. 1885, Bauer und Gemeinderat, Ehemann.

Der Kranke stammt väterlicherseits aus belasteter Familie (s. u.) Er entwickelte sich gehörig, hatte in den 20er Jahren „hitziges Gliederweh", war meist gesund. Er war von „nervösem Temperament", ein stiller, solider und geordneter Mann. Jahrelang hatte er durch die Erkrankung seiner Frau viel Aufregung; 1864 erlitt er einen Sturz auf den Kopf; nach diesem hatte er an linksseitigem Kopfweh zu leiden.

1860 war ihm seine Frau fortgelaufen und hatte sich vermutlich prostituiert. Er war damals mehrere Monate traurig verstimmt, ohne ärztlich behandelt worden zu sein. 1864 wiederholte sich derselbe Vorfall; der Kranke war nachdenklich, dann wurde er zunehmend erregt, schlief schlecht, sprach viel unter lebhaftem Gebärdenspiel, machte unsinnige Ein- und Verkäufe, gab unnötig und verschwenderisch Geld aus, verschenkte, exedierte in Baccho et Venere. Dabei zeigte er krankhafte Selbstüberschätzung. Er sprach ziemlich zusammenhängend, sehr redefertig, „dabei ist aber alles auf seine Person bezogen. Sein Ich ist der strahlende Punkt, um den sich alles dreht, seine Persönlichkeit ist so überwältigend, sein Geist so erhaben, daß alle anderen gegen ihn verschwinden." Er machte große Pläne für seine Landwirtschaft, für die Gemeindeverwaltung, ging viel zur Kirche, verteilte Gebetbücher, belehrte Freunde und Bekannte. Trat man ihm entgegen, so wurde er sehr heftig, schrie, schimpfte und wurde tätlich.

Am 29. 9. 1864 kam der Kranke in die I. A. Q. Er war ein untersetzter, kräftiger, wohlgenährter Mann von roter Gesichtsfarbe; die Herztöne waren nicht ganz rein; der Puls leicht unregelmäßig; die linke Pupille war etwas weiter als die rechte. Sein Gesichtsausdruck war lebhaft, keck, energisch, die Sprache rasch und gewandt, er sprach mit voller, starker Stimme. Die Stimmung war gehoben, das Selbstgefühl gesteigert; der Vorstellungsablauf war rasch, aber nicht verwirrt. „Die Tobsucht zeigt bei ihm die Form des allgemeinen innerlichen und äußerlichen Gehobenseins." Er wurde dann erregter, gestikulierte lebhaft, schleuderte Anklagen gegen jedermann; gelegentlich weinte er, ging aber schnell wieder zum Schimpfen über. Es kamen unruhige Nächte, in denen er schimpfte, fluchte und sang, optisch und akustisch halluzinierte. Er hielt sich zu Großem bestimmt, gab einmal an, er sei der Erlöser, wollte predigen, drohte mit ewigen Strafen. An Heimat und Familie dachte er nicht. Schon im Dezember 1864 wurde „drohender oder schon vollzogener Übergang in Wahnsinn" befürchtet;

neben der anhaltenden Erregung mit Rededrang, Bramarbasieren, Größenideen bestand willenlose Ergebung in alles. Am 31. 3. 1865 kam der Kranke „ungebessert" in die „Bewahranstalt" eines Wundarztes in M. (kein Krankenblatt); als der Kranke von dort im Februar 1875 in die I. A. A. überführt wurde, war er stark gealtert, mager und kraftlos geworden. Er war im ganzen ruhiger geworden, aber erregbar geblieben. Er liebte es, schwachsinnigen Kranken gegenüber seine Weisheit auszukramen, an sie im Predigerton Ermahnungen und Reden zu richten. Er war „streitsüchtig, rechthaberisch, lügt und stiehlt, ist listig und verschmitzt, spitzbübisch, rachsüchtig, aber bei allem diesem feig und folgsam." Er kritisierte alles und alle: „Im Schimpfen ist er ein Meister." Er arbeitete in Haus und Feld mit Geschick, war aber oft der Beschäftigung abhold, weil er sie bei seinen guten Vermögensverhältnissen nicht nötig habe. Er war sehr redegewandt, blieb nie eine Antwort schuldig, hatte ein sehr gutes Gedächtnis[1]). „Er hat zwar viele wechselnde Wahnideen, aber er fällt weniger dadurch auf, als durch seine Redseligkeit, durch sein Räsonnieren und rücksichtloses Schimpfen." Er schrieb sehr viel, im Gegensatz zu seinen leidlich logischen Reden enthielten seine Schreibereien einen „Wirrwarr von Unsinn", waren schwülstig, bombastisch, mit vielen Schnörkeln, bunten Verzierungen und symbolischen Zeichen versehen. Er schrieb in ein selbstverfertigtes Buch mit bunten Blättern, in das er Gedichte aus der Zeitung abschrieb, aus den Zeitungen geschnittene Figuren klebte und in das er auch seine eigenen Gedanken eintrug. Besonders gern schrieb er Gesangsbuchverse ab, wobei er Worte verstellte, oder durch seiner Ansicht nach gleichbedeutende ersetzte, was er „Übersetzung" nannte. Er war immer gehobener Stimmung. Er arbeitete bald jahrelang nicht mehr, hielt sich für hochbegnadet, für den Schönsten, Gescheitesten, Frömmsten; er glaubte, alles zu wissen und zu verstehen, sei Dichter, Komponist, Arzt, „kurz alles in allem". Er unterschrieb als Allmeister, Obermedizinalrat, Justizminister, Präsident, Baron. Später bezeichnete er sich als Generalstabsarzt, königlichen Leibarzt und meinte, er sei nur in die Anstalt geschickt worden, damit er auch das lerne und damit jemand da sei, der Ordnung schaffe. Er war stets bereit, sein Licht leuchten zu lassen; suchte zuerst seinen Partner zu überzeugen und machte ihn, wenn das nicht gelang, lächerlich, um ihn schließlich zu beschimpfen; so kam er oft mit anderen Kranken in Konflikt. Er blieb „immer derselbe alles wissende, hochmütige, schlagfertige, rechthaberische, bei Widerspruch anmaßende und streitsüchtige, im übrigen, wenn man ihn ruhig gewähren läßt, gut zu habende, willige und fleißige Kranke." Er arbeitete wieder, allerdings sehr eigenwillig im Garten. Im Jahre vor seinem Tode war er „der alte Schwätzer, welcher glücklich ist, wenn man sich mit ihm abgibt und in einem Atem die verschiedenartigsten und widerstreitendsten Behauptungen aufstellt, mit Vorliebe an das von dem, mit welchem er spricht, Gebotene anknüpft und seine Glossen zu machen versucht". Im Frühjahr 1885 traten Mitralinsuffizienz und ein Pleuraerguß auf; Anisokorie ($r > l$) wurde bemerkt. Psychisch war der Kranke, von einer starken Merkstörung abgesehen, unverändert, unterschrieb sich immer Dr. von K., prahlte mit seinen medizinischen Kenntnissen, trieb seine Schreibereien weiter. Am 27. 7. 1885 starb er an Herzschwäche.

In einigen wenigen noch zur Verfügung stehenden Briefen, die der Kranke in den Jahren 1879, 1882 und 1885 in der Anstalt geschrieben hat, ist die Schrift ziemlich gleichmäßig, vielleicht wird der Druck auf den letzten Seiten etwas stärker, doch werden die Buchstaben nicht größer. Es finden sich sehr viele, oft ganz beziehungslose Satzzeichen — drei und mehrfach hintereinander — eingestreut. Der Inhalt ist zum großen Teil religiös gefärbt, mitunter sind kraftvolle, ganz kurze Bruchstücke aus der Heiligen Schrift abgeschrieben. Ein innerer Zusammenhang ist — außer der Absicht des Schreibers, möglichst eindringlich zu wirken — nicht zu erkennen; vielfach reiht er Worte oder Satzstücke einfach aneinander: „Also: Sündenvergebung von Gottwollen! Und von Sünden nicht Ablassen Aufhören! Also: Fortfahren! Ohne Reue! Also: In den Sünden bleiben? Das Ist! Mir eine Lächerliche Esels Geschichte! Eine Lieblingsbleibende Sünde Verdammet?" Er bildet neue Worte, indem er zwei beliebige zusammenfügt („Lieblingsbleibende"). Er zeigt auch stereotype Spielereien wie „Liebenswürdigsten Alters Kameradens Gemeinschafts, Verwandtschafts in Einheits Jubel Eums." Nicht selten finden sich Unterstreichungen und die im Krankenblatt erwähnten Verschnörkelungen. Es fehlt jeder manische Schwung in Form und Inhalt.

Diagnose: Schizophrenie.

---

[1]) In dem hier geschilderten Zustand hatte sich nach dem amtsärztlichen Attest der Kranke auch in M. befunden.

Es war in Erfahrung gebracht worden, daß der Kranke väterlicherseits aus belasteter Familie stamme und daß bei Abkömmlingen von zwei seiner Schwestern geistige Erkrankungen vorgekommen seien. Trotz eingehender Erhebungen war über seine Geschwister und deren Nachkommen gar nichts, über die Geschwister seines Vaters und deren Nachkommen nur zu erfahren, daß von diesen eine ganze Reihe in der ersten Hälfte und in den 50er Jahren des vorigen Jahrhunderts nach Amerika ausgewandert sind und daß ein Abkömmling (VII, 1) einer Tante väterlicherseits des Johann Jakob Kreser (V, 11) geisteskrank war[1]).

VI, 1 und 2 im ersten Lebensjahr gestorben (geb. 1849 bzw. 1850).

VI, 3a Jakob Kreser, geb. 31. 1. 1852, gestorben 7. 2. 1907, ledig, Schlosser, Sohn, Zwillingsbruder der folgenden (VI, 3b).

Der Kranke wurde am 27. 6. 1881 in die I. A. H. aufgenommen, wo von der Vorgeschichte nur folgendes bekannt war: er war „vor Jahren" in einer Privatheilanstalt gewesen und aus dieser gebessert entlassen worden. Im April 1881 sollte er anfangen, bei einem Schlosser zu arbeiten, wurde aber als unbrauchbar weggeschickt. Tags darauf war er sehr erregt, zerriß — ins Krankenhaus M. gebracht — Kleider und Strohsack, schmierte, murmelte und sang vor sich hin. Allmählich wurde er ruhiger, blieb gleichgültig und abweisend, aß gierig.

Bei der Aufnahme in H. waren an dem mittelgroßen, kräftigen Mann keine krankhaften körperlichen Erscheinungen nachzuweisen. Er lief unruhig herum, lachte grundlos, geriet zuweilen in zornige Erregung, schimpfte wütend in eine Ecke, offenbar auf Stimmen reagierend. Er war ängstlich, schlug gegen die Wand, war unrein, zerstörte, griff an; auch nachts war er unruhig und verwirrt. Er führte lebhafte Selbstgespräche. Nach Minuten wurde er ruhiger, war längere Zeit wechselnder Stimmung — jetzt reizbar, zornig, fluchend, drohend, dann zutraulich, zärtlich, andere küssend und streichelnd, auch mit Knöpfen und anderem Plunder (Brosamen, Papierstückchen, Holz) beschenkend, den er sammelte. 1883 konnte er kurze Zeit bei der Außenarbeit verwendet werden, wurde dann aber wieder unruhig, verwirrt, vollkommen unzugänglich, widerstrebend, aggressiv; in den folgenden Jahren blieb er „ein stupider, morcser, unzugänglicher Mensch", der meist zu nichts, dann aber für einige Zeit zu mechanischen Arbeiten zu gebrauchen war, um in den Arbeitspausen stumpf und finster vor sich hinstierend herumzuhocken. 1887 hatte er achttägigen Erregungszustand. 1888 wurde er wieder unruhig, rannte tagelang im Garten herum, war ganz unzugänglich; erst 1890 wurde er wieder gleichmäßig ruhig, doch war seine Arbeitsleistung nur mehr sehr gering. Auch in der I. A. H., in die er am 24. 8. 1892 verlegt wurde, war er nur noch vorübergehend an die Arbeit zu bringen. Er blieb unzugänglich, stumpfsinnig, gleichgültig gegen alles. Öfters war er gereizt, lärmte, er schmierte nicht selten. Meistens war er mürrisch, abweisend, nur selten einmal freundlich, aber auch dann mutistisch. Halluzinationen (vorwiegend akustische) bestanden dauernd. 1902/03 nahm er stark an Körpergewicht zu, stand oder saß schweigend mit vergnügtem Gesicht herum. Er blieb still, blöde und vollkommen mutistisch, bis er am 7. 2. 1907 an Herzschwäche (Myodegeneratio cordis, Emphysem) starb.

Diagnose: Schizophrenie.

VI, 3b Marie Katharine Kreser, geb. 31. 1. 1852, gestorben 2. 5. 1912, ledig, Dienstmagd, Tochter, Zwillingsschwester von VI, 3a.

Die Kranke war geistig beschränkt, fleißig, brav und bescheiden. In ihrem 16. Lebensjahr erkrankte sie zum erstenmal, sie war 6 Monate zu Hause (Schilderung liegt nicht vor). Dann war sie wieder im Dienst, bis sie im April 1874 — angeblich im Anschluß an unverdiente Vorwürfe einer eifersüchtigen Frau — ernst, einsilbig und verstimmt wurde und nach einigen Wochen anfing zu jammern, daß ihre Eltern gestorben seien, alle Einwohner ihres Geburtsortes sich ins Wasser gestürzt hätten; daß sie alle möglichen Verbrechen begangen habe und nicht mehr selig werden könne. Sie sprach spontan nicht mehr, konnte nicht mehr

---

[1]) Da über die große Zahl der Nachkommen der Oheime und der anderen Tante väterlicherseits nichts zu ermitteln war, wurde darauf verzichtet, sie hier in der Familientafel abzubilden. Von den abgebildeten Personen, über die im Text nichts gesagt ist, gelang es bisher gleichfalls nicht mehr zu erfahren, als daß sie „gesund" oder „normal" seien (IV, 3—11, V, 12, VI, 7—10).

Johann Jakob Kreser (V, 11) war in erster Ehe von 1845—1847 verheiratet; da dieser Ehe nur ein 1848 im Alter von 7 Monaten gestorbenes Kind entstammte, wurden dieses und seine Mutter, um die Tafel nicht unnötig zu komplizieren, gleichfalls nicht eingezeichnet.

selbständig arbeiten, grübelte dauernd. Sie befand sich daraufhin vom 2. 9. 1874—4. 1. 1875 in der I. A. X. (Krankengeschichte nicht vorhanden), von wo sie genesen entlassen wurde. Sie war hierauf wieder Dienstmädchen, hatte ein Verhältnis. Im Oktober 1877 hörte sie auf zu arbeiten, stierte vor sich hin, sprach mit sich selbst, schlief unruhig, hatte Gesichts- und Gehörstäuschungen. Sie äußerte, daß ihr Liebhaber sich erschossen habe; deshalb sei alles in Trauer, alles habe eine schwarze Farbe; alles, was sie sehe, sei schwarz, auch der Himmel. Von ihren Angehörigen sei sie „gebannt", so daß sie sich nicht mehr von der Stelle rühren könne; sie wolle diesen deshalb das Haus anzünden. Sie hatte Krankheitsgefühl, äußerte Selbstmordabsichten und die Befürchtung, nicht mehr gesund zu werden. Sie war traurig, jammerte über ihren Zustand, sprach wieder nicht spontan, wohl aber für sich selbst.

Vom 24. 1. 1878—19. 12. 1882 wurde sie wieder in der I. A. X. behandelt, von dort wurde sie in die I. A. Q. verlegt mit folgendem Bericht: Die Störung, die zuerst als Melancholie auftrat, ist schon längst in Verrücktheit übergegangen. Pat. steht vollständig unter der Herrschaft zahlloser Sinnestäuschungen und Gemeingefühlstörungen, welche für sie im höchsten Grade quälend und beschimpfend sind. Es wird ihr die Hirnschale aufgemacht und Kot in den Kopf geschmiert; in den Magen hat man Schlangen gebracht; sie wird in gemeinster Weise gefoltert und mißbraucht. Teilweise werden diese Untaten bestimmten, auch längst verstorbenen Personen zugeschrieben, gegen die sie äußerst gereizt ist, teilweise sind ihre Beschwerden und Klagen ganz allgemein gehalten; immer aber werden sie mit großer Zungenfertigkeit und Heftigkeit vorgebracht und sie ergeht sich Tag und Nacht mit nur kurzen Unterbrechungen in den ungezügeltsten Schimpfreden. Im ganzen gutmütig und fleißig, konnte sie bisher für sich allein beschäftigt werden; in neuerer Zeit entzog sie sich aber mehr und mehr der Arbeit und erforderte jetzt vielfach die Isolierung, auch bei Nacht, da sie ungenügend schläft und, sobald sie wach wird, wieder zu schimpfen anfängt. Eine zunehmende geistige Schwäche läßt sich nicht verkennen. Die Kranke ist stets reinlich, nie aggressiv, wenn auch oft drohend. Mehrmals hat sie Fluchtversuche gemacht."

Bei der Aufnahme in die I. A. Q. wurde bei der untersetzten, gut genährten Kranken ein vorgeschrittener Schwächezustand festgestellt. Ihre Mutter (V, 1), krank in Q., erkannte sie nicht, wollte nichts von ihr wissen. Ihr Gedankengang war ganz verwirrt. Sie schwätzte und plapperte beständig, „man kann aber mit ihr nicht die geringste Unterhaltung führen". Sie erzählte unaufhörlich von Tag und Nacht an ihr verübten Mißhandlungen. In monotoner Weise brachte sie vor: „Man hat mich ruiniert; die Teufelsbrut hat mich durch den Abtritt gezogen, die ganze Nacht auf mich hineingeschissen, mich unter einen Stein gelegt. Man hat mich in eine Maschine getan und mir alle Eingeweide herausgerissen." Sie lief untätig, schimpfend und speichelnd, reizbar, nicht selten aggressiv herum. In ihrem Äußern war sie nachlässig, wurde allmählich unreinlich, wusch sich mit Urin. Nachts brüllte sie oft, der Teufel wolle sie holen. Später sprach sie von sich nur noch in der 3. Person, lief noch jahrelang schwatzend, von der Umgebung keine Notiz nehmend, herum. 1894 galt sie in der Anstalt als ganz verblödete Kranke; sie war untätig, abweisend, widerstrebend. Sie redete und schimpfte auch in späteren Jahren noch viel, in ganz verworrener Weise. Sie wurde immer sonderbarer, kauerte am Boden, grimassierte, machte Faxen, war zeitweise reizbar und dann zu maßlosen Schimpfereien und zu Gewalttätigkeiten besonders geneigt.

Am 22. 2. 1901 wurde sie in ganz stumpfsinnigem Zustand in die Pflegeanstalt J. gebracht. Hier war sie in den ersten Jahren ab und zu — aber immer seltener — noch aufgeregt, und schimpfte maßlos; dann wurde sie „ruhig und friedlich vergnügt." Am 2. 5. 1912 erlag sie einer seit Jahren bestehenden Lungentuberkulose.

Diagnose: Schizophrenie.

VI, 4 Gottfried Kreser, geb. 25. 1. 1856, gestorben 1. 2. 1901, verh. Arbeiter, Sohn.

Die zuständige Gemeindeverwaltung teilte mit, daß „er geistig schwach" gewesen sei und „gern getrunken" habe. Von seiner Witwe erfuhren wir (F. B. Brief), daß er reizbar, jähzornig, zurückgezogen, im allgemeinen ruhig, aber launenhaft und empfindlich, rechthaberisch, lieblos und stolz war. Er litt zeitweise an Angstgefühlen. Er starb an einem Herz- und Leberleiden. Die Ehe war kinderlos.

VI, 5a und b Zwillinge (männlich—weiblich), geb. 1860; im 1. Lebensjahr gestorben.

VI, 6 Gottlob Kreser, geb. 9. 11. 1861, gestorben 19. 8. 1896, ledig, Arbeiter, Sohn.

Auszug aus der Krankengeschichte der amerikanischen J. a. K.: aufgenommen 13. 10.

1892. Seit 6 Monaten krank. Keine Zeichen von Lues. Bei der Aufnahme reinlich in der Kleidung, schwatzhaft, zerfahren.

Am 10. 11. 1892 schmutzig, zieht sich aus, schlaflos. 5. 12. 1892. Gelegentlich unsauber in der Kleidung, spuckt auf den Boden und an die Wände. Wenn er unbeobachtet ist, zerreißt er seine Kleider. 10. 10. 1893. Faul. Spricht Tag und Nacht. Sehr unsauber. 14. 2. 1893. Zieht sich immer noch aus, spuckt. 19. 8. 1896 Exitus an Volvulus.

Diagnose: Schizophrenie.

VII, 1 Friedrich Singer, geb. 1. 5. 1881, gestorben 19. 4. 1920, verh. Ingenieur, Leutnant der Landwehr.

Nach dem Krankenblatt des Reservelazaretts (Nervenklinik) U., wo er am 10. 12. 1917 aufgenommen wurde, war der Kranke stets etwas nervös und seit Kriegsbeginn im Feld gewesen, wo er Mitte 1917 mit Kopfbeschwerden, Schlaflosigkeit und zunehmender Konzentrationsunfähigkeit erkrankte. Bei der Aufnahme in die Klinik waren bei euphorischer Demenz die Pupillen lichtstarr, die P. S. R. fehlten; es bestand artikulatorische Sprachstörung; die Wa. R. war im Blut und Liquor positiv; Pleozytose war vorhanden. Der Kranke erlitt mehrfach paralytische Anfälle, verblödete allmählich vollkommen, zuerst euphorisch, später apathisch. Eine Zeitlang konfabulierte er. Am 19. 4. 1920 starb er an den Folgen einer Gasphlegmone, die von einer kleinen Wunde ausgegangen war.

Diagnose: Paralyse.

Johann Jakob Kreser (V, 11) war von Hause aus ein solider, geordneter, stiller Mann von „nervösem Temperament", der in Beruf und Gemeinde seinen Platz ausfüllte. Nachdem er im 49. Lebensjahr einen mehrmonatigen Depressionszustand (reaktive Faktoren? — Kummer mit der Frau) durchgemacht hatte, wurde er 4 Jahre später in sich gekehrt, nachdenklich und geriet dann in einen zuerst durchaus maniakalisch anmutenden Erregungszustand; bald traten Sinnestäuschungen auf, bei anhaltender megalomaner Erregung wurde „willenlose Ergebung in alles" beobachtet und die Prognose schon 1864 ungünstig angesehen. Es bildete sich eine folie raisonnante mit gewaltiger Selbstüberschätzung heraus: der Kranke entwickelte sich zu einem „Meister im Schimpfen", brachte absurde Größenideen vor, legte sich alle möglichen Titel und Fähigkeiten bei und zeigte neben seinem Rede- einen ausgesprochenen Schreibdrang. Während seine Reden noch einigermaßen geordnet blieben, wurden seine Schriftstücke immer zerfahrener, schwülstiger und inhaltsloser; sie zeigten formal einen verhältnismäßig gleichbleibenden Duktus, jedenfalls keine manischen Schriftzüge, und waren durch viele Unterstreichungen und Verschnörkelungen ausgezeichnet; oft boten sie nichts als eine Aneinanderreihung von tönenden, religiösen Phrasen, wobei eine Neigung zu verschrobenen Wortzusammensetzungen — „Lieblingsbleibende" — und Stereotypien erkennbar wurde. Irgendwelche affektiven Beziehungen des Kranken zur Außenwelt waren nicht mehr festzustellen.

Der vorausgehende Depressionszustand und die über ein kurzes depressiv gefärbtes Anfangsstadium zum Ausbruch gekommene maniakalische Erregung erwecken zunächst den Verdacht auf manisch-depressives Irresein bzw. auf eine chronische Manie, deren Unheilbarkeit man versuchen könnte, auf involutive und arteriosklerotische Veränderungen zu beziehen. Nun hat sich aber der bleibende Zustand, genau betrachtet, schon innerhalb eines Jahres eingestellt; es ist über ein akutes Erregungsstadium, in dem auch Halluzinationen auftraten, schnell zu einem autistischen Defektzustand gekommen, der lediglich durch die räsonnierende Art des Kranken den äußeren Anstrich einer gewissen Lebendigkeit behielt. Der verhältnismäßig rasch vollzogene charakterologische Umbau nnd das Beharren des hochgradigen Autismus lassen sich nicht im Rahmen des zirkulären Irreseins unterbringen; die angedeutete Möglichkeit des Vorliegens einer infolge von Arteriosklerose und Involution deletär verlaufenden chronischen Manie muß wohl aufgegeben werden, weil die ungünstige Wendung des Prozesses schon recht früh — im 47. — 48. Lebensjahr — deutlich gewesen ist, d. h. zu einer Zeit, zu der den beiden genannten Faktoren maßgebende Mitwirkung wohl noch kaum zugesprochen werden kann; es haben sich auch bei der Anstaltsaufnahme 1864 keine Zeichen einer irgend belangvollen Arteriosklerose gezeigt. Wenn wir von charakterologischem Umbau sprechen, so haben wir damit hier die Umwandlung des etwas nervösen, aber stillen und sozialen Mannes in einen nörgelnden, autistischen Schwätzer im Auge und nehmen nicht etwa an, daß hier eine ursprünglich zykloide zu einer schizoiden Persönlichkeit geworden sei. Wir enthalten uns einer Einreihung der präpsychotischen Persönlichkeit, da sie nach den vorliegenden Angaben doch nicht ohne Zwang erfolgen könnte. Wir dürfen, was an dieser Stelle bemerkt sei, nicht unbedingt postulieren, daß jeder später schizophren Erkrankende vor der Psychose nachweislich schizoid geartet, d. h. phänotypisch schizoid gewesen sei.

Katharina Kreser, geb. Beile (V, 1) ist durch schwache Begabung und geschlechtliches Ausschweifen früh aufgefallen; 1852 war sie unverkennbar krank; eifersüchtig, sexuell erregt und prostituierte sich schamlos. Der Fortgang der Psychose mit halluzinatorischer, oft explosiver Erregung, Wahnideen, Zerstörungssucht, Unreinlichkeit und der Ausgang in faselige Verblödung stellen die Diagnose sicher. Noch in den letzten Lebensjahren wurden Erregungszustände beobachtet. (Beginn sicher vor dem 27. Jahre.)

Annamarie Beile, geb. Schiele[1]) (IV, 1), die Mutter der Ehefrau (V, 1) ist wohl eine abergläubische, beziehungssüchtige Schizoide gewesen; wenn man auch ihren Aberglauben in jener Zeit — der größte Teil ihres Lebens spielt sich in der ersten Hälfte des vorigen Jahrhunderts und dazu auf dem Lande ab — nicht allzu schwer ins Gewicht fallen lassen darf, so erscheint es doch bezeichnend, daß sie „von verschiedenen Personen meinte, es seien Hexen", und daß diese Mitteilung uns noch heute, fast 60 Jahre nach ihrem Tode, gemacht wird.

Johann Georg Beile[1]) (IV, 2), der aus Sparsamkeit zwei seiner kranken Töchter (V, 6 und V, 7) im Schmutz verkommen ließ, ist sicher ein gemütskalter Schizoider gewesen. Selbst wenn man sein damals schon sehr vorgerücktes Alter, die bäuerliche Sparsamkeit überhaupt und die noch jetzt vielfach vorhandene Abneigung der Landleute, Angehörige in Anstalten unterzubringen, in Betracht zieht, wird man über die Notwendigkeit der Annahme einer erheblichen Gemütsarmut bei diesem Vater nicht hinwegkommen.

Georg Beile (V, 2), der 60jährig ledig an einem Schlaganfall starb, stand im väterlichen Hause dem Zustand der Schwestern mit vollkommener Gelassenheit gegenüber. Er ist mindesens ein stumpfer, gemütskalter schizoider Psychopath gewesen; die Möglichkeit einer Dementia simplex ist bei ihm nicht auszuschließen.

Anna Beile (V, 6) erkrankte im 31. Lebensjahr; in ihrem 42. Lebensjahr (1874) war der Krankheitsprozeß bei ihr schon weit vorgeschritten; ohne Zweifel

---

[1]) Auf die aus der Familientafel ersichtliche Blutsverwandtschaft des Johann Georg Beile (IV, 2) und seiner Frau Anna Marie (IV, 1) kommen wir später zu sprechen.

hatte sie Wahnideen. In der Anstalt war sie dann noch reizbar, unsauber, sammelte schwachsinnig und hatte auch in den späteren Jahren ihrer stumpfen Verblödung schwere Erregungsstürme.

Christine Beile (V, 7) war mit 41 Jahren (1874) gleichfalls schon erheblich geschwächt; sie war in der Anstalt noch jahrelang von einem hochgradigen Rededrang beherrscht, war zerfahren, ablehnend und unsauber. Sie wurde ganz autistisch und stumpf; auch bei ihr traten noch lange Zeit Erregungszustände auf. Daß sie Wahnideen hatte, ist nach den Aufzeichnungen in der Anstalt sehr wahrscheinlich.

Michael Beile (V, 8), der seine kranken Schwestern (V, 6 und V, 7) in erster Linie „pflegte", war ein stumpfsinniger, unsauberer Mensch, von dem berichtet ist, daß er geisteskrank geworden sei. Er beging mit 43 Jahren Selbstmord. Vermutlich ist er schon 1874, vielleicht sogar früher krank gewesen; über die Art seiner Erkrankung (Schizophrenie) kann wohl kein Zweifel sein.

Bei Friedrich Beile (V, 9), „Epileptiker" und Schnapstrinker, der im Rausch (oder im Anfall?) erstickte, läßt sich keine sichere Diagnose machen. Wollte man „vereinheitlichen", so könnte man ihn als schizoiden oder schizophrenen Alkoholiker rubrizieren und die Anfälle als symptomatische auf den Alkoholismus oder auf die Schizophrenie beziehen. Da es erbkonstitutionell bedingte Epilepsien mit rezessivem Erbgang zu geben scheint, ist es nicht ausgeschlossen, daß er ein genuiner Epileptiker war.

Wir kommen nun zu den vier erwachsenen Kindern (IV, 3a und b, VI, 4 und VI, 6) des schizophrenen Ehepaares (V, 1 und V, 11).

Jakob Kreser (VI, 3a), der vorher schon einmal manifest psychotisch gewesen war, wurde im 29. Lebensjahr, anscheinend ohne eine weitgehende Remission gehabt zu haben, katatonisch erregt, halluzinierte, zerstörte, war unrein; nach ruhigeren Zwischenzeiten, in denen er schwachsinnig sammelte, und neuen Erregungen geriet er in einen stumpfen, autistischen, morosen Endzustand. Erregungszustände traten in den letzten Lebensjahren nicht mehr auf.

Marie Katharina Kreser (VI, 3b), Jakobs (VI, 3a) Zwillingsschwester, wurde schon mit 16 Jahren krank, erholte sich aber so weit, daß sie wieder sozial durchaus brauchbar wurde, um im 22. Lebensjahr depressiv zu werden, mit schweren „katastrophalen" Wahnideen und Selbstvorwürfen. Sie erholte sich noch einmal, hatte sogar ein Verhältnis, bis sie im 25. Lebensjahr wieder verstimmt wurde, zu halluzinieren und unverkennbar schizophrene Wahnideen und Willensstörungen zu zeigen anfing. In den folgenden Jahren wurde sie von zahllosen Sinnestäuschungen und Sensationen gequält, äußerte eine Menge der absurdesten Wahnideen, die sie mit großer Zungenfertigkeit vorbrachte. Dabei ließ sie sich noch längere Zeit beschäftigen. Sie wurde ganz zerfahren, plapperte unaufhörlich von den ihr angetanen Mißhandlungen, wurde unsauber, untätig und vollkommen autistisch, saß grimassierend und Faxen machend, vielfach maßlos schimpfend und gewalttätig herum. Sie endete in einem stumpf-euphorischen Blödsinn.

Gottfried Kreser (VI, 4) ist nach der im Sinne unserer Fragestellungen gewiß unvoreingenommenen Schilderung seiner Witwe der Persönlichkeit nach ein Schizoider — gemütskalt, autistisch auf der einen, empfindlich und jähzornig auf der anderen Seite — gewesen. Der Versuch, über seine Angstgefühle

Näheres zu erfahren, blieb erfolglos. Bedenkt man, daß die Gemeinde ihn als „geistig schwach" bezeichnet, ein Prädikat, das auch in jener Gegend nicht jedem Trinker gegeben wird, so wird man im Hinblick auf die ganze Persönlichkeit und auf die „Angstgefühle" an die Möglichkeit eines schizophrenen Prozesses denken müssen, über die später auf Grund der Erblage noch mehr zu sagen sein wird.

Das letzte Geschwister der Reihe, Gottlob Kreser (VI, 6), war nach der amerikanischen Krankengeschichte ohne Zweifel ein Katatoniker. Die summarischen Aufzeichnungen, die wir bekamen, erlauben nicht, die vergleichenden Betrachtungen, die wir über die Psychosen des Ehepaares Kreser und seiner Kinder gleich anstellen wollen, auch auf diesen Fall auszudehnen.

Wir wenden uns jetzt der vergleichenden Betrachtung der Psychosen des schizophrenen Ehepaares Kreser (V, 1 und V, 11) und seiner Kinder zu. Das ist hier nicht nur an sich interessant, sondern auch zur Entkräftung eines sehr naheliegenden Einwands von Bedeutung. Man hat oft der Erblichkeitsforschung beim Menschen entgegengehalten: pater incertus! Dieser Einwand wird einem großen Material gegenüber immer bedeutungslos sein. Er läßt sich aber mit einer gewissen Berechtigung erheben in einem Fall, in dem die sexuelle Exzessivität der Mutter so sehr betont wird wie bei der Katharina Kreser (V, 1). Ist Johann Jakob Kreser (V, 11) nicht der Vater der Kinder, so hätten wir den Fall ohne weiteres auszuscheiden[1]). Wir sind nun hier in der Lage, außer der Vergleichung der Psychosen noch einen Umstand für die legitime Abstammung mindestens eines Teils der Kinder zu verwerten: Katharina Kreser, die unter ihren Geschwistern ein Zwillingspaar hatte, hat zweimal Zwillingsgeburten durchgemacht. Die Anlage zur Zwillingsgeburt bzw. Zwillingserzeugung (Zwillingsanlage) geht rezessiv; es müßte ein eigenartiger Zufall gewesen sein, wenn die Frau zweimal außerehelich von Männern schwanger geworden wäre, die heterozygot in bezug auf die Zwillingsanlage gewesen sind. Es läßt sich nicht dagegen einwenden, daß wir in der uns zugänglichen Verwandtschaft des Ehemanns Kreser keine Zwillingsgeburten finden, weil eben die Zwillingsanlage rezessiv ist. Wir gehen nun auf die Vergleichung der Psychosen ein, die gerade bei dem überlebenden Zwillingspaar Kreser (VI, 3a und VI, 3b), für unsere Auffassung, daß Johann Jakob Kreser (V, 11) der Vater dieser Kinder sei, wie wir glauben, instruktiv und beweisend ist.

Die Psychose des Jakob Kreser (VI, 3a) geht in einer Linie, vielleicht durch eine unvollständige Remission aufgehalten, aber nicht unterbrochen, unter Erregungen und Halluzinationen zur stumpfen Verblödung. Die Erkrankung seiner Schwester Marie Katharina (VI, 3b) pausiert nach zwei mehrmonatigen depressiven Zuständen längere Zeit, um dann bei der dritten Attacke in einem Zuge über ein ausgedehntes halluzinatorisches Stadium mit absurden paranoischen Ideen und unerschöpflichem Rededrang zum gleichen Ende zu führen. Für „Zwillingspsychosen"[2]) sind die beiden Erkrankungen recht verschieden. Die Psychose des Zwillingsbruders ist eine von vielen, während die der Schwester

---

[1]) Johann Jakob Kreser hat die Vaterschaft bei all seinen Kindern nie in Zweifel ziehen lassen; daraus können wir aber natürlich nicht schließen, daß seine Vaterschaft jeweils sicherstand, und daß er selber an sie glaubte.

[2]) Es braucht wohl nicht näher begründet zu werden, daß es sich um zweieiige Zwillinge handelt.

nicht ganz gewöhnlich ist; die beiden depressiven Vorläufer erinnern lebhaft an die Depression, die der Vater Johann Jakob Kreser (V, 11) vier Jahre vor dem Einsetzen seiner großen Psychose hatte; an die Zungenfertigkeit des Vaters gemahnt die der Tochter, und wenn jener sich mit absurden Größenideen hervortat, so war das bei dieser mit absurden Verfolgungs- und Beeinträchtigungsideen der Fall. Dabei wird man die Ähnlichkeit der Psychose der Marie Katharina Kreser (V, 3 b) mit der Psychose der Christine Beile[1]) (V, 7), der Schwester ihrer Mutter (V, 1), nicht übersehen; auch Christine Beile plapperte fortwährend im Gegensatz zu ihrer ruhigeren Schwester (V, 6). Man könnte Marie Katharine Kreser (VI, 3 b) besonders auch im Hinblick auf ihre vorausgehenden depressiven Schübe geradezu zwischen ihren Vater (V, 11) und ihre Tante Christine Beile (V, 7) stellen, ohne aber die syndromale Verwandtschaft zwischen ihrer und der Psychose des Vaters bestreiten zu können. Das heißt: die Legitimität des Zwillingspaares (VI, 3 a und VI, 3 b) dürfte sicher sein; das stimmt auch zu der Angabe, daß die Mutter (V, 1) zuerst im 3. Wochenbett (1852), also nach der Geburt des Zwillingspaares auffallende Zeichen geistiger Störung gezeigt hatte.

Gottfried Kreser (VI, 4), der sicher schizoid war und bei dem man an die Möglichkeit einer Dementia simplex zu denken hat, erinnert in der präpsychotischen Persönlichkeit zum Teil an seinen Großvater (IV, 1) und an zwei seiner Oheime (V, 2 und V, 8), vielleicht aber auch etwas an den präpsychotisch nervösen und stillen Johann Jakob Kreser (V, 11), dem er an Intelligenz nachstand. Nach den uns zur Verfügung stehenden Mitteilungen kann angenommen werden, daß die Mutter (V, 1) sich zur Zeit seiner Erzeugung (April 1855) in einer gewissen Ruhe befand; deshalb erscheint seine Ehelichkeit möglich; zu sichern ist sie nicht, da wir Bestimmtes über den Zustand der Mutter (V, 1) in der fraglichen Zeit nicht wissen, und da die Ähnlichkeit mit Johann Jakob Kreser (V, 11) nicht so groß und nicht so sichergestellt ist, daß mehr als „vielleicht" gesagt werden dürfte.

Die kurze Krankengeschichte über Gottlob Kreser (VI, 6) läßt eingehendere Vergleiche unter klinischen Gesichtspunkten nicht zu. Wir können auch sonst die Legitimität dieses Sohnes nicht erweisen; wir hörten, daß die Mutter (V, 1) 1860 fortgelaufen und daß ihr Ehemann (V, 11) danach mehrere Monate deprimiert gewesen sei. Daraus können wir einen Schluß auf den Zustand der Mutter zur Zeit der Erzeugung des Gottlob Kreser (VI, 6) — Februar 1861 — nicht mit ausreichender Wahrscheinlichkeit ziehen; vielleicht war sie damals in einiger Ruhe bei ihrem Ehemann[2]); vielleicht aber hatte eine neue Erregung sie um diese Zeit wieder aus dem Hause und zur geschlechtlichen Preisgabe getrieben.

Wir kommen also auf Grund eines Indizienbeweises dazu, die Legitimität des Zwillingspaares Kreser (VI, 3 a und VI, 3 b) für gesichert zu halten, während wir für die Legitimität der Brüder Gottfried und Gottlob Kreser (VI, 4 und VI, 6) nur sagen können, daß sie den Umständen nach möglich, aber keinesfalls gesichert ist.

Vergleichen wir noch kurz die Psychosen in der Geschwisterreihe der Katharina Kreser (V, 1) so haben die Störungen der drei Schwestern (V, 1, V, 6, V, 7) in den Querschnitten und im Verlauf manche Ähnlichkeit, doch sticht die dauernd

---

[1]) Bei ihr ist aber über einen früheren depressiven Zustand nichts bekannt.
[2]) Von dem sie wahrscheinlich noch 1860 mit Zwillingen schwanger wurde.

6*

plappernde Anna Beile (V, 6) etwas von den beiden anderen ab. Es darf nicht übersehen werden, daß aus ausführlichen Krankengeschichten mehr Ähnlichkeiten, vielleicht auch mehr Verschiedenheiten sich ergeben würden. Ganz allgemein ist bei Vergleichung von im wesentlichen typischen Fällen innerhalb von Familien einige Vorsicht geboten, da ja typische schizophrene Formen sich oft auch ohne familiären Zusammenhang sehr ähnlich sehen. Von den stumpfsinnigen, schizophrenen Brüdern (V, 2 und V, 8) wissen wir für Vergleiche zu wenig. Daß unter den Kindern des Johann Georg Beile und seiner Frau (IV, 2 und IV, 1) Gemütskälte und Gemütsstumpfheit allgemein war, ergibt sich aus unseren Notizen und Erörterungen.

5. Familie Serlow.

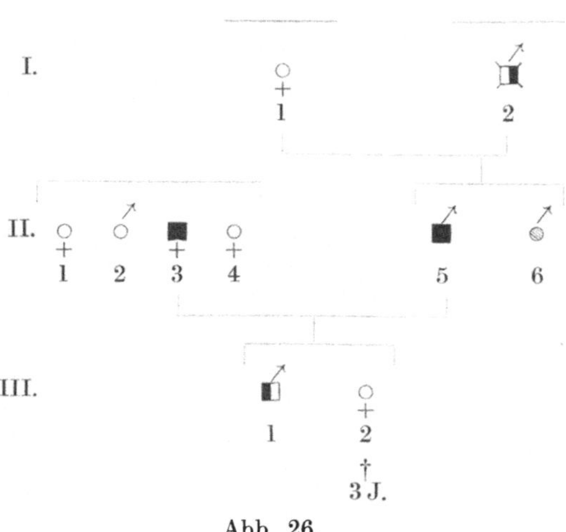

Abb. 26.

I,   1 Auguste Serlow, geb. Janow, geb. 1847, gestorben 1896, Mutter des Ehemannes, geistig gesund, starb an Lungentuberkulose.
I,   2 Wilhelm Serlow, geb. 1845, Arbeiter, Vater des Ehemanns, war ein aufgeregter Mensch, hat getrunken; demolierte einmal in betrunkenem Zustand den Weihnachtsbaum und bedrohte die Kinder.
II, 1, 2, 4 Geschwister der Ehefrau (nichts zu erfahren).
II, 3 Minna Serlow, geb. Volmes, geb. 5. 1. 1877, Ehefrau.

Die Kranke wurde am 14. 4. 1905 in die Anstalt Us. aufgenommen, nachdem sie 3 Wochen vorher wegen eines ängstlichen Erregungszustandes, in dem sie sich zum Fenster hatte hinausstürzen wollen, ins Krankenhaus Tu. eingeliefert worden war. Im Krankenhaus war sie während der ersten Zeit weinerlich, ängstlich, depressiv, sprach nur, wenn man in sie drang, und dann nur im Flüsterton.

Die kleine, schwächlich gebaute, im übrigen körperlich gesunde Frau gab an, daß sie mit ihrem Mann zugleich gemütskrank geworden sei. Sie habe Angst gehabt, die immer größer geworden sei, habe sich Vorwürfe gemacht, weil sie ihrem Mann nicht immer gefolgt habe. Einmal sei nachts jemand an ihrem Bett gestanden und habe ihr etwas zugeflüstert. Sie erzählte eine verworrene Geschichte von einer Kindsunterschiebung; ihr Mann habe immer gesagt, sie sei ein angenommenes Kind. Bald zeigte sich plötzlicher Stimmungsumschwung: die Kranke sang, scherzte und spielte, nachdem sie unmittelbar vorher geweint hatte; sie zeigte ein kindisches, ziemlich beeinflußbares Verhalten, schien sich um Mann und Kinder zu sorgen, schlief nachts manchmal nicht. Nach einigen Jahren stellten sich lebhafte Halluzinationen ein. Die Kranke wurde reizbar, drohte, schimpfte laut, wurde aggressiv. Sie hörte ihre Kinder aus dem Klosett um Brot schreien, warf deshalb ihr Essen ins Klosett.

Sie hörte ihren Mann auch nach seinem Tode, an den sie nicht glaubte, sprechen. Zeitweise konnte sie beschäftigt werden, dann wieder weigerte sie sich zur Arbeit zu gehen, einmal „weil es mir der Kronprinz direkt gesagt hat, ich soll nicht in die Waschküche." Dann kam eine im ganzen ruhigere Zeit, die nur ab und zu durch einen Tag unterbrochen wurde, an dem sie reizbar und verstimmt im Bett blieb; sie halluzinierte dann auch nachts, hörte ihre Kinder schreien, aß schlecht, verwahrte ihr Essen für ihre Kinder. Sie schimpfte dabei obszön. Ihre schon immer beobachtete Liebhaberei, sich mit Tuchflecken und Glasscherben herauszuputzen, behielt sie bei. Sie bekam Beeinträchtigungsideen mit körperlichen Sensationen: man gehe darauf aus, sie krank zu machen, sie könne die Unzucht, die in ihrem Körper sitze und sie quäle, nicht mehr ertragen; „alle 4 Wochen aufzuscheren und schneiden, daß das Blut nur so leckt und dann wieder 4 Wochen den Leib zustopfen, dann in meiner Brust und in meinem Rücken zu wohnen und in meinem Leibe". Sie vernahm außer den Stimmen ihres Mannes, ihrer Kinder und ihrer Schwester die Stimme eines Violinvirtuosen, den sie vor Jahren in der Anstalt hatte geigen hören; auch dieser quäle sie nachts, zupfe sie an der Brust, zwicke und steche sie in den Körper, „wohnt darin". Nachts wurde Unanständiges mit ihr getrieben. Die Kranke ging im Laufe der Jahre affektiv immer mehr zurück. Die Kranke ist (1921) noch in der Anstalt, halluziniert dauernd, spricht auch, aber nur mehr mit geringem Affekt von ihren Wahnideen und Sensationen.

Sie arbeitet; nachts stört sie öfters dadurch, daß sie sich mit ihren Stimmen unterhält. Sie war mehrfach im Verdacht, mit Pat. geschlechtlich verkehrt zu haben, gab das auch lachend zu; es würde nichts schaden, wenn sie schwanger würde, vielleicht würde dann das anhaltende Bohren ihrer Kinder in ihrem Leib, durch welches sie ihre ganze Kraft einbüße, aufhören. Auch die in den letzten 2 Jahren alle 2 — 3 Wochen stark auftretenden Menses führt sie auf das Rumoren der Kinder in ihrem Leib zurück.

Diagnose: Schizophrenie.

II, 5 Paul Serlow, geb. 25. 7. 1877, gestorben 13. 11. 1915, Schneider, Ehemann.

Der Kranke hatte angeblich als Kind Krämpfe, während der Lehrzeit Bettnässen. Er lernte ordentlich, war von ruhiger verträglicher Gemütsart, heiratete 1900. Über den Beginn der Krankheit ist nichts bekannt. Der Kranke wurde am 30. 7. 1905 in die Anstalt Us. aufgenommen, in der er sich einfand, um seine Ehefrau zu besuchen. Er gab an, die Stimme seiner Frau, die aufgehängt worden sei, zu hören; er stamme von der Allmacht ab; er und seine Frau seien Sonnenkinder. Sein Körper sei aus Asche, seine Beine seien aus Erz. Nachdem er am 30. 7. 1905 seine Frau besucht und die Anstalt schon wieder verlassen hatte, kehrte er um und bat um Aufnahme. Er machte sprachverwirrte Äußerungen, sei gewissermaßen ein Bruder Abels, da die Arche Noah sich auf seines Vaters Grundstück niedergelassen habe, sei das ewige Kind, der erste Mensch, sei „als Walfisch verkleidet, wachse wie eine Blume und habe eine Frauenbüste"; er sei „der Namen Jesu, ich bin erst ein Frosch gewesen, dann ein Storch; ein Wiesel ist mir abgezogen, das ist unser Haus in Form eines Bärenkopfes, der hat keine Beine gehabt." Zeitweise verkannte er die Personen seiner Umgebung. Er hörte eine Spindel surren und Sausen in der Luft.

Körperlich kein krankhafter Befund.

Der Kranke, der schon bei der Aufnahme affektiv sehr wenig rege war, produzierte auf Befragen jahrelang ganz absurde Wahnvorstellungen; er habe 12 Namen, sei 12 mal getauft, sei gestorben und wiedergeboren, der Hamburger Jesus sei von Indianern erstochen worden, er sei der Sohn der Kaiserin Auguste, der Bruder des Kaisers Franz Josef usf. Gelegentlich erkundigte er sich, ob der Arzt auch den „großen Walfisch schreien höre." Dabei war er immer wunschlos, arbeitete fleißig in der Anstaltsschneiderei, wurde immer gleichgültiger und stumpfer. Von 1913 ab blieb er meistens im Bett und blieb dann über Jahr und Tag in mutazistischem Stupor, bis er am 13. 11. 1915 an Lungentuberkulose starb.

Diagnose: Schizophrenie.

II, 6 Friedrich Serlow, Bruder des Ehemannes, hatte eine Zeitlang epileptische Krämpfe.

III, 1 Walter Serlow, geb. 16. 1. 1901, Gelegenheitsarbeiter, Sohn, war, soweit sich durch Erhebungen in seiner Heimat feststellen ließ, ein schwer erziehbares, naschhaftes, aber wahrheitsliebendes Kind und litt lange an Bettnässen. In der Schule machte er ungleiche Fortschritte, war besonders schlecht im Rechnen. Er wurde Gelegenheitsarbeiter und war als solcher im ganzen fleißig, doch ohne Ausdauer; wechselte oft die Arbeitsstelle. Er gilt als geistig beschränkt, soll aber musikalisch sein. Er ist mürrisch und verdrossen, doch im allgemeinen ruhig, dabei aber launenhaft, jähzornig und streitsüchtig. Er ist ungesellig und bleibt für sich, ist empfindlich, übelnehmerisch und mißtrauisch. Er ist ein mittelgroßer, schlanker, magerer Mensch mit langsamem Gang, schlapper Haltung und rascher Sprechweise. (F. B. Pfarrer.)

III, 2 Margarethe Serlow, geb. 21. 6. 1903, gestorben 9. 4. 1906, Tochter.

Paul Serlow (II, 5), ein Mann von ruhiger, verträglicher Gemütsart, erkrankte um die Mitte des dritten Lebensjahrzehnts mit lebhaften Gehörshalluzinationen, Wahnideen, vorzugsweise religiösen Größenideen; nach jahrelanger Dauer der paranoiden Halluzinose entwickelte sich ein katatoner Endzustand.

Minna Serlow (II, 3) wurde im 28. Lebensjahr anstaltsbedürftig. Ihre Psychose begann mit einem ängstlich-depressiven Syndrom, schlug dann in ein läppisch-euphorisches um, bis nach einigen Jahren Erregungszustände mit ängstigenden Halluzinationen des Gehörs sich einstellten. Dazu kamen körperliche Sensationen und Wahnideen von stark erotischer Färbung; die Kranke wurde auch sexuell erregt und gab, wie es scheint, diesen Erregungen hemmungslos nach. Seit Jahren ist ein fortschreitender affektiver Defekt wahrzunehmen.

Der Sohn Walter Serlow (III, 1) war ein schwer erziehbares Kind und ist ein beschränkter, mürrischer, launenhafter, jähzorniger, einsiedlerischer Mensch geworden, der außerdem noch empfindlich, übelnehmerisch und mißtrauisch ist. Es handelt sich um einen ausgesprochenen Schizoiden, der sich auf der einen Seite von der Welt abschließt, ihr auf der anderen mit gesteigerter Empfindlichkeit gegenübersteht. Ist dieser Mensch, bei dem die psychästhetische Proportion Kretschmers geradezu in die Augen springt, ein psychopathischer oder präpsychotischer Schizoider oder ist er ein Schizophrener? Wir können das aus dem Phänotypus nicht entscheiden, da aus den Mitteilungen, über die wir verfügen, zwar das typisch Schizoide sehr klar hervorgeht, aber nicht zu ersehen ist, ob eine destruktive Veränderung schon eingesetzt hat. Vielleicht könnte eine persönliche Untersuchung die Frage lösen; vielleicht würde auch sie hier vor einem der Fälle stehen, in dem die Differentialdiagnose Schizoid oder Schizophrenie klinisch nicht oder noch nicht zu sichern ist.

Wilhelm Serlow (I, 2), der Vater des Ehemannes, war ein aufgeregter, brutaler Trinker. Es ist nicht unwahrscheinlich, daß er ein schizoider Typus war.

Die epileptischen Krämpfe des Friedrich Serlow (II, 6) vermögen wir lediglich zu registrieren, ohne auch nur eine Vermutung über ihre Bedeutung äußern zu können.

<h3 style="text-align:center">6. Familie Werth[1]).</h3>

I, 1 Anna Malz, geb. Husmann, 1798/1892, war eine sehr gesunde Frau, geistig klar, verständig, ruhig.

I, 2 Jürgen Malz, 1796/1876, Besitzer einer Branntweinbrennerei, später Gemeinderat, war geistig gesund. Ehrbar, angesehen. Trunksucht nicht festgestellt[2]).

I, 3 Elise Albert, geb. Hasler, gesund.

---

[1]) Das Material über diese Familie verdanken wir zum größten Teil der Liebenswürdigkeit eines Kollegen Dr. J. Herr Dr. J. hat mit großer Mühe die Notizen über die einzelnen Familienmitglieder, die er zum Teil seit Jahren persönlich kennt, gesammelt und uns überlassen. Wo nicht ausdrücklich vermerkt ist, daß es sich um Anstaltskrankengeschichten handelt, geben wir hier seine Mitteilungen wieder.

[2]) Dazu bemerkt Dr. J.: „Er war, wenn auch Trunksucht bei ihm nicht überliefert ist, in unserem Sinne sicher ein Trinker".

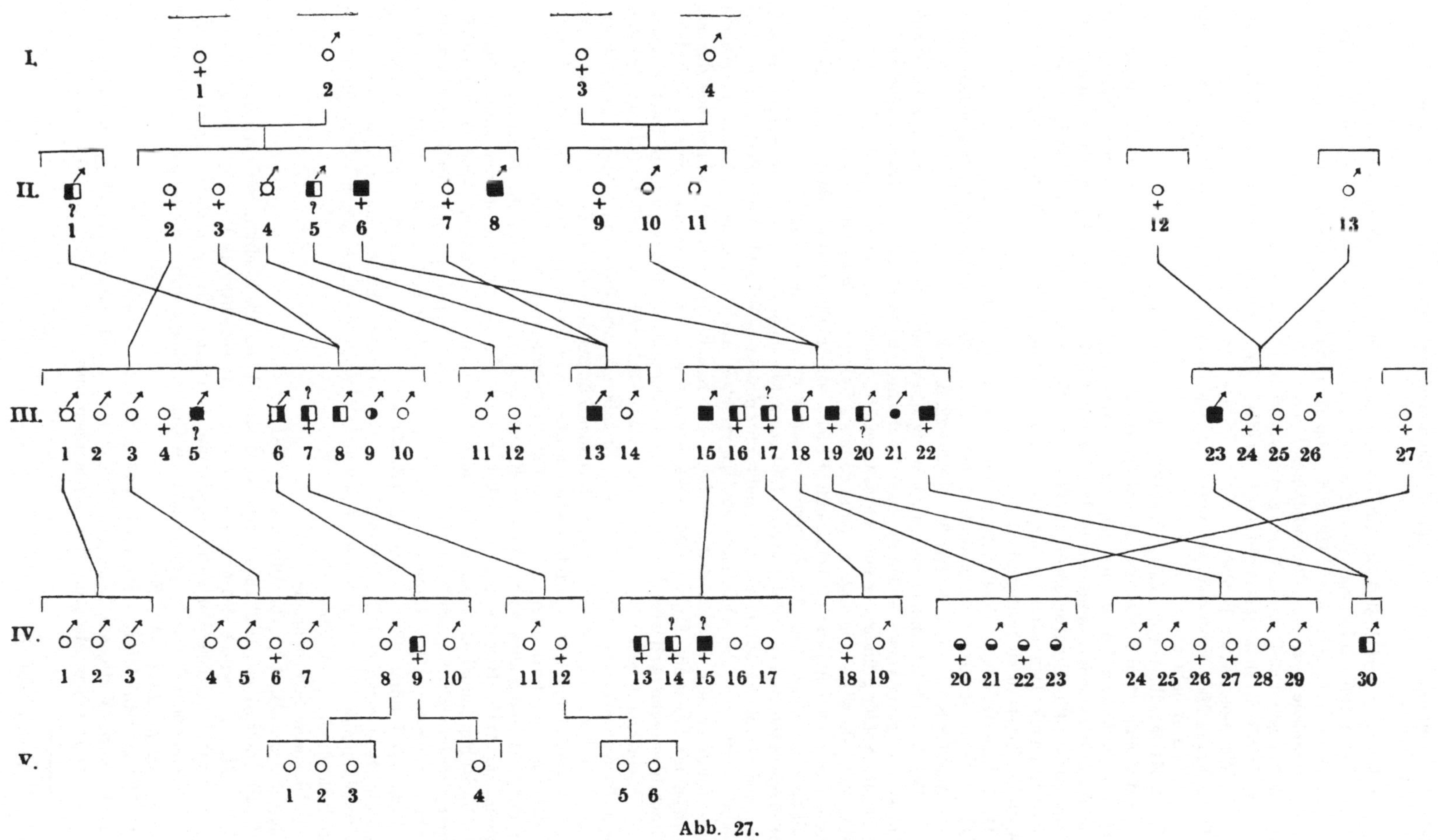

I.
II.
III.
IV.
v.
Abb. 27.

I, 4 Johann Albert, 1786/1858, Gutsbeamter, später Rentner. War ein ganz gesunder Mann.

II, 1 Kaufmann Paulig, galt als minderwertiger Mensch; man hielt ihn nicht für ehrlich.

II, 2 Doris Leist, geb. Malz, 1819/1900, Holzhändlersfrau, war gesund, Begabung, Charakteranlage usw. ohne Besonderheiten.

II, 3 Auguste Paulig, geb. Malz, gestorben 1869, nichts bekannt.

II, 4 Friedrich Malz, gestorben 1884, Besitzer der väterlichen Brennerei und Brauerei. War notorischer Trinker.

II, 5 Franz Malz, gestorben ca. 1894, war ganz wunderlich, man wollte mit ihm nichts zu tun haben.

II, 6 Klara Albert, geb. Malz, 1832/1919, Mutter der Ehefrau.

War eine wunderliche, übertrieben sparsame, depressive Natur. Sehr still und zurückhaltend, auffallend fromm (im damaligen aufgeklärten Bürgertum besonders auffallend). Sie war unselbständig, konnte nicht allein die Wirtschaft führen, so daß ihr Mann ständig eine Haushälterin für sie hatte (ebenfalls ein seltenes Vorkommnis!). Zeitweilig steigerte sich die konstitutionelle Depression zu ausgesprochener geistiger Störung[1]). Sie war einmal in einer Anstalt. Sie starb an Schlaganfall.

II, 7 Lina Malz, geb. Roeller, Frau von II, 5 nichts mitgeteilt.

II, 8 Eugen Roeller, Bruder von II, 7, geb. 13. 6. 1839, gestorben 22. 6. 1905, led. Rentner. Aus der K. G. der I. A. Tm. 9. 3. 1892—22. 6. 1905.

Der Kranke, der immer ein „originär eigentümlicher" Mensch war, kam in der Schule nur sehr langsam vorwärts, wurde dann Kaufmann und wechselte als solcher seine Stellen sehr oft. Später gründete er ein eigenes Geschäft, das infolge der mangelnden Umsicht des Kranken bald wieder einging. Er lebte dann als Rentner. Einige Jahre vor der Erkrankung fing er zu trinken an, war oft berauscht. Er lebte still, zurückgezogen und mied den Verkehr mit anderen. Gegen seine Angehörigen war er mißtrauisch; diesen gegenüber äußerte er schon 1885 oder 1886, daß er verfolgt werde. 1891 schnitt er einem seiner Mieter die Telephonleitung ab, weil der Mieter auf ihn einwirke und nachts mit einem Mikrophon sein Bett erleuchte, vor seinem Bett stehe, ihm elektrische Schläge versetze. Auch nachdem der Mieter ausgezogen war, fühlte er sich von ihm weiter verfolgt. Der Kranke wurde erregt, schrieb beleidigende Briefe, machte große Einkäufe für seine bevorstehende Hochzeit und seine vermeintliche Braut, über deren noch lebenden Vater er eine Todesanzeige in die Zeitung hatte drucken lassen.

Kleiner, gut genährter Mann. Schiefe Nase. 9. 3. 1892. Orientiert. Gibt an, daß ihm jene Todesanzeige eingegeben worden sei. Er habe mit der „Braut" und ihrem Vater nie persönlich verkehrt, aber diesem abends in seinem Zimmer sitzend die Zeitung vorgelesen: „Er (der Vater) konnte alles verstehen und machte seine Glossen dazu"; auch mit der „Braut" habe er aus der Entfernung gesprochen und sie habe geantwortet. Auch jener Mieter habe in der Entfernung alles gehört, was der Kranke gesprochen habe und habe sich in alles eingemischt. April. Harmlos, apathisch, heiter, spielt Karten, sitzt am liebsten untätig herum. 1893. Ruhig, teilnahmlos. In den folgenden Jahren ganz unverändert. 1900. Völlig indifferent, sitzt immer auf demselben Fleck, oft mürrisch, raucht, ganz untätig. 1901. Unverändert, sehr schweigsam. 1902. Immer unzugänglich, raucht, liest Zeitung, sitzt herum. 1903. Geschwür am Damm. 1904. Geschwür (Kankroid) operiert. Fistelöffnung der Urethra am Damm; Schmerzen und Beschwerden beim Wasserlassen. Sonst ruhig, teilnahmlos. 1905. Fortschreitende Ulzeration von der Fistel aus; Entwicklung eines harten Tumors am Hoden und Skrotum. 22. 6. 1905. Exitus.

Diagnose: Schizophrenie.

II, 9 Agnes Drittel, geb. Albert, 1819/1881, gesund.

II, 10 Adolf Albert, 1822/1894, verh. Kaufmann, Vater der Ehefrau, war ein sehr tüchtiger Mann, arbeitete sich empor und erwarb ein beträchtliches Vermögen. Sehr bedacht auf bürgerliche Wohlanständigkeit und Korrektheit. In seiner ganzen Familie herrscht ein duckmäuseriger Ton. Starb an Gehirnschlag; hatte vor seinem Tode mehrere apoplektische Anfälle.

II, 11 Christian Albert, 1826/1881, Zollkontrolleur, gesund.

II, 12 Marie Werth, geb. Ecke, geb. 1848, stammt vom Lande; ist ein sehr gesunder, ruhiger, verständiger Mensch. Mutter des Ehemanns.

---

[1]) Bericht von Dr. J.!

II, 13 Rudolf Werth, 1843/1893, verh. Seminarlehrer, später Oberlehrer, war gesund. Vater des Ehemanns.

III, 1 Emil Leist, gestorben 1894, verh. Kaufmann, ausgesprochener Trinker.

III, 2 Johannes Leist, gestorben 1914, verh. Kaufmann, Kommerzienrat, war ein außergewöhnlich tüchtiger Mann. Starb kinderlos.

III, 3 Hermann Leist, 1844/1904, Holzhändler, Gemeinderat, war gesund.

III, 4 Klara Bell, geb. Leist, gesund, kinderlos.

III, 5 Otto Leist, 1855/1891, Rechtsanwalt, Trinker, wurde nervenkrank und starb durch Selbstmord.

III, 6 Hermann Paulig, 1845/1912, gut begabt, verließ die Schule als Primaner. War ein völlig verkommener Mensch, kam nach Amerika, kehrte zurück. Diente als Heeresunsicherer. Schwerer Säufer, trieb sich mit Weibern herum. Heiratete ein von ihm geschwängertes Dienstmädchen. Erwarb dann Syphilis. Kanzlist, Advokatenschreiber. Machte Unterschlagungen. Zweimal in Trinkerheilanstalt. Lebte als arbeitsloser Lump.

III, 7 Marie Soeller, geb. Paulig, geb. 1850, Zollkontrolleursfrau, war großtuerisch. Von der Familie stark gemieden. Gichtisch.

III, 8 Gustav Paulig, geb. 1854, war ein verkommenes Subjekt. Wurde Zigarettenmacher. Wanderte nach Amerika aus, heiratete eine Schwarze. Ist verschollen.

III, 9 Adolf Paulig, 1858/1890, ledig, war ganz unbegabt. Wurde Advokatenschreiber. Versuchte sich dann ohne Erfolg in verschiedenen Berufen.

III, 10 Ernst Paulig, 1864/1906, verh. Gerichtssekretär, der einzige ordentliche von allen Pauligs, 4 gesunde Kinder.

III, 11 Fritz Malz, gestorben 1863, starb mit 12 Jahren an Tuberkulose.

III, 12 Anna Kresse, geb. Malz, Kaufmannsfrau, war gesund. Näheres nicht bekannt.

III, 13 Eugen Malz, geb. 8. 2. 1866, gestorben 9. 10. 1917, led. Buchhändler, Vetter m. der Ehefrau.

Der Kranke hatte als Kind Masern und Scharlach. Er besuchte das Realgymnasium, lernte schlecht auswendig und begriff schwer, machte die Einjährigenprüfung erst mit 19 Jahren. Er hatte nie rechte Freude. Nach kaufmännischer Tätigkeit in mehreren Stellen kam er in eine Buchhandlung. Anfang 1895 hörte er Stimmen: auf der Straße hörte er von einer bevorstehenden Revolution sprechen; zu Hause hörte er Vorwürfe von seiten seiner Verwandten. Er glaubte, beobachtet zu werden; mißtrauisch war er schon seit Jahren. In der I. A. R., 13. 4. 1895 — 29. 6. 1896, halluzinierte er viel, hatte Beziehungensideen, war zeitweise reizbar. Allmählich wurde er gegen die Sinnestäuschungen gleichgültiger. Nachher nahm er keine Stelle mehr an, beschäftigte sich mit „Berechnungen über Bergwerke, Vulkane, Minen". Er hörte dauernd Stimmen.

Aus der K. G. der I. A. G., 4. 3. 1914 — 9. 10. 1917.

160,5 cm groß, grazil, reduzierter Ernährungszustand. Zyanotische Hände, asymmetrisches Gesicht. Erster Mitralton unrein. Trippelnder Gang, hinkt etwas auf dem linken Bein („Rheumatismus"). Hört Stimmen, die ihm auch seine Berechnungen zurufen. Maneriert in Sprache und Bewegungen. Hypochondrische Klagen. Ohne Initiative. Flexibilitas cerea. Sehr dement, untätig. 1917. Halluziniert noch immer. „Verrechnet noch immer seine Bergwerke." Ruhig, dement, zerfahren. 9. 10. 17 Exitus (Marantische Durchfälle).

Gehirnsektion: Leichte milchige Trübung der Pia rechts; Atrophia cerebri leichten Grades; kleine Blutaustritte am Boden des 4. Ventrikels.

Diagnose: Schizophrenie.

III, 14 Christian Malz, 1866/1882, starb als Schüler.

III, 15 Adolf Albert[1]), geb. 8. 10. 1857, verh. Landrichter a. D., Bruder der Ehefrau.

Der Kranke war in der Jugend sehr begabt, machte mit 17 Jahren das Abiturium, studierte mit glänzendem Erfolg Jurisprudenz, wurde als Soldat einmal ohnmächtig, war ein tüchtiger Reserveoffizier. Er wurde Landrichter, war ein frischer, lebhafter Mensch und sehr klarer Kopf. Er heiratete 1890. Er litt jahrelang an unbestimmten Magenstörungen und schlechtem Appetit. Im Juli 1897 fiel er in einem Gasthaus zu Boden, war 8 Tage bewußtlos,

---

[1]) Geschwister der Ehefrau.

dann einige Tage verwirrt und blieb seitdem reizbar. Im Oktober 1897 wurde er unruhig und ängstlich, meinte, seine Mutter wolle sich erhängen.

Aus der K. G. der I. A. S., 26. 10. 1897 — 15. 4. 1903.

P. S. R. lebhaft. Etwas Häsitieren bei schwierigen Worten. Tobsüchtig. 1. 11. 97. Andauernd maniakalisch, wirft die Zimmermöbel durcheinander. 9. 11. 97. Angstanfall. 10. 11. 97. Wieder heiter erregt und albern. 1898. Mehr oder weniger unruhig, verwirrt und albern, hält sich bisweilen für seinen Vater. 3. 12. 1901. Schwachsinniger Selbstmordversuch mit stumpfem Taschenmesser. Sehr unruhig, ängstliche Sensationen. 1902. Remission. Recht schwachsinnig, aber klar. 28. 2. 1903. Keine Wahnideen usw. mehr. Kindlich-schwachsinniges Benehmen. 15. 4. 1903 entlassen.

Der Kranke hat seinen Beruf nicht wieder ausüben können. Er ist schwachsinnig, hat ein staunenswertes Gedächtnis, er reproduziert Namen, Zahlenangaben und berichtet über Lebensschicksale, „ich (Dr. J.) möchte fast sagen automatisch ohne jede Gefühlsbetonung". Er verwaltet mit größter Gewissenhaftigkeit mehrere Ehrenämter. Er schreibt klare, recht schwulstige und allzu ausführliche Briefe, früher soll er einen auffallend jugendlichen, fast knabenhaften Typ gehabt haben.

Diagnose: Schizophrenie.

III, 16 Anna Albert[1]), geb. 1861, ledig, klug, verständig, übermäßig korrekt, sehr empfindlich.

III, 17 Auguste Gut[1]), geb. Albert, geb. 1863, Rentmeistersfrau, war eine passive, indifferente, unbedeutende Persönlichkeit, „nach der Ehe machte sie sich heraus". Ihr Gatte[2]) ist ein besonders verständiger Mann.

III, 18 Friedrich Albert[1]), geb. 1864, verh. Kaufmann.

Fiel als Junge nicht auf. Er ist gut begabt. Als Kaufmann war er stets engherzig und hat deshalb die glänzenden Gelegenheiten, die sein vom Vater ererbtes Geschäft (Eisenhandlung) in der Zeit des raschen Aufschwungs der Hafenstadt X. bot, nicht wahrzunehmen gewagt. Seit 30 Jahren ist er stets von der Furcht heimgesucht, daß er verarmen könne. Seine Frau konnte selbst in den besten Zeiten kaum von ihm das nötige Hausstandsgeld bekommen. Obwohl er ein stiller, etwas scheuer Mensch ist, konnte er auch in den Kreisen seiner nächsten Bekannten diese Besorgnisse um sein Auskommen nicht unterdrücken. Unbefangene Freunde von ihm sahen in diesem Zuge etwas Abnormes, das sie mit der Familienanlage zur Geistesstörung in Verbindung brachten. Er ist ein mäßiger Mann; aber nach gelegentlichem Alkoholgenuß wie ausgewechselt: witzig, vergnügt, sehr amüsant. Im Gegensatz zu seinen beiden Brüdern Adolf (III, 15) und Wilhelm (III, 20), die beide auch als Männer einen knabenhaften Typ hatten, sieht er äußerlich männlicher aus. Neben einer von Jugend auf bestehenden Pupillendifferenz fällt die Schlaffheit seiner Gesichtszüge und eine scheues, gedrücktes Wesen auf. — Seine Frau (III, 27) zeigt nichts Auffallendes; freilich ist sie durch den ständigen Druck, den das Zusammenleben mit ihrem Mann, die ewige Rederei über Sparen, Verarmen usw. mit sich bringt, mitgenommen und etwas verkümmert. — In der Familie Friedrich Albert herrscht der allen Alberts eigentümliche Geist des Philistertums, der Engherzigkeit und der strengen Korrektheit.

III, 19 Klara Heiner, geb. Albert, geb. 5. 3. 1866, geschiedene Kaufmannsfrau, Schwester der Ehefrau.

Die Kranke war gut begabt, entwickelte sich körperlich normal. Als Kind und junges Mädchen fiel sie durch ständiges, ausdrucksloses Lächeln auf. Sie heiratete 1887, war eine tüchtige, energische Hausfrau, ruhig und verständig. 5 Schwangerschaften, Geburten und Wochenbetten verliefen glatt. Die letzte Laktation nahm sie sehr mit. Seit Februar 1902 machte ihr der Klavierlehrer ihres Sohnes Kurt (V, 28) den Hof; sie wies ihn zuerst ab, ließ sich dann von ihm küssen und küßte ihn wieder. Nachdem der Mann den Lehrer abgeschafft hatte, wollte dieser die Wiederaufnahme des Unterrichts erzwingen, wodurch die Kranke in Angst geriet, sie fürchtete, der Lehrer werde ihren Mann ermorden, machte sich Vorwürfe, schlief nachts schlecht, kam körperlich herunter.

Aus der K. G. der I. A. Tf., 21. 6. 1902 — 12. 11. 1903.

21. 6. 1902. Äußert ihre Befürchtungen wegen des Lehrers, der ihren Mann umbringen oder ihm sonstwie schaden könne. Weinte. 22. 6. 1902. Erregt, meint, sie sei hier, damit ihr

---

[1]) Geschwister der Ehefrau.

[2]) Auf der Tafel nicht eingezeichnet.

Mann umgebracht werden könne; sie werde hier von allen belogen. Ihr Mann sei schon tot; das sehe sie an der Trauerkleidung des Arztes und seiner Gattin. 23. 6. 1902. Ihre Kinder seien auch tot; sie habe gehört, wie man die Särge zugenagelt habe. Mittelgroße, blasse Frau; ängstlich-weinerlicher Gesichtsausdruck. Juni 1902. Weint viel, unruhig, gelegentlich heftig erregt, zerschlägt. Beziehungsideen; die Mädchen spotten über sie. Es findet ein Duell statt, ihr Mann wird erschossen; sie hört die Schüsse, riecht das Pulver, hört ihre Kinder schreien, hört, wie die Särge zugenagelt werden. Tanzt und singt, jedes Wort, das sie spricht, bedeutet einen Toten. Juli 1902. Deprimiert, starr, zeitweise ablehnend. Hört Stimmen: „Mörderin". Mehrere Tage ganz passiv, läßt sich füttern. Liegt unbeweglich mit geschlossenen Augen; zeitweise widerstrebend. August 1902. Etwas freier, ißt schlecht, spricht leise. Reinlich. Beeinträchtigungsideen, werde widerrechtlich auf Veranlassung eines Feindes festgehalten. September 1902. Vergiftungsideen, zeitweise gereizt. Unrein. Steht oder sitzt unbeweglich. Ängstlich gespannt, wahnhafte Deutungen. Stimmen. Es ist etwas vorgefallen, sie weiß nur nicht was. Oktober 1902. Niemand ist aufrichtig zu ihr. Das Wasser und die Bäume sprechen mit ihr; die Bäume antworten ihr auf ihre Gedanken. November 1902. Gedrückt, weinerlich, spricht wenig, will fort. Es ist immer etwas im Essen drin. Dezember 1902. Ein Apparat ist im Bett, es wird alles Mögliche von ihr erzählt. Man unterhält sich über sie. Wenn sie etwas denkt, bekommt sie Antwort darauf. Januar 1903. Erregt, hört dauernd Stimmen, die durch Maschinen gemacht werden. Beeinträchtigungsideen. Zeitweise gesucht heiter, wolle den Arzt heiraten. April 1903. Halluziniert dauernd: „das Wasser spricht", das „Klosett spricht", „die Maschine spricht", „innere Stimmen". Alles wird künstlich gemacht, um ihr zu schaden und sie zu verderben. Zeitweise tief traurig; will zu Mann und Kindern. Selbstvorwürfe, habe sich verkehrt benommen. Gelegentlich erregt, laut, schilt mit gewöhnlichen Ausdrücken auf Umgebung, abweisend; zerschlägt, drängt fort. Mai 1903. Ruhiger bei Fortdauer der Wahnideen. Juni 1903. Erregt, abstiniert, halluziniert. Juli 1903. Entwichen, zurückgebracht. September 1903. Spricht jetzt wie ein Engländer, der mangelhaft deutsch kann, schreibt auch so in ihren Briefen. Oktober 1903. Zerschlägt, kaut und schluckt Glas, steckt sich Bleistift in die Scheide. November 1903. Schimpft, schlägt den Arzt.

Aus der K. G. der I. A. Tm., 12. 11. 1903 — 27. 10. 1904.

1903. Mißtrauisch, verstimmt. Hört die Bäume sagen, daß ihre Kinder tot seien, ihr Mann im Zuchthaus sitze. Dauernd akustische Halluzinationen und Beeinträchtigungsideen. 1904. Ißt wenig, weil Gift in den Speisen sei, weil sie arbeiten müsse, um Verzeihung zu erlangen. Verkehrt mit anderen Kranken, freut sich über Besuch der Angehörigen. Nach Besuch verstimmt, halluziniert lebhaft. Beeinträchtigungsideen. Schreibt viele Briefe mit drastischen und zotigen Bemerkungen. Gelegentlich verwirrt und erregt, lebhaft halluzinierend und unmotiviert lachend. Zeitweise gereizt. 1. 6. 1904. Nachts Ohnmacht. Handarbeiten. Menses regelmäßig.

Aus der K. G. der Privatanstalt F., 27. 10. 1904 — 6. 2. 1909.

Oktober 1904. Stimmen, Erregung. November. Drängt fort, zeitweise unruhig, halluziniert. 1905. Halluziniert (Kinder werden geschlachtet). „Es kann doch nicht alles wahr sein, was man mir sagt." Zeitweise erregt, sei hypnotisiert, werde von ganz Deutschland gehaßt, wolle nach Frankreich. Handarbeiten. Steckt (29. 9. 05) plötzlich die Zimmervorhänge in Brand, weil sie ins Gefängnis kommen wolle. Mehrfach hochgradig erregt, gewalttätig. Nächtliche Unruhe. Imperative Stimmen (soll fortgehen, darf nicht schlafen). 1907. Halluziniert viel, schläft wenig, wandert stundenlang herum. Weint viel. Handarbeiten. 1908. Nachts viel außer Bett, geht herum, hört dauernd Stimmen. Sitzt den größten Teil des Tages stumm und lauschend da oder spricht ganz leise vor sich hin. Zeitweise sehr unruhig, oft gedrückt, weint. 1909. Kein Interesse für Umgebung. Spricht leise vor sich hin; steht am Fenster, starrt hinaus. Unzugänglich.

Aus der K. G. der I. A. Tm. Seit 6. 2. 1909.

1909. Nachts unruhig, drängt fort. Steht herum, lispelt unverständlich. Oft recht negativistisch, widerstrebend, schlägt zu. Ohrfeigt plötzlich Wärterin. 1910. Halluziniert. Stimmung zeitweise verdrießlich, gleichgültig, selten einmal heiter. Spricht mit verzogenem Mund, murmelnd. Spricht nicht, arbeitet nicht. 1911. Dicker geworden. Teilnahmloser und ruhiger. 1912. Paranoisch-dementer Zustand besteht fort. Erregung seltener und flüchtiger. 1913. Derselbe Zustand mit Halluzinationen. Läßt sich leiten, ohne Interessen. 1914. Unverändert. Halluziniert ständig, hört ihre Kinder, sucht sie überall. 1915. Ruhiger. Manierierte Sprechweise wie früher; Mund kaum geöffnet, drehende Bewegungen der Zahnreihen, wälzende Lippenbewegungen. 1916. Menses stark unregelmäßig. Gewichtsabnahme (53,5 kg). Ißt seit Jahren nur, was ihr gereicht wird. Untätig, läßt sich selten einmal zum Klavierspielen bringen. Bald lächelnd, freundlich, bald mißtrauisch, bald gereizt. Sucht nachts ihre Kinder unter den Möbeln. 1917. Ruhig, apathisch, halluziniert, sucht ihre Kinder nachts. 1918. Halluziniert, nachts oft unruhig. Steht herum, muß gefüttert werden, ißt nie allein. Stumpf. 1919. Halluziniert, besonders nachts, drängt fort. 1921. Unverändert. Interesselos. Halluziniert, besonders nachts, viel.

Diagnose: Schizophrenie.

III, 20 Wilhelm Albert[1]), geb. 1870, led. Kaufmann.

Infantiler Typ. Macht sonderbaren Eindruck, kommt vom Hundertsten ins Tausendste. Tüchtiger, brauchbarer Geschäftsmann.

III, 21 Christian Albert[1]), geb. 1872, gestorben 1894, war völliger Idiot, körperlich ganz unentwickelt, multiple Sarkome.

III, 22 Frieda Werth, geb. Albert, geb. 18. 4. 1874, Ehefrau.

Die Kranke lernte in der Schule gut, im letzten Schuljahr schoß sie stark in die Höhe und war bleichsüchtig. Mit 15 Jahren Typhus. Nach langer Verlobungszeit heiratete sie 1902. Schon vor der Erkrankung des Ehemanns (1908) war auch die Kranke verändert; sie glaubte, man folge ihr von Berlin aus, wurde nach der Anstaltsaufnahme ihres Mannes sehr erregt; kam 14 Tage später selbst in die I. A. G. (10. 12. 1908—19. 10. 1909). Sie war zeitweise sehr erregt, hatte Vergiftungsideen, fühlte sich verfolgt, halluzinierte. Im Herbst 1909 kam sie zur Mutter, lebte harmlos, aber heiter, war zu ernster Beschäftigung unfähig. Als Weihnachten 1909 ihr Sohn zu ihr kam, wurde sie unruhiger. Im Mai 1910 steigerte sich die Erregung, sie wurde unverträglich, meinte, die Dienstboten spielten ihr Streiche. Nach kurzem Aufenthalt in einer Klinik und einem Heim für Nervöse, wo sie zeitweise erregt, meistens sehr zurückgezogen war, kam sie wieder zur Mutter. Dann hatte sie einige Zeit einen eigenen Haushalt. Im Sommer 1912 wurde sie wieder erregt, hörte wieder Stimmen.

Aus der K. G. der I. A. Tf., 12. 7. 1912—28. 4. 1919.

12. 7. 1912. Groß, sehr mager, schlechte Körperhaltung, Nase gerötet, Strabismus divergens. Gibt weinend an, sie sei erregt, traurig, höre Stimmen. Geordnet. Juli 1912. Abwesender leerer Gesichtsausdruck. Stimmen; es handle sich um eine Art von Okkultismus, der auf Völkerverbindung beruhe. Zerfahren. Halluziniert dauernd; „meistens ist es eine weibliche Stimme. Es kann aber auch anders. Manchmal weiß es besser Bescheid über mich als ich selbst." Sie sehe auch häufig Licht, wodurch sie Botschaften zu empfangen glaubt; „meistens sehe ich es innerlich in meinem Gehirn". Sie sah auch ihren Mann öfters „wesenslos". Etwas starre Haltung, vielfach in sich versunken; sondert sich ab. Will sich mit ihrem Mann, für dessen Krankheit sie kein Verständnis hat, wieder vereinigen; auch ihre Schwester sei nicht krank. Sie fühlt sich der Wirklichkeit völlig entrückt. Verschlossen, sehr wortkarg. August 1912. Nach einigen etwas freieren Tagen plötzlich erregt: singt, schilt, läuft herum. Nach drei Tagen ruhiger, kann sich nicht zurechtfinden. Halluziniert. Sept. 1912. Öfters erregt, konfuse Geschichten vom Papst, Kaiser, König von Württemberg. Weint gelegentlich. Oktober 1912. Will zu ihrem Mann, verwirrt. November 1912. Sehr erregt nach Besuch ihres Bruders, der ihr die Scheidung ihrer Schwester mitteilte; schrie, schalt, lachte, sang. Dezember 1912. Bald ruhiger, bald erregt, wahnhafte Beschuldigungen, Beeinträchtigungsideen, Januar 1913. Die Ärzte schädigen sie und ihre Schwester (III, 19) durch Hypnose; so wolle man sie von ihrem Mann trennen. Februar 1913. Gewundene, unzusammenhängende Äußerungen über ihre Wahnideen (Gedankenlesen) und Stimmen (drahtlose Telephonie). April 1913. Erregt, gespannt, abweisend. Juli 1913. Seit Mai ruhiger, beschäftigt sich. Bei ihrem Mann und ihr sei durch das plötzliche Peitschenknallen eines Droschkenkutschers eine schwere Veränderung in den Nerven bewirkt worden. Dezember 1913. Verhältnismäßig ruhig. Sinnestäuschungen und Wahnideen bestehen fort. Januar 1914. Zunehmende Erregung, massenhafte Sinnestäuschungen und verworrene Wahnideen; ihr Mann sei im Eis ertrunken. Gelegentlich sinnlos wütend, gewalttätig, zerstörungssüchtig. April 1914. Ruhiger, dauernd Halluzinationen, Wahnideen. Juli 1914. Nach längerer Zeit wieder erregt. November 1914. Im ganzen ruhiger. Februar 1915. Reizbar, erregt, schlägt zu. März und Mai 1915. Entweichungs-

---

[1]) Geschwister der Ehefrau.

versuche. In den folgenden Monaten immer wechselnd, hat dabei dauernd Wahnideen und Sinnestäuschungen. 1916. Vielfach gereizt, gelegentlich erregt. Man hat ihr das Gehirn herausgezogen, man erregt sie durch magnetische Ströme. Macht Handarbeiten, schreibt viele konfuse Briefe. 1917. Entweicht, zurückgebracht, will zu ihrem Mann. Sie habe in ihrer Nähe zwei Magnete, die den elektrischen Anschluß zwischen ihr und ihrem Mann bezwecken. Fühlt sich — wie schon früher — „mit Toten verbunden". 1918. Ist wieder magnetisch mit Leichen verbunden; liegt oft neben dem Bett aus Angst vor Radiumwirkung u. a. Unterhält sich oft mit ihren Stimmen, ist dann teilnahmlos gegen alles, was um sie vorgeht. 1919. Halluziniert dauernd. Wird dauernd physikalisch beeinflußt; trifft Gegenmaßregeln (hängt Magnete an der Wand auf, trinkt ihren Urin). Zeitweise heftige Erregung mit Zerstörungssucht. Zunehmende Gemütskälte. Interesselosigkeit. Einengung des Gesichtskreises. 4. 2. 1918. Nach mehreren erregten Tagen Schwindelanfall, kurze Zeit bewußtlos. Fluchtversuche. Beim Besuch des Sohnes auffallend verständig und ruhig.

Aus der K. G. der I. A. Tm. Seit 28. 4. 1919.

1919. Anfangs ruhig. In der Unterhaltung konfus, abspringend. Näßt auf Fußboden. Zerschlägt Geschirr und Fensterscheiben, weil sie ihre Kinder schreien höre. Lebhafte Halluzinationen, absurde Wahnbildungen. Man will mit ihr „liebeln", es stinkt nach Pech. Drängt fort. Sticht sich Nadeln durch die Brusthaut; habe einen Wurm in einer Rippe links, den sie rasseln höre; er sei außen von Horn; innen von Kot. Habe den Jupiter geliebt. Mehrfach erregt und verwirrt. 1920. Drängt fort. Verworrene Beeinträchtigungsideen. Hypochondrische Klagen: ihr linker Arm werde immer kürzer. Liegt oft nackt, zusammengekrümmt im Bett, werde an den Geschlechtsteilen von Männern belästigt, dann erregt. Beziehungsideen. Liest etwas, ohne Interessen. 1921. Öfters Erregungszustände, will fort, wolle sich nicht von Männern gebrauchen lassen, sei keine Hure. Könne nicht aufs Klosett, weil sie dort von Männern von unten betrachtet und betastet werde. Beziehungsideen, stehe mit vielen hochgestellten Persönlichkeiten in Verbindung. Zeitweise umgänglich und klar, zeitweise erregt und verwirrt. 1922. Stärkere sexuelle Beeinträchtigungsideen und Belästigungen, nimmt die sonderbarsten Haltungen an oder verbindet sich die Geschlechtsteile, um sich zu schützen. Oft erregt, schimpft unflätig.

Diagnose: Schizophrenie.

III, 23 Wilhelm Werth, geb. 12. 2. 1873, verh. Pfarrer a. D., Ehemann.

Der Kranke war schon als Kandidat der Theologie ein sonderbarer Mensch. Als junger Geistlicher hatte er große Schwierigkeiten, kam in Konflikte mit seinem vorgesetzten Pastor. Er bewarb sich vielfach ohne Erfolg um ein Pastorat, bekam schließlich eine Pfarrei in einem kleinen Ort auf dem Lande. Sein sonderbares Benehmen machte sein Verbleiben im Ort unmöglich; er wurde zwangsweise pensioniert. Er war infolge der Unmöglichkeit ein Amt zu bekommen, lange verlobt gewesen und heiratete 1902. Nachdem er offenbar schon seit Jahren krank gewesen war, wurde 1908 von Hausmitbewohnern mitgeteilt, daß er hochgradig erregt sei, auf jedes kleine Geräusch mit Wutanfällen reagiere, da er sich von seinen Feinden verfolgt glaube. In den Erregungszuständen schreit er halbe Stunden lang: „Rache, Vergeltung! Das sind meine Feinde. Majestät ist ein Mordbube." Nachdem der Kranke am 25. 11. 1908 mit einem Revolver aus dem Fenster auf die Straße geschossen hat, erfolgte polizeiärztliche Untersuchung. Der Kranke gab dabei an: er habe seine Verfolger schrecken wollen. Diese seien ein Fuhrmann, der scharf mit der Peitsche knalle, zahlreiche Wagen, die lärmend an seinem Haus vorüberfahren, seine Nachbarn, die Lärm machen u. a. Der Anstifter sei der Kaiser, der ihn aus dem Amt vertrieben habe, ihn verfolge und vernichten wolle. Der Kaiser, der ihn in Kiel und in Blankenese beim Vorüberfahren der „Hohenzollern" mit dem Fernrohr scharf fixiert habe, habe überall, auch im Hause, seine Geheimagenten.

Aus der K. G. der I. A. G. 28. 11. 1908 — 31. 12. 1920.

28. 11. 1908. 180 cm groß, herkulisch gebaut, reichliches Fettpolster (93 kg), Christuskopf. Gespannt-mißtrauischer, finsterer, starrer Gesichtsausdruck. 29. 11. 1908. Werde hier durch Lärm belästigt. Er stehe seit Jahren unter Beobachtung und Beaufsichtigung hoher und höchster Persönlichkeiten; zum erstenmal habe er das gemerkt, als die Kaiserin bei einem Gottesdienst sich besonders für ihn interessiert habe; sie habe dann wahrscheinlich den Kaiser auf ihn aufmerksam gemacht. Er habe zunächst geglaubt, man wolle ihn an den kaiserlichen Hof heranziehen; seine Feinde seien aber stärker als er, so daß er fürchte, der Kaiser, der ihn verfolge und beobachten lasse, sei anderer Meinung über ihn geworden. Man wolle ihn total

nervenkrank machen und zugrunde richten. Dezbr. 1908. Vergiftungsideen; große Beschwerde-schreiben. Januar 1909. Müde, apathisch, affektlos. Will nicht essen. Vergiftungsideen. Februar 1909. Ißt ausreichend; bekomme immer Aufregungs- und Schlafmittel. Interesselos. März 1909. Vorübergehend erregt; jetzt freundlicher, zugänglicher, liest, beteiligt sich an Spielen und Spaziergängen. Zeitweise gedrückt, weil er seine Frau nicht besuchen kann. April 1909. Zeitweise unruhig. Vergiftungsideen, Unbehagen und Mattigkeit. Meist heiter, liest, schreibt, zeigt Interesse für seinen Sohn. Mai 1909. Gelegentlich abwesend. Steht oft lang in Gedanken versunken am Fenster, spricht wenig. Juni 1909. Sehr gereizt und erregt. Vergiftungsideen. Verflucht die Ärzte, am ganzen Leib zitternd. Geräuschempfindlich. In der folgenden Zeit dauernd Vergiftungsideen, gelegentlich heftig erregt, schimpft, flucht. Mehrfach große Beschwerdeschreiben: man mache ihm durch Medikamente Kongestionen, Verdauungsbeschwerden, Aufregungs- und Depressionszustände. (Schriftstücke formal geordnet, überaus weitschweifig.) Ab und zu ganz ablehnend, besonders gegen die Ärzte. 1910 und 1911 Vergiftungsideen, beriecht das Geschirr. Arsen und Blausäure ist in den Speisen. Unterhält sich nur mit dem Wärter; Ärzte und der Kaiser intrigieren gegen ihn. Durch die Gifte wird er matt, schwach, die Glieder tun ihm weh, das Blut ist verdickt. Maniert in Bewegungen und Ausdrucksweise. Ist oft nicht aus dem Bette zu bringen wegen der Gift-wirkungen. Verflucht gelegentlich seine Feinde mit dröhnender Stimme bis zur Heiserkeit. 1912. Vorübergehend stumpf, unter der Bettdecke. Zeitweise sehr erregt, schimpft. Dauernd Vergiftungsideen, Hört, daß im Keller Pläne gegen ihn geschmiedet werden. Zeitweise ganz ablehnend und untätig. 1913. Beim Aufstehen manchmal Ödeme, die sich nach Ruhe wieder verlieren. Ißt sehr viel. Vergiftungsideen treten zurück. Verfolgungsideen und Gehörshalluzinationen treten mehr auf. Vage Größenideen, habe in wirtschaftlicher Beziehung anregend gewirkt. 1914. Manchmal zugänglicher. Katatonisch in Gang und Haltung. Scheint nicht mehr zu halluzinieren. 1915—1918. Keine Sinnestäuschungen mehr. Ausgesprochener Katatoniker in Gang und Haltung. Ißt sehr viel, will noch mehr, ohne jedes Verständnis für die Not der Zeit. 1919. Meist allein in seinem Zimmer, liest, spielt Klavier. Hält mit Beeinträchtigungs- und Verfolgungsideen zurück, aus Furcht, länger behalten zu werden. Bekomme weniger Essen als die anderen Kranken, das Personal weiche ihm nach der ver-kehrten Seite aus. Mißtrauischer Gesichtsausdruck bei der Unterhaltung; weitschweifige, verschrobene und pathetische Rede- und Schreibweise; salbungsvoll, predigerhaft. Vorüber-gehend mit starrer Miene reglos im Bett, einsilbig antwortend. Viele hypochondrische Ideen, die auch in zahlreichen Briefen geäußert werden; sei zu schwach zum Aufstehen, das Essen sei nicht ausreichend. Längere Zeit meist zu Bett. Anatomische Studien, dichtet in ziemlich einfältiger Weise Kirchenlieder um. Wahnideen werden spontan nicht geäußert, klingen in der Unterhaltung durch. 1920. Hypochondrisch, schwer aus dem Bett zu bringen. Theatra-lisch-pathetisches Verhalten. Keine Beziehungen zu anderen Kranken. Seit 21. 10. 1920 zu Bekannten aufs Land beurlaubt. Tagsüber außer Bett, geht spazieren, besucht Nachbarn, hilft in der Hausarbeit mit; zeitweise schweigsam und in Gedanken versunken. 31. 12. 20 aus dem Stand der Anstalt entlassen. Er lebt seither draußen schwachsinnig, hypochondrisch, wird mir mechanischen Arbeiten beschäftigt.

    Diagnose: Schizophrenie.

III, 24 Dorothea Werth[1]), geb. 1876, led. Volksschullehrerin, gesund, verständig.

III, 25 Elise Werth[1]), geb. 1878, led. Oberlehrerin, sehr intelligent, klar, geistig den Durch-schnitt überragend. Gute Rednerin. Stadtverordnete, vielfach in öffentlichen Ämtern tätig.

III, 26 Gerhard Werth[1]), geb. 1879, led. Volksschullehrer, gesund, anständig.

IV, 1 Paul Leist, geb. 1868, Eisenbahndirektor a. D., gesund.

IV, 2 Karl Leist, Lotse, gesund.

IV, 3 Emil Leist, Kaufmann, gesund.

IV, 4 Walter Leist, 1880/1915, Holzhändler, war gesund.

IV, 5 Hugo Leist, geb. 1882, Kaufmann, gesund.

IV, 6 Paula Leist, ledig, gesund.

IV, 7 Hermann Leist, 1884/1904, led. Kaufmann, war gesund.

---

[1]) Geschwister des Ehemannes.

IV, 8 Hermann Paulig, geb. 1876, verh. Maschinenmeister, gesund, kein Trinker. 3 gesunde Kinder (V, 1, 2, 3).

IV, 9 Anna Paulig, wurde Dienstmädchen, war liederlich, verkommen, (endete als Prostituierte?), hatte ein uneheliches Kind (V, 4), das noch lebt.

IV, 10 Hugo Paulig, geb. 1880, Maschinensetzmeister, gesund, vernünftig. Kein Trinker.

IV, 11 Botho Soeller, Landmesser, war gelähmt.

IV, 12 Anna Ganz, geb. Soeller, Gymnasiallehrersfrau, gesunde Kinder (V, 5 und 6).

IV, 13 Irmgard Albert, geb. 1893, led. Lehrerin, tüchtig, geistig hochstehend. Exzentrisch, lebhaft. Sonderbarer Mensch. Forciert lustig.

IV, 14 Frieda Albert, geb. 1896, ledig, gesund, macht einen eigentümlich düsteren Eindruck.

IV, 15 Gertrud Albert, geb. 1897, ledig.

Bekam mit 14 Jahren einen psychotischen Zustand, lag monatelang in einem kataleptisch-negativistischen Zustand. Sie hatte eine Lähmung der Beine und eine Blasenlähmung, die sicher psychisch bedingt waren. Mit Unrecht wurde der Zustand in der Familie auf einen Unfall zurückgeführt. Erst nach 5 — 6 Jahren ging die Lähmung durch ablenkende Beschäftigung allmählich zurück. Ein sonderbarer Gang blieb lange noch. Dr. J., der die Kranke im ersten Jahr der Erkrankung einmal sah, war zweifelhaft, ob eine hysterische oder katatonische Psychose vorliege. Sie lernte später die Kindergärtnerei (ohne Examen) und war dann in der Krankenpflege tätig. Sie ist jetzt bei Kindern in Stellung. Sie ist auch jetzt sicher nicht vollwertig. Sie scheint sehr unselbständig zu sein, füllt ihre untergeordnete Stellung aus, weil sie „sehr brav" ist[1]).

IV, 16 und 17 klein gestorben.

IV, 18 Elisabeth Gut, geb. 1896, schlägt nach dem Vater. Lebhaft, verständig, gleichmäßig, gut begabt. In der Krankenpflege tätig.

IV, 19 Adolf Gut, geb. 1898, Abiturium, Fähnrich in der Marine. Still, ordentlich, nett, gut begabt. Ohne pathologische Charakterzüge.

IV, 20 Helene Albert, geb. 1903, ledig, bestahl als Zehnjährige in der Schule ihre Mitschülerinnen. Schwach begabt, hat sich aber doch gut entwickelt, Haustochter.

IV, 21 Walter Albert, geb. 1906, sehr schwach begabt. Ist jetzt Schüler in einem Pädagogium für Schwachbegabte.

IV, 22 Hildegard Albert, geb. 1909, dumm, geistig langsam, schüchtern.

IV, 23 Albert Albert, geb. 1911, schwach begabt.

IV, 24 Fritz Heiner, geb. 1889/1911, led. Kaufmann, sehr reller Mensch. Ging 1911 auf der Überfahrt nach Amerika mit dem Schiff spurlos unter.

IV, 25 Adolf Heiner, led. Diplomingenieur, ordentlich, tüchtig, klug, nicht irgendwie auffällig.

IV, 26 Annamarie Heiner, lebt beim Vater, ist tuberkuloseverdächtig.

IV, 27 Karl Heiner, starb mit 1 Jahr an Tuberkulose.

IV, 28 Kurt Heiner, gestorben 1916, war ein musikbegabtes Wunderkind, galt bis zu seinem Tod an schwerer Kriegsverletzung als musikalisches Genie. Ordentlicher Mensch.

IV, 29 Wolfgang Heiner, led. Buchbinder, war zart, aber anscheinend gesund.

IV, 30 Herbert Werth, geb. 8. 8. 1903, war unbegabt, lernte schwer, galt als eigenartiges Kind. War gutartig. Er erlernte die Landwirtschaft, gilt als netter, höflicher Junge.

Eugen Malz, (III, 13) Vetter m. der Ehefrau (III, 22), von Hause schwach begabt, erkrankte, nachdem er schon jahrelang mißtrauisch gewesen war, mit 29 Jahren halluzinatorisch-paranoid; er wurde schnell zerfahren und stumpfsinnig, halluzinierte weiter und war zeitweise hypochondrisch. Er starb in schizophrener Demenz mit 53 Jahren. Ihm sehr ähnlich ist sein Onkel m., Eugen Soeller (II, 8), der „originär eigentümlich" war, auch mißtrauisch wurde, spätestens in der Mitte der 40er Jahre halluzinatorisch-paranoid erkrankte und gleichfalls stumpf verblödete.

Adolf Albert (III, 15), Bruder der Ehefrau (III, 22) war ein begabter, frischer, lebhafter Mensch von „auffallend jugendlichem, fast knabenhaftem Typ." Mit

---

[1]) Von Dr. J. in Anführungszeichen gesetzt.

40 Jahren erlitt er eine Bewußtseinsstörung, die ungeklärt ist[1]). Er war bewußt-los(?), verwirrt, blieb reizbar und kam dann in tobsüchtige Erregung, die mania-kalisch anmutete, aber einen albernen, läppischen Anstrich hatte und zeitweise mit Verwirrtheit einherging. (Die Krankengeschichte ist sehr summarisch geführt.) Nachdem er gelegentlich auch ängstlich gewesen war und Wahnideen gehabt hatte, wurde er mit „kindlich-schwachsinnigem Benehmen" nach $5^1/_2$ Jahren aus der Anstalt entlassen. Dr. J., der den Kranken nach der akuten Erkrankung kennenlernte, teilte uns mit, daß er typisch schwachsinnig im Sinne einer De-mentia praecox sei. Der Fall ist dadurch bemerkenswert, daß er nach den zuver-lässigen Nachrichten präpsychotisch nicht als Schizoider imponiert zu haben scheint; er würde damit die bereits im zweiten Abschnitt erwähnte Beobachtung illustrieren, daß die Anlage zu Schizoid nicht unbedingt schon in der präpsycho-tischen Persönlichkeit in Erscheinung treten muß.

Klara Heiner, geb. Albert (III, 19), fiel als Kind durch ein ständiges aus-druckloses Lächeln auf, war dann eine ruhige, verständige, energische Hausfrau. Mit 36 Jahren, nach einer langen anstrengenden Stillperiode und im Anschluß an ihr nicht ganz korrektes Benehmen einem Courmacher gegenüber, wurde sie ängstlich, weinte viel, bekam Halluzinationen des Gehörs und Geruchs, Bezie-hungsideen, lag herum; später war sie zeitweise gereizt, auch erregt, hatte Be-einträchtigungs- und Vergiftungsideen, wahnhafte Deutungen, Gedankenlaut-werden, hörte weiterhin Stimmen, die mit Maschinen gemacht würden, war gedrückt, sprach wenig, machte sich Selbstvorwürfe. Unter Fortdauer der Sinnestäuschun-gen und Wahnideen fing sie an, maniert zu sprechen, sich selbst zu beschä-digen. Im allgemeinen apathisch und stumpf, nachts halluzinierend und unruhig, ist sie jetzt weitgehend affektiv verblödet.

Frieda Werth, die Ehefrau (III, 22), erkrankte spätestens im 34. Lebensjahr (1908) mit Sinnestäuschungen und Verfolgungsideen, sie war zeitweise sehr erregt; nach zum Teil etwas ruhigeren Zeiten wurde sie 1912 neuerdings erregt, hörte dauernd Stimmen, sah Licht, ihren Mann „wesenslos." Ihre Haltung wurde starr, sie war vielfach ganz versunken, verlor zunehmend den Zusammenhang mit der Wirklichkeit; dazwischen kamen kurzdauernde Erregungszustände. Sie hatte immer vielerlei absurde Wahnideen und akustische und haptische Halluzinationen („Magnetismus", „elektrischer Anschluß"); zum Schutze gegen die letzteren brachte sie Magnete an und trank sie ihren Urin. Sie wurde immer autistischer. Sie halluzinierte dauernd weiter, hatte immer Wahnideen, beson-ders sexueller Natur, ist jetzt affektiv weitgehend verblödet, zeitweise noch erregt.

Die Psychosen dieser drei Geschwister (III, 15, III, 19, III, 22) scheinen manche Ähnlichkeit zu haben, die sich allerdings beim Bruder (III, 15) wegen der kurzen Krankengeschichte nicht recht verfolgen läßt: bei allen dreien begann die Erkrankung im vierten bzw. an der Wende des vierten Lebensjahrzehnts, unter schweren halluzinatorisch-paranoiden Syndromen und Erregungszu-ständen kam es zur affektiven Verblödung; der Zerfall der Persönlichkeit ist

---

[1]) Er kann ohnmächtig geworden und infolgedessen gefallen sein oder einen Sturz erlitten und dadurch das Bewußtsein verloren haben. Es ist aber auch möglich, daß er in einem schon ausgebrochenen Erregungszustand einen an sich belanglosen Fall tat.

beim Bruder (III, 15) offenbar weniger weit vorgeschritten als bei den Schwestern (III, 19, III, 22). Bei der jüngeren Schwester (Frieda Werth, III, 22) ist der Inhalt der Psychose, besonders die Wahnideen, unverkennbar durch den kranken Ehemann (Wilhelm Werth, III, 23) stark beeinflußt, wie bei ihr überhaupt ihre Beziehungen zum Ehemann im psychotischen Erleben eine große Rolle spielen. Auch der Vetter m. der drei Geschwister, Eugen Malz (III, 13) ist halluzinatorisch und paranoid gewesen, doch ist bei ihm die Psychose vielleicht seiner intellektuell schwachen Persönlichkeit entsprechend inhaltlich kümmerlicher gewesen; auf seine Ähnlichkeit mit II, 8 wiesen wir hin.

Klara Albert geb. Malz (II, 6) hat unser Berichterstatter für eine konstitutionell Depressive mit zeitweiligen psychotischen Exazerbationen gehalten. Wir vermögen uns, ohne dabei schon auf die Erblage Rücksicht zu nehmen, dieser Ansicht nicht anzuschließen. Diese wunderliche, übertrieben sparsame, stille und zurückhaltende Frau, die im Hinblick auf ihr Milieu auffallend fromm und dabei so unselbständig war, daß sie nicht allein den Haushalt führen konnte, erscheint uns nicht so sehr durch die vielleicht depressive Komponente ihres Wesens als durch ihre Stille, Zurückhaltung und Wunderlichkeit besonders charakterisiert. Konstitutionell Depressive haben doch — auch in schweren Fällen — eine gewisse Selbständigkeit, eine „Persönlichkeit" im vulgären Sinn, die wir bei dieser Frau zu vermissen glauben. Hier fehlt offenbar gerade das „Persönliche", hier fehlen die warmen Beziehungen zur Außenwelt; hier ist eine gähnende Leere in einer stillen, scheuen Frau. Wir sind der Meinung, daß es sich hier um eine Schizoide handelt, deren geistige Störungen möglicherweise schizophrener Art gewesen sind.

Ein Vergleich der Mutter (II, 6) mit ihren Kindern kann nur für die präpsychotischen Persönlichkeiten versucht werden, weil über die psychotischen Störungen, die die Mutter vielleicht durchgemacht hat, nichts bekannt ist. Nach dieser Richtung besteht ein auffallender Unterschied, insofern des Sohnes präpsychotische Persönlichkeit an die Wesensart seines gesunden Vaters (II, 10) erinnert, in dessen anscheinend allzusehr betonter Bedachtheit auf bürgerliche Wohlanständigkeit und Korrektheit man vielleicht schizothyme Züge im weitesten Sinn erblicken kann. Bemerkenswerterweise ist bei der Tochter dieses Mannes (II, 10) und seiner schizoiden Frau (II, 6), bei der klugen, verständigen Anna Albert (III, 16), übermäßige Korrektheit mit großer Empfindlichkeit verbunden, eine Verbindung, die wohl ihre Einreihung unter die schizoiden Typen gestattet. Bei Klara Heiner (III, 19) und Frieda Werth (III, 22) lassen die Mitteilungen über die Persönlichkeit vor der Erkrankung keinen Vergleich mit den Persönlichkeiten der Eltern zu. Die passive indifferente, unbedeutende Auguste Gut (III, 17), bei der wir mindestens starke schizoide Einschläge anzunehmen haben, gemahnt lebhaft an ihre Mutter (II, 6).

Friedrich Albert (III, 18) ist ein stiller, scheuer, engherziger, ängstlicher Mensch, dessen Ängstlichkeit in der dauernden Furcht zu verarmen etwas grotesk zum Ausdruck kommt. Er scheint der Persönlichkeit seiner Mutter sehr verwandt zu sein. Man wird kaum annehmen, daß die Verarmungsfurcht, die er seit 30 Jahren äußert, und seine Aufgeräumtheit nach Alkoholgenuß Äußerungen einer manisch-depressiven Anlage seien, sondern ihn nach seiner ganzen Persönlichkeit als psychopathisch Schizoiden aufzufassen haben. Es ist sicher kein

Zufall, daß gerade bei der Schilderung seiner Persönlichkeit in bezug auf seine engere und weitere Familie der ihr eigentümliche „Geist des Philistertums, der Engherzigkeit und der strengen Korrektheit" betont wird, ein Geist, den man in manisch-depressiven Familien vergeblich suchen wird. Auch Friedrich Alberts (III, 18) Bruder Wilhelm (III, 20) macht einen „sonderbaren Eindruck", er scheint zerfahren, doch wohl nicht in psychotischem Sinne, zu sein, und ähnelt in seinem infantilen Typ dem ältesten Bruder Adolf Albert (III, 15); wir lassen offen, ob es ein sprunghafter, zerfahrener, schizoider Psychopath ist. In seiner sozialen Tüchtigkeit erinnert er an seinen Vater (II, 10).

Eine klinisch-diagnostische Sicherung des Idioten Christian Albert (III, 21) ist unmöglich; immerhin möchten wir seine ganz mangelhafte körperliche Entwicklung nicht unerwähnt lassen, weil bei zwei seiner Brüder (III, 15 und III, 20) der infantile Körperbautypus hervorgehoben wird.

Eine Persönlichkeit wie den „ganz wunderlichen" Franz Malz (II, 5), den Bruder der Klara Albert (II, 6), mit dem man nichts zu tun haben wollte, wird man wohl auch zu den Schizoiden stellen dürfen. Seine großtuerische Nichte Marie Soeller (III, 7) wurde von der Familie gemieden. Ohne diese beiden in die Schizoiden hineinzwängen zu wollen, wird man sich doch sagen müssen, daß zirkuläre „Wunderliche" oder „Großtuer" in der Regel auch gute Seiten haben, die sie die Beliebtheit in der Familie und in weiteren Kreisen nie ganz verlieren lassen, weil ihnen im Gegensatz zu den Schizoiden menschliche Wärme eigen ist [1]).

Von den Kindern des Adolf Albert (III, 15) wird man die tüchtige, sonderbare, exzentrische Irmgard Albert (IV, 13) trotz oder vielleicht sogar wegen ihrer forcierten Lustigkeit als schizoiden Typus auffassen. Menschen mit echtem Humor haben nie als geradezu auffallenden Zug ihres Wesens eine „forcierte Lustigkeit". Die eigentümlich düstere Frieda Albert (IV, 14) erweckt mindestens den Verdacht auf Schizoid, läßt sich aber ohne nähere Beschreibung nicht einreihen. Bei Gertrud Albert (IV, 15) wird man sich jetzt doch für die schizophrene Natur der langjährigen kataleptisch-negativistischen Störung auszusprechen haben, und zwar nicht nur im Hinblick auf die Störung selbst, deren reichliches Durchwobensein von hysterischen Symptomen an der schizophrenen Zugehörigkeit nicht irremachen dürfte, sondern auch deshalb, weil sie auch jetzt „nicht vollwertig", sondern eine unselbständige, „sehr brave", d. h. wohl stille Persönlichkeit ist, d. h. eine Persönlichkeit, wie wir sie bei hysterischen oder solchen Menschen, die schwere hysterische Störungen ohne den Hintergrund einer prozeßhaften Erkrankung durchmachen, kaum zu sehen bekommen. Übrigens ist eine gewisse Ähnlichkeit zwischen der stillen, unselbständigen Gertrud Albert (IV, 15), bei der wir also einen, wenn auch leichten, schizophrenen Defektzustand anzunehmen geneigt sind [2]), und ihrer Großmutter v. Klara Albert (II, 6), die sicher schizoid war und vielleicht schizophrene Störungen hatte, nicht zu übersehen.

Die Kinder des Friedrich Albert (III, 18) und seiner in der Ehe verkümmerten Frau (III, 27) sind alle vier schwach begabt; schizoide Züge könnten sich in den Diebereien der Tochter Helene (IV, 20), die, wie Dr. J. besonders unterstreicht,

---

[1]) Wir verweisen auf analoge Ausführungen bei einigen Gliedern der Familie Friedrich.
[2]) Eine psychogene Reaktion auf schizoider Basis läßt sich aber nicht mit voller Sicherheit ausschließen.

deshalb allgemeines Aufsehen erregten, weil sie von einem Glied der als besonders ehrsam und korrekt bekannten Familie Albert begangen wurden, verraten haben; doch liegt es uns fern, jedem jugendlichen Rechtsbrecher die Diagnose Schizoid zu geben.

Kaufmann Paulig (II, 1), der „minderwertig" und ethisch defekt war, war sicher eine psychopathische, vielleicht eine schizoid-psychopathische Persönlichkeit.

Hermann Paulig (III, 6) versagte in oder unmittelbar nach der Schule und kam ganz herunter; er trank, unterschlug, exedierte geschlechtlich und lebte schließlich als arbeitsloser Lump. Dieser Lebensgang scheint geradezu aus Wilmanns' alten schizophrenen Landstreichertypen herausgeholt. Ein Schizoider ist Hermann Paulig sicher gewesen; die Möglichkeit, daß er schizophren war, ist nicht in Abrede zu stellen. Ihm ähnlich scheint sein Bruder Gustav Paulig (III, 8) gewesen zu sein; wir sind geneigt, auch ihn als schizoiden Typus anzusehen. Wir schließen den unbegabten Bruder der beiden, Adolf Paulig (III, 9) an, der wie die Brüder (III, 7 und III, 8) nirgends rechten Fuß zu fassen vermochte. Sicher war er ein Psychopath; ihn als schizoid zu bezeichnen, liegt nahe, wird aber ohne nähere Mitteilungen über ihn wohl besser unterlassen.

Anna Paulig (IV, 9), die Verkommene, erinnert an ihren Vater (III, 6) und einen seiner Brüder (III, 8). Wenn auch nicht ohne weiteres behauptet werden darf, daß alle haltlosen ethisch Defekten Schizoide seien, so trifft das doch wohl auf viele zu; es ist auch bei Anna Paulig gar nicht unwahrscheinlich. Je genauer wir die Schizoiden überhaupt kennenlernen, desto sicherer werden wir die psychopathisch Haltlosen, die in die Schizoidengruppe gehören, in ihrer Zugehörigkeit zu dieser Gruppe, schon dem Phänotypus nach, erfassen können.

Bei Jürgen Malz (I, 2) kann man mit Dr. J. annehmen, daß er „in unserem Sinn sicher ein Trinker" war; sonst lassen sich aber diagnostische Feststellungen über ihn nicht machen. Ein „notorischer Trinker", über den im übrigen auch nichts bekannt ist, war sein Sohn Friedrich Malz (II, 4).

Über den nervenkranken Trinker Otto Leist (III, 5) läßt sich nichts ausmachen; auch die Kenntnis von seinem Selbstmord hilft nicht weiter.

Ein Eingehen auf das musikalische Genie (IV, 28) der Familie ist nicht möglich, weil wir einerseits nichts von sonstigen künstlerischen Begabungen der Familie und andererseits zu wenig von der Persönlichkeit des Musikers wissen.

Wilhelm Werth, der Ehemann (III, 23), war schon vor dem Ausbruch der Psychose ein schwieriger, sonderbarer Mensch. Wahrscheinlich war er schon lange krank, als er 1908 wegen Erregungszuständen und Verfolgungswahn in die Anstalt kam. Er hatte ein etwas vages System von Verfolgungsideen, war überaus lärmempfindlich. In der Anstalt hatte er außer seinen alten, gegen den Kaiser gerichteten Verfolgungsideen Vergiftungsideen, war zeitweise ablehnend, besonders gegen die Ärzte, die er unter seine Verfolger einbezog und in Erregungszuständen pathetisch und zitternd verfluchte. Er hatte eine Fülle von Mißempfindungen und hypochondrischen Beschwerden. Er wurde steif, maniriert, halluzinierte. Später beschäftigte er sich ein wenig, blieb pedantisch, mißtrauisch, beziehungssüchtig, sprach und schrieb verschroben und salbungsvoll. Oft lag er lange Zeit mit massenhaften hypochondrischen Beschwerden zu Bett. Jetzt ist ein Defektzustand von ausgeprägtem Autismus und Schwachsinn ausgebildet.

Herbert Werth (IV, 30), der Sohn von III, 22 und III, 23, der unbegabt war und schwer lernte, galt als „eigenartiges" Kind; er soll jetzt ein „netter, höflicher Junge" sein. Unter Vorbehalt sehen wir in ihm einen Schizoiden, über dessen späteres Schicksal sich aber — auch abgesehen von den unvollkommenen Nachrichten, die wir über ihn haben — vom klinischen und psychopathologischen Standpunkt aus nichts ausmachen läßt.

7. Familie von Wienz.

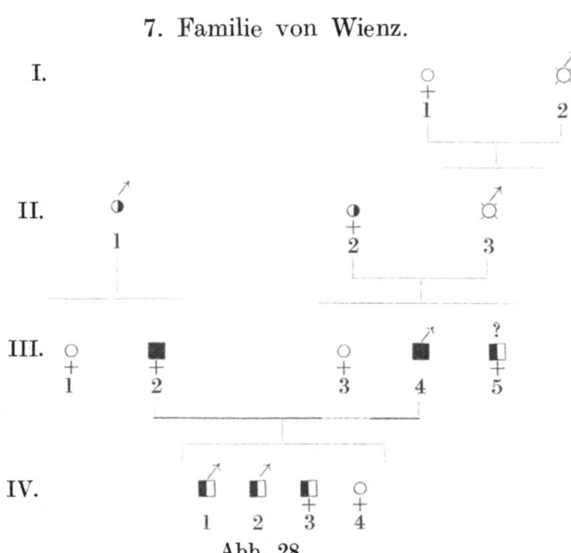

Abb. 28.

I, 1 Emma Wienz, geb. Glaß, geb. 1792, gestorben?, Forstmeistersfrau, Großmutter des Ehemanns. Keine Nachrichten.

I, 2 Günther Gottfried Wienz, geb. 27. 12. 1793, gestorben 10. 7. 1860, verh. fürstl. Forstmeister, Großvater v. des Ehemannes. Illegitim geboren. Trinker. Starb an Auszehrung.

II, 1 Dr. Wilhelm Brisker, verh. Stabsarzt, Vater der Ehefrau, hat sich das Leben genommen.

II, 2 Klara von Wienz, geb. von Tengen, geb. 8. 8. 1837, gestorben 21. 10. 1884, Kämmerersgattin, Mutter des Ehemanns, war nervös, starb an Herzleiden.

II, 3 Günther Friedrich Karl von Wienz, geb. 7. 9. 1822, gestorben 11. 1. 1885, verh. fürstl. Kämmerer und Jagdjunker, Vater des Ehemannes, Trinker, starb an Nierenleiden.

III, 1 Schwester der Ehefrau, keine Nachricht.

III, 2. Hedwig von Wienz, geb. Brisker, geb. 11. 11. 1866, Ehefrau.

Die Kranke, über deren Mutter und Geschwister bisher nichts in Erfahrung zu bringen war, war geistig gut veranlagt, sie war eine verschlossene, ernste, weiche Natur. Mit 12 Jahren hatte sie Lungenspitzenkatarrh. Sie heiratete 1888; die ersten drei Geburten — 1889, 1891, 1892 — waren leicht; sie war während der Gravidität unauffällig; die Wochenbetten verliefen glatt. Im Mai 1894 machte sie einen Gelenkrheumatismus durch, kam körperlich herunter. Nachdem sie schon längere Zeit verstimmt und schlaflos gewesen war, nahmen Anfang Juli 1894 Verstimmung und Schlaflosigkeit zu; sie machte sich Selbstvorwürfe, meinte, sie richte das Hauswesen zugrunde, sei durch ihre Krankheit ein Unglück für alle; sie ließ im Hause alles gehen, jammerte und war ängstlich.

Aus der Krankengeschichte der Irrenklinik J. 31. 7. 1894—15. 3. 1895.

Die grazile, anämische Kranke ist hochgradig beängstigt, weint, ringt verzweifelt die Hände, stößt nur einzelne abgebrochene Worte hervor. Sie ist klar und orientiert, faßt Fragen richtig auf, versucht zu antworten, stockt: „O diese Qualen—Gewissensbisse—Strafen."

Sie schrickt plötzlich zusammen. Leichte motorische Unruhe, bettflüchtig, geht ziellos umher, „doch nicht mehr, als dem Affekt entsprechen würde". 1. 8. Morgens noch ebenso ängstlich, verstört, flicht fortwährend am Zopf, zupft an den Fingern, ringt die Hände, schluchzt; „Das Elend — ich war so pflichtvergessen — ich bin schuldig." Gehemmt. Mittags ängstliche Stimmung anscheinend geschwunden, blickt lächelnd, wie traumverloren vor sich hin, flicht am Zopf, weicht lächelnd zurück, antwortet nicht auf Fragen, blickt kaum auf (ca. $^1/_2$ Stunde). Abends wieder ängstlich, nimmt plötzlich ein Messer und macht eine Bewegung, als ob sie sich den Leib aufschneiden wolle. Erregt durch laute Kranke, horcht an der Wand; ihre Schwester sei durch ihre Schuld tobsüchtig ins Irrenhaus gekommen, ihre Mutter sei auch da. Ißt mangelhaft. 2. 3. Affekt wechselnd. 3. 8. Wenig geschlafen. 2 Stunden nach Hyoszininjektion (0,6 mg.) sehr erregt, schreit, kämpft mit der Wärterin: „Die Hunde werden auf mich gehetzt. Es ist zu spät!" Sieht Qualm im Zimmer. 4. 8. Sondenfütterung. Hört immer ihre Schwester rufen. Mißversteht Geräusche. Die Angst werde wiederkommen, die Tiere — Katzen und Hunde — werden wiederkommen, wie gestern abend. 8. 8. Erregt, klagt sich an, habe ihren guten Mann verlassen, sei nicht krank. Völlig affektlos. Fürchte, daß Mutter und Schwester tot seien; sie habe am ersten Tag vom Fenster ihren Namen gerufen. Habe Schlangen gesehen. 9. 8. Schüchtern, kleinmütig, wahnhafte Deutung der Situation. Sträubt sich gegen Nahrung und Pflege. Höflich, weint dazwischen wie neugierig. 13. 8. Spärliche Äußerung. Widerstreben, ängstliches Weinen und Jammern, demütiges Verhalten. 22. 8. Weint, jammert viel: „Ach, gebt mir meine Unschuld wieder. Nach und nach haben sie alle meine Gedanken gesehen." 25. 8. Ptosis links. Schwacher Affekt, einsichtslos, orientiert. 26. 8. Immer gleichmäßig erregt, gewohnheitsmäßiges Jammern; spricht nicht, dazwischen flott fließende Äußerungen: „Ich weiß, daß sie mich töten wollen. Heute naht sich mein Schicksal." 13. 9. Nach Hyoszin wieder Tiere gesehen (Mäuse, Ratten). 14. 9. Kein Hyoszin, Mäuse gesehen. 18. 9. Ihr Mann sei verschlungen, ganz M. (Wohnort des Mannes) sei weg. 25. 9. Leicht benommen, spricht viel von Tieren. Mundkatarrh, Fieber. „Ihr seid alle Tiere; wenn Ihr wollt, sind sofort die Tiere da." 27. 9. Vorgestern nacht mit einer manischen Kranken getanzt. Unterhält sich zuweilen mit Patienten, die sie anreden; dabei ruhig, höflich. 28. 9. Weint die ganze Nacht, fürchtet sich vor dem Gewürm. „Jetzt ist es nicht da, aber später. Die Bären werden mich mit ihren Pratzen ersticken." 30. 9. Affektlos. Den Ereignissen der Abteilung gegenüber nicht mehr unaufmerksam, eher neugierig. 1. 10. Unterm Kopfkissen seien Tiere mit langen, spitzen Zähnen, sie könne sie durchfühlen. Das Bett sei nachts umschnürt und habe sich fortbewegt. Hat auf einem andern Bett einen Kopf gesehen, grau mit großem Mund und Zähnen wie eine Staubwolke: „Er wollte mir nichts tun. Hier diese Sachen sind alle so sonderbar. Das Bett ist so verlängert und die vielen Schlangen im Bett und dort der Nashornkopf. Beide Kissen sind voll von großen Tieren und sehr hoch." Ruhig im Bett, traurig, ohne starken Affekt, fixiert nicht, sieht ins Leere, ratlos. Auf indifferenten Gebieten behält sie oft lange einen ganz natürlichen Gesprächston. 6. 10. Zugänglicher. (Noch verwirrt?) „Ja, weil mir alles zugeschrieben wird." Sucht unruhige Kranke zu beruhigen. 15. 10. Immer noch Beziehungswahn. Als eine andere Kranke ihr Bett tauscht, meint sie, die habe ihr wohl etwas übel genommen. 19. 10. Ihr Mann lebe nicht mehr. 25. 10. Es ist alles fremd, verändert, von ganz wo anders her. Untersucht Poststempel und Handschrift der erhaltenen Briefe: „Es sieht nicht richtig aus, es ist auch gar nicht geschickt worden." Sie werde getäuscht, alles geschehe nur zum Schein. Hinterm Trost sei Spott und Hohn verborgen. 26. 10. Demütig. Kleinheits- und Nichtigkeitswahn, deshalb widerstrebend gegen Pflegerin. „Alles ist verkehrt. Es ist eine ganz andere Welt." Sie habe fortwährend Angst. 15. 11. Zieht im Garten immer ihre Kleider aus, weil sie ihr nicht gehören. 13. 12. Ob Halluzinationen vorhanden sind, ist schwer zu eruieren. Sie sei gesund; aber es werde ihr hier alles falsch gemacht. Man sage ihr immer nach, sie habe das Essen gestohlen und deshalb wolle sie lieber nichts essen; sie sei nicht daran schuld. Es werde ihr oft gesagt, sie sei ein Frauenzimmer. Die Kranken sagen hier das alles, auch die Wärterinnen und die Ärzte. Das sei gerade das Falsche, daß sie immer freundlich tun; sie merke es am Ton und an der spöttischen Behandlung, wie es gemeint sei. Stereotype Haltung; sitzt immer im Bett, legt sich fast nie, hält sich Taschentuch vors Gesicht, sieht nicht auf: weint; „ach Gott, immer wenn etwas fort ist, soll ich es genommen haben. Man hat es mir angedeutet, nicht direkt gesagt." 21. 12. Etwas frischer; sie ärgere sich so, daß die Leute alle über sie schimpfen. 28. 12. Den ganzen Tag fast frei; unterhält sich unbefangen. 29. 12. Morgens wieder ängstlich.

2. 1. 1895. Will kein Essen I. Klasse. 11. 1. Will nicht essen, damit die Hungrigen auch etwas Ordentliches bekommen. 9. 2. Heute ziemlich regsam. 27. 2. Beginnt aufzuwachen. 11. 3. Unterhält sich, näht, interessiert sich. Sträubt sich noch gegen das Essen. In gleichgültigen und unverfänglichen Dingen durchaus frei und verständig. Weint, sobald man ihrer Psychose näher tritt. 14. 3. Besuch des Mannes. Gerührt, lustig, verliebt, ausgelassen. 15. 3. Fühlt sich wohl und glücklich. Freut sich über ihre Kinder. Heiter erregt; will nichts mehr von ihrer Krankheit hören; genießt den Augenblick, nahezu geheilt entlassen.

16. 4. Nachricht vom Mann: Noch deprimiert, Kopfschmerzen, sehr matt, bettlägerig.

Es folgte nun eine Reihe von Jahren, in denen die Kranke „gesund" war, in der Familie lebte und anscheinend nicht auffällig wurde. 1901 gebar sie zum 4. Mal.

Im Frühjahr 1904 setzte dann ein „mäßiger Erregungszustand mit Benommenheit und einzelnen Halluzinationen" ein. Die Kranke glaubte, man habe ihr eine Maske auf den Kopf gesetzt, um sie zu betäuben, sie sei von lauter schlechten und ihr übelwollenden Menschen umgeben. Dieser Zustand, während dessen sie zu Hause verpflegt wurde, dauerte ungefähr 9 Monate. Ob er vollkommen abklang, ist nicht sicherzustellen.

Anfang Juni 1905 wurde die Kranke wieder verändert, erschien benommen, sah „Bilder", wähnte sich mit ihrem Hausarzt verlobt, von dem sie Kinder empfangen wollte. Sie war deprimiert. Durch Kopfumschläge glaubte sie erleuchtet zu werden; sie hielt ihre Schwester für den heiligen Geist, den Arzt für Jesus, für Gott, der ihr den Himmel aufschließen werde. Zwischendurch lachte sie viel. Außer ihrer Schwester, dem Arzt und der Pflegerin hielt sie alle Menschen für schlecht und ihr feindlich gesinnt. Sie müsse Tag und Nacht aufrecht sitzen, das verlangten die schlechten Leute von ihr. Sie klagte über Druck im Unterleib, Schwächegefühl, könne nicht stehen und gehen. Nahrungsaufnahme gut.

Aus der Krankengeschichte der Privatanstalt P. 19. 6. 05 — 18. 8. 1906.

20. 6. 1905. Glaubt ihre Schwester, deren klagende Stimme sie gehört habe, sei hier operiert worden. Erschöpfter Eindruck; ohne besondere Teilnahme für Umgebung, zu Bett, keine hysterischen Stigmata. 23. 6. Nachts plötzlich heftiger, mehrstündiger Erregungszustand, schreit, zertrümmert, erotisch: „Geliebter Egon[1]), komme doch!" 24. 6. Beruhigung, Benommenheit fortbestehend. Halluzinationen: habe nachts eine weiße Fee am Himmel gesehen, diese sei zu ihren Kindern herabgeschwebt, die dann hypnotisiert worden seien und nun getötet würden. Sie sei hier in einem verzauberten Schloß. 26. 6. Heftige zweistündige Erregung, zertrümmert, wirft. 27. 6. Bittet die Wärterinnen wegen ihres gestrigen aggressiven Wesens um Verzeihung. Weinerlich. 28. 6. Abends heftige Erregung, Benommenheit, hochgradiger Bewegungsdrang. Klatscht gegen Fenster und Türen, läßt sich fallen, rollt sich umher, schreit, bellt, heult fast die ganze Nacht. 29. 6. Weinerlich, ohne viel zu reden; sitzt zitternd da. Ißt nur auf Darreichung. 4. 7. Kreisärztliche Untersuchung; Blutergüsse an beiden Konjunktiven; Gesichtsausdruck blöde, benommen, Stimmung gedrückt („Halluzinatorische Verwirrtheit"). 7. 7. Ruhiger, rasch wechselnd; jetzt äußerlich geordnet, dann weinerlich, abweisend, in sich gekehrt; zeitweise laut, erregte Gespräche mit den Halluzinationen. Hört Stimmen von Bekannten und Verwandten. Sei hier bei O. in einem verzauberten Schloß. Hin und wieder, besonders nachts, mit Kot geschmiert, Wände bestrichen, sich gesalbt; sie müsse dies tun, um „den Menschen zu helfen, die Mauern werden sich durch das Bestreichen auftun und dann wird die Menschheit erlöst sein". Ißt auf Darreichung genügend. 6. 8. Äußerlich ruhiger, benommen, halluziniert, verkennt. Gehobene Stimmung, lächelt beständig. 15. 8. Versucht wiederholt ihren Urin und Kot zu genießen; weil sie die Braut Christi sei, habe Gott ihr zugerufen, sie müsse dadurch die Sünden der Welt tilgen. Frägt die Umgebung täglich, ob sie nun von allen schwarzen Sünden erlöst seien und sich geläutert fühlen. 21. 8. Erzählt der sie besuchenden Schwester, der Arzt sei ihr Mann Egon bzw. der Herzog von K. Habe die Stimmen aller ihrer Angehörigen hier gehört und höre sie noch. 4. 10. Manische Stimmungslage. Halluziniert; auf „Stimme und Befehl des lieben Gottes" schlägt sie Scheiben ein, gießt Wasser ins Zimmer, wirft ihre Sachen in die Nässe; lacht dazu. 29. 12. War 3 Wochen äußerlich geordnet, nahm an der Anstaltsgesellligkeit teil. Seit 28. 12. nachmittags plötzlich verändert, erregt, zum Lachen geneigt, erotisch, proklamiert ihre Verlobung und demnächstige Hochzeitsreise mit dem Arzt. Schreibt seitenlange Bestellungen für ihren zukünftigen Haushalt. (Schriftstücke mit immer größer werdenden Buchstaben geschrieben, ideenflüchtig.)

---

[1]) Vorname des Ehemanns (III, 4).

1. 1. 1906. Äußerlich ruhig bei Silvesterfeier, lacht viel vor sich hin. 15. 1. Sucht sich stets ihren Urin in die Stube zu sprengen. Kommt der Oberin mit einem Kotstückchen entgegen: müsse auf Gottesbefehl die sündigen Menschen entsühnen. 25. 1. Verworrenheit mit Halluzinationen und gehobener Stimmung andauernd. Lacht viel, erotisch. Neigt zu Unsauberkeiten. 1. 2. Seit gestern starke Erregung; singt, lacht, kratzt große Löcher in die Wand, weil dort ihr seliger Vater versteckt liege. Zerreißt. 14. 3. Verworrenheit, Bewegungsdrang, Erregung seit einigen Tagen mehr und mehr abgeklungen. Noch heiter, motivloses Lachen. 16. 4. Neuerliche starke manische Erregung. Singt, lacht. Schreibdrang (viele Briefe; kleine, gegen Ende der Briefe größer werdende Buchstaben, viel unterstrichen und quer geschrieben; ideenflüchtig, witzelnd). 20. 5. Explosiv auftretende Erregungszustände mit lebhaftem Bewegungsdrang, Zerreißen, Werfen, Schreien — alles „auf göttlichen Befehl". Nach den 1—2 Stunden dauernden Erregungszuständen äußerlich geordnet mit Fortdauer der Euphorie. Zeitweise erotische Erregbarkeit stärker hervortretend. 22. 6. Noch manische Stimmungslage und Bewegungsdrang. 1. 8. Habe längst verstorbene Verwandte wiedergesehen; der Teufel habe sich ihr genähert, müsse die Menschheit erlösen. Manisch gehobene Stimmungslage. 9. 8. Plötzlich auftretender Erregungszustand, zertrümmert ein Wandbild (Oedipus), weil der blinde Mann sie so angestarrt habe. Sie werde noch mehr zerschlagen. 17. 8. Noch manische Stimmungslage, verkennt viele Einzelheiten der Situation, lacht viel. Halluziniert noch; ihre Halluzinationen haben meist religiösen Inhalt. Hält an ihrer Erlöserrolle fest. 18. 8. Versuchsweise zu Verwandten.

Aus der Krankengeschichte[1]) der I. A. M. 20. 8. 1906—29. 6. 1914.

21. 8. 1906. Bei den Verwandten gleich schweren Erregungszustand bekommen. Freundlich, zeitweise ängstlich. Sei draußen erregt geworden, weil sie geglaubt habe, eine ihrer Töchter werde vergiftet. Nachts einstündiger Erregungszustand, zertrümmert; die Offenbarung komme, lacht nachts über den Lärm und ist ruhig. 23. 8. Wirft herum, höre Stimmen. 25. 8. Tagsüber ruhig, abends lebhafter, schreit, singt, wirft Essen herum. 31. 8. Lacht, wirft Geschirr und Möbel herum. 15. 9. Gereizte Reden. 21. 9. Viel gesprochen. 25. 9. Morgens gereizt. 27. 9. Gereizt. 3. 10. Zugänglicher, lacht viel, spricht gelegentlich ruhig und verständig. 15. 10. Gleichmäßiger, lacht oft grundlos. 19. 10. Unruhiger, eigentümlicher in ihren Reden. 20. 10. Meist still, erregt, lacht einige Male grundlos vor sich hin. 21. 10. Lebhafter, wirft herum. 30. 10. Neckt und reizt die andern Kranken. 5. 11. Lacht mehr, wirft herum. 29. 11. Zeitweise gereizt, animiert andere Kranken zum Zerschlagen. 11. 12. Lebhaft, wirft. 13. 12. Morgens sehr verstimmt, dürfe nichts mehr essen. 14. 12. Angst, Versündungsideen, sitzt im Bett, weint. 15. 12. Vormittags noch sehr verstimmt, seufzt, stöhnt. Ißt nur mit Eingeben. Nachts unruhig, munter wie sonst, wirft, amüsiert sich dabei. 16. 12. Im Bad unanständig. Morgens plötzlich Weinen, Selbstvorwürfe. 17. 12. Gedrückt, ängstlich. Wechselnd. Gegen Abend unanständige Reden. 18. 12. Abends lebhaft, heiter. 19. 12. Morgens depressiv. 20. 12. Sehr verstimmt. Sagt, sie verkenne Personen, halte eine Pflegerin für ihren Vater, eine andere für ihre Schwester. Nennt alle beim richtigen Namen, fragt, ob sie es sind. 21. 12. Abends heiter. 22. 12. Morgens depressiv, wechselnd.

3. 1. 1907 religiöse Vorstellungen. Dauernder Wechsel vom Morgen bis zum Abend. 14. 1.—11. 2. Depressiv, Denk- und psychomotorische Hemmung; abends freier. 12. 2. Vormittags plötzlich heiter. 13. 2. — 13. 4. Verstimmt. 14. 4. Plötzlich heiter, wirft wieder. 15. 4. Plötzlich deprimiert. 18. 4. Ausgelassen lebhaft. 19. 4. Ängstlich depressiv. 20. 4. Lebhaft, wirft, nachmittags depressiv. 21. 4. Morgens depressiv. 22. 4. Plötzlich heiter. Sagt, daß ihr Stimmen oft etwas sagen; habe gestern ihre Schwester sprechen hören. „Dann folgen Mitteilungen erotischer Art, die nicht wiederzugeben sind." 23. 4. Abends depressiv. 24. 4. Nachmittags heiter, zerreißt; dann stiller. 25. 4. Depressiv, sei nicht wert etwas zu essen. Abends heiter. 26. 4. Depressiv. 4. 5. Morgens heiter, dann stundenlang depressiv; abends wieder heiter. 17. 5. Depressiv, Selbstvorwürfe. 30. 5. Morgens sehr unruhig, verängstigt, bettflüchtig; mittags sehr heiter, wirft, singt, schreit. Abends depressiv. 1. 6. Wechselnd depressiv und lustig, doch herrscht gedrückte Stimmung mit Selbstvorwürfen vor. 2. 6. Sehr unruhig, verängstigt, bald mehr in Ekstase. Abends ruhiger. 3. 6. Nachts sehr unruhig gewesen, auch heute sehr unruhig, allmählich ruhiger. Abends sehr ängstlich und unruhig. 4. 6. Nachts ruhiger, morgens wieder sehr unruhig, gibt allem eine Bedeutung. 5. 6. Bis gegen

---

[1]) Unter Verwendung von ärztlichen Berichten und von Notizen des Pflegepersonals.

Abend sehr unruhig, von allen möglichen Vorstellungen gequält, die sie andeutungsweise äußert. Abends eine Stunde ruhiger, dann neuerdings sehr unruhig. 6. 6. Morgens sehr lebhaft. 7. 6. Ruhiger, sehr von ihren Vorstellungen beherrscht. 8. 6. Zeitweise verängstigt, gedrückt; nachts erregt, widerstrebend (in Packung). Bis Anfang Oktober war die Kranke ängstlich, depressiv, gehemmt, unruhig, drängte gelegentlich fort, weinte oft, aß zeitweise widerstrebend, quälte sich mit Selbstvorwürfen. 6. 10. Seit 2 Tagen etwas heiterer. 11. 10. Gestern vorherrschend heiter, heute morgen gedrückt.

Bis Oktober 1908 wechselte die Kranke von Tag zu Tag (nicht ganz regelmäßig), war einen Tag heiter, manchmal sehr lebhaft, den andern Tag still, depressiv, ängstlich. Ab und zu äußerte sie Wünsche, wollte in ein anderes Zimmer, ging aber dann nicht, wenn sie verlegt werden sollte. Im allgemeinen setzte die depressive Stimmung morgens, die heitere abends ein. Im November 1908 war sie vorwiegend ängstlich, depressiv, ruhelos, halluzinierte akustisch (Weltuntergang, Hauseinsturz), dazwischen immer kurze Zeit heiter. Im Dezember wieder starker Wechsel zwischen depressiver (vorwiegend morgens) und heiterer (vorwiegend abends) Stimmung. Im März teilweise abweisend, meist still, in sich gekehrt. 1. 4. 1909. Ist bei der Verlegung in die Pensionsabteilung außer sich, weint viel. 15. 5. Verlangt stereotyp Verlegung in andere Zimmer; ruhiger. 16. 7. Meist nur vormittags das Bild ängstlicher Hemmung und Ruhelosigkeit. Nachmittags öfters freier, heiterer, unternehmungslustiger. 18. 8. Ängstlicher, recht verwirrt und beängstigt.

17. 1. 1910. Auch bei weniger gedrückter Stimmung ruhelos, bewegt sich dauernd in einem eintönigen, engbegrenzten Gedankenkreis (will in anderes Zimmer, auf andere Abteilung). Selten zum Aufstehen zu bewegen. Bis August 1910 dasselbe Bild. 15. 8. Ein paar Tage besonders regsam, frisierte sich, zog sich ohne Nachhilfe an. Dann wieder wie vorher. 22. 10. Beunruhigtes, zerfahrenes Wesen.

17. 1. 1911. Dauernd außer Bett. Vorwiegend gedrückt, mißmutig, zeitweise sehr ängstlich, wenig Interesse für Umgebung. Beschäftigt sich nicht. Gewichtszunahme. 15. 4. Stärker beunruhigt und ängstlich. 16. 7. Gedrückt, verdrießlich, zeitweise ängstlich. 15. 8. Wandert unstet herum, weint, ringt die Hände, drängt einsichtslos fort.

15. 1. 1912. Gedrückt, zeitweise ängstlich. Muß an- und ausgekleidet, zum Essen angehalten werden. 15. 3. Ißt schlecht, läuft planlos herum oder steht wie in Gedanken verloren in den Ecken. 16. 11. Seit Jahr und Tag dasselbe einförmige Bild.

3. 3. 1913. Unverändert.

Aus der Krankengeschichte des Diakonissenmutterhauses L., 29. 6. 1914—22. 6. 1919.

Aus I. A. M. zuverlegt. Hört Stimmen. Läuft unruhig herum, orientiert, angemessene Antworten. Heiter, manchmal leichte Depression. 1. 5. 1915. Bald heiter, bald verstimmt, zerfahren, konfus. 8. 6. Wechselnde Stimmung. Drängt fort. Urteils- und einsichtslos für ihren Zustand. Schreibt viel an Vormund (keine Briefe bei der K. G.). 2. 8. Bald heiter, bald verstimmt. 15. 11. 1915. Schreibt verworrene Briefe. 1. 6. 1916. Sprachlich leidlich geordnet, schriftlich völlig verworren.

2. 12. 1917. Unverändert.

12. 2. 1918. Wünscht täglich einsichtslos ihre Entlassung. Könne mit ihrem jetzt ebenfalls gesunden Gatten zusammenleben. Sonst geordnet, orientiert. Schreibt täglich Brief im Telegrammstil mit stets gleichem Inhalt: fort von L., nach Amerika, Australien.

11. 6. 1919. Seit langer Zeit ruhig und geordnet. Bald etwas verstimmt, bald heiter.

Aus der Krankengeschichte der I. A. M. seit 22. 6. 1919.

28. 6. Tochter gibt an, die Kranke sei sehr kritiklos, unfähig, geordnet zu wirtschaften; dürfe nie Geld in die Hand bekommen, da sie es alsbald ausgebe.

Befriedigend genährt, mittelkräftiger Körperbau. Innere Organe o. B. Urin o. B. Nervensystem o. B.

Orientiert, äußerlich geordnet, im Gespräch aufmerksam, keine manifesten Wahnideen, halluziniert nicht. Urteilsschwach, kritiklos, uneinsichtig, auffallend guter Stimmung, solle sich hier nur ein wenig erholen. Wolle entweder „zu meinem Sohn, der nach Amerika gehen will oder zu meiner Tochter; sie ist Lehrerin und da würde ich ihr die Wirtschaft führen." Ihr Mann sei „gar nicht so krank. Ich würde ihm den Kopf schon zurecht setzen und da würde er schon vernünftig sein." 28. 6. Drängt auf Entlassung oder Versetzung in eine andere Anstalt. Haltlose innere Unruhe. Schreibt gern und viel an Angehörige und Vormund; die

Briefe sind zum Teil von erstaunlicher Kritiklosigkeit. 5. 7. Schreibt viel, meistens guter Stimmung. 16. 9. Drängt uneinsichtig fort.

Am 31. 3. 1921 teilte die Direktion der I. A. M. mit, „Frau von W. zeigte während ihres fast zweijährigen Aufenthalts in M. im allgemeinen eine gleichgültige oder leicht gehobene Stimmung, ist meist redselig und weitschweifig in Worten und Briefen, welch letztere sehr zerfahren, ungeordnet und geistlos ausfallen, oft auch albern-burschikos. Eine richtige Depression oder auch eine Hemmung wurde hier nie beobachtet. Die Stimmung wird nur manchmal ärgerlich und gereizt, wenn sie ihre unverständigen Wünsche wegen Entlassung oder Versetzung in eine andere Anstalt nicht erfüllt sieht, aber eine wirkliche affektive Stimmung ist nie vorhanden. Zeitweise schreibt sie haufenweise Briefe, in denen sie ihre Entlassung fordert und jede Einsicht in ihre Lage, ihren Krankheitszustand und jedes Verständnis für die Schwierigkeit und den Ernst der Außenwelt vermissen läßt. In ihren Reden, ihrer Urteilslosigkeit, ihren fortgesetzt schwankenden Entschlüssen zeigt sich deutliche geistige Abschwächung. Es handelt sich hier wohl um eine schizophrene Erkrankung, die schon länger als vor 25 Jahren begonnen hat und sich jetzt als vorgeschrittener Schwachsinn kennzeichnet.“

Diagnose: Schizophrenie.

III, 3　Weibliche Totgeburt. 8. 5. 1862.

III, 4　Egon von Wienz, geb. 7. 8. 1863, verh. Hauptmann a. D., Ehemann.

Der Kranke war als Kind und später immer gesund. Er lernte etwas schwer, besuchte Gymnasium bis Prima und Ritterakademie und wurde nach Absolvierung einer Presse 1884 Soldat. Er war lebenslustig, verbindlich, gesellig, aber auch stets sehr reizbar. Guter Geiger. Er hatte Sorgen und Kummer wegen seiner unglücklich verheirateten Schwester (Schwager Lues). Er machte gute Karriere, wurde Adjutant bei einem Bezirkskommando und nach 14 Jahren Dienstzeit Hauptmann; er hatte viel Ärger und Anstrengung im Dienst. Mit seiner Frau (Heirat 1888), von der er 4 Kinder hat, lebte er gut. Wegen Schwäche der Frau mußte der eheliche Verkehr eingeschränkt werden. Der Kranke hatte daraufhin — wie schon vor der Ehe — viele Pollutionen mit erotischen Träumen, wodurch er sich sehr geschwächt fühlte. Während er früher sehr mäßig in Baccho gewesen, auch nie viel vertragen hatte, trank er in den letzten Jahren viel Wein.

Im Sommer 1901 machte sich eine Erschwerung der geistigen Leistungsfähigkeit bemerkbar, hypochondrische Ideen (Herzleiden) stellten sich ein. Am 4. 8. 1901 hatte der Kranke einen Beklemmungsanfall; solche Anfälle kamen mehrfach wieder. Er konnte keinen Dienst machen, war reizbar und verstimmt. Von August bis Oktober 1901 war er erfolglos in einem Sanatorium, wo er Angstzustände und Zwangsvorstellungen und hypochondrische Ideen hatte, zerstreut, mut- und energielos war und in der Stimmung zwischen Euphorie und Depression stark wechselte. Er fühlte sich impotent, machte, als er glaubte, der Geschlechtsverkehr erwache wieder, mißglückten Koitusversuch, der ihn sehr verstimmte. Er grübelte dauernd über seine hypochondrischen Ideen, aß und schlief dabei gut.

Aus dem Krankenblatt der I. A. K. 6. 11. 1901 — 15. 7. 1902.

Bei der Ankunft erwähnte der Pat., daß es ihm jetzt wieder viel besser gehe, bald aber verfällt er wieder in hypochondrisches Grübeln, sinkt matt und kraftlos auf das Sofa hin, läßt sich sein Herz untersuchen, will immer wieder versichert sein, daß sein Herz stark sei, kommt dann bald auf den in den letzten Tagen übermäßig stark aufgetretenen Geschlechtstrieb zu sprechen und daß Versuche, den Koitus auszuführen, doch resultatlos gewesen seien; meinte, der Geschlechtstrieb sei durch das Elektrisieren wiedergekommen und er sei zu stark elektrisiert worden. Glaubt namentlich, man habe sein Herz elektrisiert, welches dadurch größer geworden sei und einen vermehrten Blutzufluß zu den Genitalien bewirkt habe. In den letzten Tagen habe er auch einige Male stoßweise Zuckungen in dem einen Bein gehabt. Im Gespräche mit ihm fällt auf, daß er zeitweise nachsinnend ist, wie wenn er über etwas anderes nachdenken würde, und daß er dann auch den Faden verliert. Die Nachricht, daß er hier bleiben solle, trifft ihn sehr schwer, doch willigt er nach einigem Zureden verhältnismäßig leicht darein, meint aber, daß er im Kopf nichts habe und nicht verrückt sei. Von der Frau nimmt er herzlich Abschied. Dreierlei Arzneien, die er mitgebracht, wickelt er sorgfältig aus, erwähnt, zu welchem Zwecke er jede genommen, und will dieselben auch hier weiter nehmen. Da er im Zimmer nicht allein sein will, geht er sofort in das Billardzimmer und spielt ein Billard; nachdem aber ein anderer Kranker von Sozialdemokratie und Gendarmen spricht, geht er sofort wieder auf sein Zimmer und will nicht am gemeinschaftlichen Tisch teilnehmen, während er dies vorher gewünscht hatte. Nachher läßt er sich doch bewegen und unterhält sich ganz gut, klagt nachher über Wallungen zum Kopf und hatte auch geröteten Kopf. 7. 11. Sehr gute Nacht. Heute morgen schon wieder Stimmungswechsel und Äußerung hypochondrischer Ideen. Meint, er könne nicht mehr so gut gehen wie früher, er werde rückenmarksleidend. Der Geschlechtstrieb sei nicht mehr so stark, dies habe sich gebessert. Er fängt an zu weinen und meint, man solle seine Kinder kommen lassen, da er sterbe und nicht mehr besser werde. Gibt zu, daß das Schwindelgefühl von vielen Pollutionen kommen könne; habe schon früher viele gehabt, nachher hätten sie nachgelassen und seit 4 Tagen seien sie wieder stärker. Hört dann plötzlich auf hierüber zu sprechen und sagt, er könne nicht mehr.

Somatisch: Starke Fettablagerung, besonders am Abdomen. Faßförmiger Thorax. Auf den Wangen erweiterte Kapillaren. Pupillen mittel- und gleichweit, reagieren prompt. Herz etwas verbreitert, Töne rein. Puls klein, beschleunigt (120). Patellarreflexe etwas gesteigert. Urin o. B.

10. 11. Bis gestern abend recht gut, dann etwas erregt, „bei dem Gedanken, daß er im Irrenhaus sei". Auf Bromwasser sofort ruhiger. Gute Nacht. Heute morgen jubelt er über sein Wohlbefinden, unmittelbar nachher wieder sehr unruhig und deprimiert über einen harmlosen Satz in einer Karte seiner Frau. Wollte sofort an dieselbe telephoniert haben. 11. 11. Hatte gestern verschiedene Male im Laufe des Tages seine Stimmung gewechselt; heute ebenso, bald himmelhoch jauchzend, bald zu Tode betrübt; in ersterem Zustand gesund, nett, Interesse zeigend, gesprächig, in letzterem ängstlich, zerstreut, auf nichts eingehend, nur grübelnd. Appetit und Schlaf sind gut. 13. 11. Machte heute einen ganz versimpelten Eindruck. Denkt den ganzen Tag an seinen „Geschlechtstrieb", spricht fast nur davon, ist in beständiger Erwartung, daß derselbe kommt, und meint, dann müßte die Frau gleich bei der Hand sein. Im selben Moment, wo er davon spricht, sagt er, daß er gar nicht daran denke. Ist überhaupt furchtbar zerstreut und stupid, schaut stier vor sich hin, anscheinend nur mit Grübeln beschäftigt, er hört gar nicht auf das, was man ihm sagt. 16. 11. Gute Nacht. Stimmung wechselt heute wieder ganz plötzlich. Wird plötzlich still und kommt sofort wieder auf den Geschlechtstrieb zu sprechen, spricht aber ganz unzusammenhängend. Legt sich wieder zu Bett. 17. 11. Wenig geschlafen. Ist heute sehr deprimiert; es seien neue Dinge hinzugekommen; es sei schrecklich. „Was bin ich für ein Mensch," ruft er aus. Erzählte dann eine Geschichte, die ihm vor 10 Jahren mit seiner Schwester passiert sei. Letztere sei etwas leicht veranlagt. Vor 10 Jahren nun (als er schon verheiratet gewesen) sei er einmal nach dem Manöver zu seiner Schwester heimgekommen, diese sei so leger dagelegen, er sei geschlechtlich so aufgeregt geworden und habe sie koitieren wollen, er sei jedoch nicht dazu gekommen; die Schwester habe ihn übrigens auch abgewiesen. Seither unterstütze er die Schwester sehr. Macht sich nun Vorwürfe, daß er das mit der Schwester versucht habe. Nachmittags wechselt er wieder einige Male die Stimmung und abends ist er wieder ganz munter. 18. 11. Weniger gute Nacht. Ist heute morgen wieder äußerst deprimiert und ängstlich, meint, er bekomme einen Anfall, möchte seine Frau noch einmal sehen, glaubt sterben zu müssen. Seufzt tief auf, bringt keinen Satz und keinen Gedanken fertig, sagt selbst: „Ich komme ja von einer Wirre in die andere". Frug den Wärter gestern abend und heute morgen, was die Frauenstimmen auf dem Gang zu bedeuten hätten. Mittags ist er wieder viel besserer Stimmung und Abends sogar ganz gehoben. 19. 11. Heute morgen sehr euphorisch, kommt mit offenen Armen auf Ref. zu, er sei jetzt ganz gesund, gestern sei die Krise eingetreten, jetzt sei er gerade $1/4$ Jahr krank gewesen; fragt, welches jetzt die Ursache der Krankheit gewesen sei. Dann kommt er ganz unvermittelt auf seine Papiere zu sprechen, erzählt, daß er vor 10 Jahren an „Portugiesen" verloren, jetzt aber ganz sichere Papiere habe. Dann fügt er bei, es sei gestern abend von den Herren über Papiere gesprochen worden, was wohl absichtlich gewesen sei. 2 Stunden nachher hat die Stimmung wieder total umgeschlagen; er läßt wieder den Kopf hängen, kann nicht begreifen, daß es jetzt schon wieder so ist. Nachmittags wieder besser, doch schwätzt er noch konfuses Zeug zusammen. 20. 11. Auf 4,0 Paraldehyd gute Nacht. Heute morgen gute Stimmung, was sich aber bald wieder änderte. Wieder ängstlich. 21. 11. Gestern mittag und heute wesentlich besser; erzählte gestern mittag ohne Schwierigkeiten und ohne Störung Episoden aus seinem Militärleben, beteiligte sich ganz nett an der Unterhaltung. Schlief auf 4,0 Paraldehyd ganz gut, ist heute guter Stimmung und ist es ohne Wechsel nachmittags 5 Uhr noch.
— Wechselt heute nicht so oft die Stimmung, ist auch nicht so zerfahren, beteiligt sich an der

allgemeinen Unterhaltung. 22. 11. Weniger gute Nacht, liegt einige Male im Zimmer herum, klagt über das Herz. Dagegen ist er heute morgen wieder guter Stimmung, die aber bald wieder wechselt. Geht auf die Ökonomie. 26. 11. Besserung hält an; Arbeit in der Ökonomie wirkte günstig ein. Machte heute mit mehreren Herren einen Ausflug nach S., war ganz vergnügt dabei, ohne Stimmungswechsel, unterhielt sich ganz gut, sprach zusammenhängend. Vereinzelte Gehörstäuschungen scheinen doch vorhanden zu sein; so meinte er gestern, seine Frau sei in A., und wollte hin und heute schreibt er an seine Frau einen Brief, daß er öfters den Namen „Wagner" habe rufen hören, verbindet damit die Idee, daß er mit Papieren spekuliert, seine Offiziersehre dadurch verletzt habe und seinen Abschied nehmen müsse. 27. 11. Heute den ganzen Tag guter Stimmung, arbeitete vormittags tüchtig auf der Gärtnerei, machte mittags den gemeinschaftlichen Spaziergang mit. Gibt an, die „Ideen" kämen noch bisweilen, doch werde er leicht Herr über dieselben. 28. 11. Heute wieder ganz umgeschlagen, wieder äußerst nachdenklich und ängstlich. Beim Sprechen bisweilen blitzartige Zuckungen in der linken Gesichtshälfte. 3. 12. Seither wieder weniger gutes Befinden, wechselt wieder häufig die Stimmung, ist wieder zerstreuter, macht sich Vorwürfe, besonders, daß er seiner Frau die Treue nicht gehalten, kommt ab und zu wieder auf den „Trieb" zu sprechen. Zwischenhinein ist er dann wieder ganz guter Stimmung und fühlt sich ganz gesund. 5. 12. Macht sich heute wieder große Vorwürfe, daß er der Spekulation wegen Industriepapiere angeschafft; meint, seinen Kindern könnte dadurch am Vermögen geschadet werden; schrieb an die Frau, daß sie diese Papiere verkaufen solle, fühlte sich dadurch erleichtert. 16. 12. Heute ist er wieder verstimmter, klagte zeitweise wieder mehr über das Herz. Mit anderen Herren verkehrt er meist ganz nett, unterhält sich, spielt sogar, wird abgelenkt; beim Wärter aber allein zeigt er meist eine große innere Unruhe. Auf die vermeintliche Bromlösung (NaCl) wird es immer besser. 18. 12. Erzählt heute in ganz fließender, zusammenhängender Weise von der Tätigkeit eines Bezirksadjutanten, hat in keiner Weise eine Schwierigkeit dabei, ist guter Stimmung. Wird körperlich zusehends leistungsfähiger. 20. 12. Fürchtet wieder, nicht mehr gesund zu werden, meint, man halte ihn nur mit Hilfe der scharfen Arzneimittel bis nach Neujahr noch über Wasser. 26. 12. Gestern und heute wieder abnorm guter Stimmung, jedoch auch wechselnd; zeigt trotzdem noch eine große Ruhelosigkeit. In letzter Zeit vermehrte Neigung zu Mißtrauen.

7. 1. 1902. Hat in letzter Zeit insofern Fortschritte gemacht, als der Stimmungswechsel nicht mehr so häufig eintritt, er zusammenhängender spricht und anscheinend nicht mehr so viel von seinen Selbstvorwürfen gepeinigt wird. 9. 1. Heute wieder sehr euphorischer Stimmung, hält sich wieder für gesund, will Frau schreiben, daß sie ihn abhole, glaubt, daß er jetzt keine Beschwerden mehr bekommen werde. 15. 1. Gestern und heute jeweils Vormittags wieder größere innere Unruhe mit unangenehmen Empfindungen auf der Brust, ist dadurch wieder verstimmter. 21. 1. Klagt mehr über den Schlaf. Machte sich heute wieder Vorwürfe, daß er die Schwester habe heiraten lassen, kommt aber leichter darüber weg. Eine große Interesselosigkeit und Zerstreutheit fällt bei ihm noch immer auf. 31. 1. Stimmung wechselt noch immer, Selbstvorwürfe kehren auch noch immer wieder. Kleinigkeiten erregen ihn übermäßig. 4. 2. In seinem Äußern ungeordneter, hat schmutzige Krawatte. Auch Flecken auf dem Rocke. 8. 3. Bessere Stimmung hält an. Zwangsgedanke wegen der Schwester kehrt noch täglich wieder und beherrscht ihn oft intensiv. 24. 2. Gestern wieder sehr euphorischer Stimmung, fühlte sich wieder ganz gesund. In letzter Zeit spricht er oft von Pollutionen, die er habe. 28. 2. Soll beim Essen das Dekorum manchmal sehr vernachlässigen, z. B. mit seinem Nebenmann sich über andere am Tisch lustig machen, und zwar so laut, daß es gehört wird, auch helfe er beim Essen manchmal mit den Fingern nach. 6. 3. Subjektives Wohlbefinden, geht viel spazieren. Stimmung wechselt immer noch, Vorwürfe wegen Heirat der Schwester treten immer noch auf. Schlaf läßt zu wünschen übrig, braucht immer noch Mittel. 15. 3. Die letzten Tage verstimmter, machte sich besonders wieder mehr Zwangsgedanken wegen der Heirat der Schwester, erzählte wiederholt die ganze Geschichte von der Syphilis seines Schwagers. 17. 3. Seit gestern nachmittag in recht gehobener Stimmung, fühlt sich fähig, „das Jahrhundert in die Schranken zu fordern", wie er als Maßstab für seine wiedergewonnene Energie in spaßhafter Weise sich ausdrückt. Die gedrückte Stimmung komme bestimmt nicht wieder, wenn er auch noch etwas Spannung über der Brust verspüre. 24. 3. Heiter und zuversichtlich. 30. 3. Dieselbe Euphorie; abends von 5—7 Uhr käme gewöhnlich die nervöse Unruhe, meist aber nur, wenn er daheim bleibe. 3. 4. Gestern und heute wieder verstimmt,

macht sich die alten Vorwürfe wegen seiner Schwester. Seit längerer Zeit spricht er öfters halblaut vor sich hin: „Saukerl, Hundskerl, Saukopf"; auch tut er dies bei Tisch in einer Weise, daß es die andern Herren hören. Anscheinend will er dadurch sich gegen die unangenehmen Zwangsgedanken wehren. 10. 4. Hat keinen Trieb zu einer Tätigkeit, will nur heim und sich mit seinen und seiner Schwester Kindern abgeben, drängt aber auch nicht energischer. Führt oberflächliche Konversation. Über sexuelle Dinge spricht er schon länger nicht mehr, gibt auch an, daß er seit ca. 4 Wochen die nächtlichen Erregungen nicht mehr habe. 16. 4. Geht in letzter Zeit öfters in die Kirche, sowohl in die evangelische als auch in die katholische; auch liest er öfters in der Bibel. Heute ist er wieder sehr verstimmt, gibt an, daß ihm gestern abend ein neuer Gedanke gekommen sei, über den er nicht wegkomme, habe deshalb heute nacht nicht schlafen können. Vor Tränen kommt er anfangs gar nicht zum Sprechen; nachher erzählt er, daß er über die Selbstvorwürfe wegen der Schwester durch Hingebung an die Religion hinweggekommen sei. Er lese z. B. viel in der Bibel im Walde. Gestern sei ihm nur darin ein Satz aufgestoßen, über den er nicht wegkomme, nämlich der Satz: „alle Sünden können vergeben werden, nur nicht die wider den heiligen Geist." Er habe sich nun früher wider den heiligen Geist versündigt; ist hierüber nun sehr unglücklich, grübelt, will mit dem Pfarrer sprechen. 17. 4. Nach Rücksprache mit dem Geistlichen gestern sofort ruhiger, zeigt die alte Euphorie. 18. 4. Heute wieder deprimiert, hat wieder die religiösen Skrupel. 22. 4. Grübelt immer mehr über religiöse Dinge nach, macht sich Vorwürfe, in dem und jenem nicht recht gehandelt zu haben. 30. 4. Arbeitet wieder auf der Gärtnerei, ist besserer Stimmung. 4. 5. Ist die letzten Tage wieder ganz in seinem religiösen Grübelzwang, liest öfters 1 Stunde und mehr in der Bibel, geht viel in die Kirche. 17. 5. Die Sünde wider den heiligen Geist plagt ihn immer noch sehr, bringt seine Skrupel jedermann vor, hat oft wieder eine größere Unruhe. Besuch der Schwester hat ihn nicht beeinflußt. 22. 5. Arbeitet zur Zeit wieder recht fleißig und fühlt sich an diesen Tagen viel wohler. 24. 5. Hat den Verdacht, er sei nierenkrank, da sein Urin trübe sei. 29. 5. Hatte einige bessere Tage; vorgestern sehr euphorisch, meinte, es sei alles gut. Heute wieder religiöse Skrupel, liest 3 Stunden in der Bibel und weint nachher. 29. 6. In den letzten Tagen lobte er sein Befinden wieder sehr. Die religiösen Skrupel sind auch noch nicht ganz weg, aber nicht mehr so intensiv wie früher. 15. 7. Auf Veranlassung der Frau und Bekannten entschließt sich Pat. einen Versuch mit der Heimkehr zu machen. Erscheint nicht sehr zuversichtlich, verabschiedet sich aber äußerst ruhig.

Der Kranke lebte dann bis 1904 zu Hause. Nach $1/_2$ jährigem Urlaub ließ er sich pensionieren. Außer seinen hypochondrischen bekam er mehr und mehr Beziehungsideen. Er benahm sich eigentümlich vor seinen Kindern, setzte sich — zur Prophylaxe gegen seine Schwächeanfälle — nur noch kniend zu Tisch, sprach nur mehr flüsternd, verlangte absolute Ruhe in der Umgebung. Einmal soll er Suizidabsicht geäußert haben.

Aus dem Krankenblatt der Irrenklinik K. 2. 3.—25. 10. 1904.

2. 3. 1904. Körperlich: 174 cm, kräftiger Körperbau, gut entwickelte, etwas schlaffe Muskeln, sehr reichliches Fettpolster und gesunde Gesichtsfarbe. Symmetrischer, breitovaler Schädel (Umfang 58 cm, Länge 17,5, Breite 13,5). Innere Organe o. B. Arterien leicht geschlängelt, etwas starrwandig. Pupillen o. B. Reflexe lebhaft. Psychisch: ruhig, willig, nicht deprimiert, eher leicht hyperthymisch, „tadellos wohl". Intelligenzprüfung ergibt keinen Defekt.

3. 3. Hatte Kohlenaktien, glaubte, das sei den Bewohnern von S. (Wohnort), die von Industriepapieren nichts hielten, unangenehm; man wollte ihm die Aktien verleiden, gab ihm „Winke". Verkaufte die Papiere. Durch einen auf seinem Nachttisch liegenden Pfennig machte man ihn aufmerksam, ob er keine Schulden habe. Jeder sah ihn auf der Straße an; auf ihn konzentrierte sich das Interesse der ganzen Einwohnerschaft. 6. 3. Stets hyperthymisch. Auffallend eine gewisse ethische Stumpfheit, oft recht nachlässig in seinem Äußern, ohne Verständnis für seine Lage. April. Immer neue Wahnvorstellungen. Obszöne Ausdrücke in seinen Briefen. Tut nichts, bummelt herum. Beunruhigt und beschäftigt durch Gedanken, erzählt davon mit Tränen in den Augen. Unglücklich über Tod der Schwiegermutter, sei ein Mörder. Mai. Wegen G. K. entmündigt. Unmotivierte Affektschwankungen. Schreibt seiner Frau in Versen. Beunruhigende Gedanken. Juni. Oft sehr verstimmt. Sehr still, liegt im Garten langgestreckt auf dem Bauch, strampelt. Juli. Kniet fast dauernd auf Stuhl an Fenster, sieht hinaus. Zuweilen innerlich erregt, weicht Fragen aus. Zeitweise sehr verstimmt, völlig kritiklos. Abstiniert ohne Grundangabe. Spricht spontan nicht mehr. September.

Muß zu allem genötigt werden, saloppes Äußere. 18. 9. Plötzlich verändert, sehr heiter, mitteilsam, sucht die Gesellschaft der anderen Kranken, legt wieder übertriebenen Wert auf sein Äußeres; erzählt unaufgefordert aus seiner Militärzeit, macht Witze. Kommt man auf seine Wahnideen, so wird er mit geheimnisvollem Lächeln ablehnend. Zeitweise hypochondrische Beschwerden. Oktober. Wollte Wertsachen versetzen, verschaffte sich Geld, um Kranke und Wärter zu beschenken. Ethisch recht defekt.

Aus der Krankengeschichte der I. A. S. Seit 25. 10. 1904.

Orientiert. Hält an seinen Beziehungsideen fest. November, Bisher ruhig, freundlich, zufrieden. Läßt sich nicht gern ausfragen. Erzählt dem Wärter: er wolle in die österreichische Armee eintreten, in seiner Heimatstadt werde er Kammerherr oder Intendant werden, werde ein Gut erben; sei als Großgrundbesitzer angeredet und gefragt worden, wann er inspizieren wolle. Dezember. Ließ bei Besuch einer Konditorei Gebäck mitgehen. Ungeniert (flatus), zeitweise verstimmt und wenig zugänglich.

Januar 1905. Verdrossen, bedrohte Wärter. Zeitweise ängstlich. Februar. Hypochondrisch. Würgt und grunzt mitunter. Mai. Gleichgültiger, fauler, räkelt sich herum. September. Plötzlich erregt, drohend, zerschlägt Stühle, geht auf Wärter los. Januar 1906. Lässig, gleichgültig. März. Aus Briefen, die er ans Kaiserhaus richtet, läßt sich schließen, daß er sich mit diesem verwandt glaubt. April. Zeitweise brütend im Bett, ohne zu antworten, dann wieder zugänglicher. Werde beständig von einer Stimme im Auftrag des Papstes geplagt, die die sonderbarsten Verlangen an ihn stelle; soll katholisch werden, den Fußboden küssen, vorm Papst niederknien. Wegen seiner Sünde wider den heiligen Geist habe er fortwährend Wasser saufen müssen, bis ihn ein Wärter davon erlöst habe. Wenn er zur Stimme sage: Leck mich am Arsch, so höre sie auf. Schrieb Briefe, daß er Fürst werden, die Herrschaft über Österreich, Italien, Rußland übernehmen solle: die seien ihm von der Stimme diktiert worden. Mai. Baut seine Wahnideen aus. Juni. Sei jetzt Engländer, nicht mehr adlig; heiße nur mehr Wienz; verlangt in englische Anstalt. Familie sei schon in England. Oktober. Spricht nicht, lacht vor sich hin, klatscht sich den Podex. März 1907. Meist unzugänglich und grob, in letzter Zeit freundlicher. Werde in viehischer Weise vom Direktor der J.er Klinik elektrisiert.

Mai 1908. Von Halluzinationen beherrscht. Ist der Großherzog von Schottland. Grob, rücksichtslos, unanständig. August. Dieselben Wahnideen.

Mai 1909. Sitzt herum.

Juli 1910. Unverändert, im allgemeinen ruhig, nur noch sehr selten erregt. September. Werde elektrisiert, schimpft auf die Verfolger.

Mai 1911. Halluziniert; körperliche Sensationen (elektrisiert von seinen Feinden). Ißt vorübergehend schlecht. August. Spricht und gestikuliert viel vor sich hin.

1912. Halluziniert, ißt zeitweise schlecht.

1913. Spricht von sich als dem „König von Schottland".

1914. Schwachsinnig, euphorisch.

1915. Unverändert, „König von Schottland präsumptiv".

1917. Vorübergehend gereizt, gemein schimpfend. Zeitweise stärker halluzinierend.

1919. Zugänglich, halluziniert verworren. Vorübergehend Ödem der Füße. 26. 8. „Hat der König von England nicht befohlen, daß der König von Schottland präsumptiv ein Einzelzimmer erhält? Denn morgen muß ich in Japan sein."

September 1920. Verworren, halluziniert, Stimmen von oben, Flieger belästigen ihn, zeitweise laut und abweisend. In letzter Zeit gealtert.

Diagnose: Schizophrenie.

III, 5 Gustave von Wienz, geb. 10. 8. 1867, gestorben? Schwester des Ehemannes, nervös, exzentrisch.

IV, 1 Günther von Wienz, geb. 10. 7. 1889; ledig, Hauptmann a. D., Sohn.

Schwer erziehbar, still, wahrheitsliebend. Als Leutnant Schulden. Gut begabt, ernst, schwerfällig, schwerblütig. Weltfremd durch lange Kriegsgefangenschaft. Erregbar, reizbar, leidenschaftlich, jähzornig. Weint leicht. Sehr verschlossen. Jetzt haushälterisch, früher leichtsinnig und verschwenderisch. Gutmütig, warmherzig, seit Gefangenschaft willensschwach. Arbeitsfroh, tätig, eigensinnig, weichmütig, beeinflußbar, unentschlossen. Jetzt fanatisch religiös. „Gemütskrank" während der Kriegsgefangenschaft. „Die Jahre der Gefangenschaft hatten aus dem flotten, lebenslustigen Leutnant einen fanatisch religiösen gänzlich energielosen lebensfremden Menschen gemacht. Eine Frau aus niederen Kreisen, die sich 1913 seinetwegen von ihrem Manne scheiden ließ, nahm ihn 1918 ganz in ihren Bann und lebt nun auf dem Lande (er ist Landwirt geworden) mit ihm zusammen. Kinder aus dieser freien Ehe sind vorläufig noch nicht da." „Das verschlossene, ernste, weich veranlagte Wesen der Mutter, Jähzorn des Vaters." (F. B. und Briefe von Schwester Edith.)

IV, 2 Egon von Wienz, geb. 29.'8. 1891, led. Oberleutnant, Sohn.

Schwer erziehbar, lebhaft, wahrheitsliebend. Als Fliegeroffizier 4 Jahre im Feld, mehrere Stürze, alles gut überwunden. Als Leutnant Schulden. Gut begabt, dichterisch begabt, sehr musikalisch, ausgelassen, humorvoll, übermütig. Gemütsmensch, Wirklichkeitsmensch. Wechselnd, sprunghaft. Erregbar, reizbar, leidenschaftlich, jähzornig, stark sinnlich veranlagt. Sehr offen, unternehmend. Jetzt sparsam, früher verschwenderisch, leichtsinnig und unzuverlässig. — „Das nervöse Sprunghafte, besonders seit der Fliegertätigkeit 1915—1918." „Ebenbild des Vaters." (F. B. und Briefe von Schwester Edith.)

IV, 3 Edith von Wienz, geb. 22. 8. 1892, led. techn. Lehrerin, Tochter.

Siebenmonatkind. Sehr still, ernst, wahrheitsliebend, gut begabt. Praktisch, schwerblütig, in Gesellschaft auch lustig und gesprächig. Ruhig. Wirklichkeitsmensch. Lacht gern, weint leicht, verschlossen, manchmal zurückgezogen, vertrauensvoll, tatkräftig, gewissenhaft, arbeitsfroh, ehrgeizig. Liebebedürftig. Gleichmäßig. Traurig nach Besuchen der Eltern. Gelegentlich Kopfschmerzen und Ischias. Zwei Verlobungen gingen zurück, sobald die Krankheit beider Eltern zur Sprache kam, trotzdem mehrere Ärzte beste Zeugnisse über meinen Gesundheitszustand abgaben. Auffallende Ähnlichkeit mit meiner Mutter, äußerlich und im Wesen; zart gebaut, aber zäh. Still, ernst, praktisch, sehr verschlossen (F. B. und Briefe).

IV, 4 Hedwig von Wienz, geb. 24. 2. 1901, led. Tochter.

Gut begabt, sehr musikalisch. Gemütsmensch, Wirklichkeitsmensch, lustig, lebhaft; schwerfällig und schwerblütig. Gleichmäßig, lacht gern, sehr gesellig, sehr offen. Haushälterisch, sparsam, zuverlässig, arbeitsfroh, tätig, beeinflußbar, ehrgeizig, Freude am Essen. „Das frohe, gesellige, verbindliche Wesen des Vaters, kräftiger Körperbau wie beim Vater." „Sie ist wohl die gesündeste und vergnügteste von uns allen." (F. B. und Briefe von Schwester Edith.)

Der Großvater (I, 2) und der Vater (II, 3) des Ehemannes (III, 4) waren Trinker; seine Mutter (II, 2) war „nervös". Der Vater (II, 1) der Ehefrau (III, 2) starb durch Selbstmord. Das sind Angaben, die wir in unserem Zusammenhang kaum verwerten können[1]).

Egon von Wienz, der Ehemann (III, 4) war lebenslustig, verbindlich, gesellig, aber stets reizbar. Nachdem er in den Jahren zuvor viel Wein getrunken hatte, ließ 1901 — in seinem 38. Lebensjahr — unter hypochondrischen Ideen seine geistige Leistungsfähigkeit nach; er wurde verstimmt. Er bekam Angst- und Zwangsvorstellungen, wurde zerstreut, mut- und energielos, wechselte stark in der Stimmung. Unter seinen hypochondrischen Ideen spielte die Schwächung seines Geschlechtstriebes eine hervorragende Rolle. Er machte sich Selbstvorwürfe über ein in sexueller Erregung an seine Schwester gestelltes geschlechtliches Ansinnen, über seine eheliche Untreue, über Spekulationen; ab und zu hörte er Stimmen. Zeitweise war er taktlos und nachlässig in seinem Äußern, machte sich religiöse Skrupel. Später traten außerdem hypochondrische Beziehungsideen auf, der Kranke wurde absonderlich und maniriert. Dann war er wieder sehr still, lag oder kniete herum; zuweilen wurde er erregt, dann und wann auch lustig. Er bekam immer mehr und verworrenere Wahnideen, hal-

---

[1]) Die Möglichkeit, daß die beiden trinkenden Vorfahren schizoide Alkoholiker waren und daß die nervöse Mutter eine nervöse Schizoide ist, erwähnen wir. Aber wir können damit nichts anfangen, weil wir es nicht wissen.

luzinierte akustisch und haptisch, produzierte schließlich auch Größenideen („König von Schottland"). Er halluzinierte weiter, blieb paranoid, wurde ganz autistisch und stumpf und zeigte sich nur mehr gelegentlich gereizt und erregt.

Die nervöse, exzentrische Schwester des Ehemanns (III, 5) könnte eine schizoide Persönlichkeit sein.

Hedwig von Wienz, die Ehefrau (III, 2), war ursprünglich verschlossen, ernst, weich. Nach einem Gelenkrheumatismus wurde sie mit 26 Jahren depressiv, schlief schlecht, machte sich Selbstvorwürfe. Sie war dann sehr ängstlich, hörte ihren Namen rufen, sah Qualm, Schlangen, Katzen und Hunde. Mitunter erschien sie affektlos. Sie fand alles sonderbar, fremd, verändert, fühlte Tiere unter ihren Kissen, hatte Kleinheits- und Nichtigkeitsideen, saß vielfach in stereotyper Haltung im Bett. Allmählich wurde sie freier und lebte bis 1904 praktisch gesund in der Familie, bis sie in diesem Jahr erregt wurde, halluzinierte und Beeinträchtigungsideen äußerte. Noch einmal schien sie sich zu erholen, bis sie sich 1905 wieder veränderte: sie wurde erotisch, verkannte, hatte Beeinträchtigungsideen, Willensstörungen (muß aufrecht sitzen), Halluzinationen, klagte über Unterleibsdruck und Schwächegefühl. Es kam nun eine Zeit mit vielen heftigen Erregungszuständen, Sinnestäuschungen, Wahnideen (Erlösungsideen u. a.), Kotschmieren, zeitweise gehobener Stimmung, Zerstörungssucht (z. T. auf imperative Stimmen). Zeitweise bestand Schreibdrang. In den Jahren 1906—1908 wechselten heitere Erregung mit ängstlicher Verstimmung dauernd, eine Zeitlang im Verlauf von Tagen und sogar Stunden, dabei halluzinierte die Kranke mindestens zeitweise, war dann und wann widerstrebend. (Die einschlägigen Aufzeichnungen stammen zum großen Teil aus Protokollen von Anstaltspflegerinnen!) Später war die Kranke oft ruhelos, erschien depressiv; aber auch wieder heiter und unternehmungslustig. Dabei wurde sie affektiv flacher, ganz autistisch eingeengt, völlig kritik- und einsichtslos. Schließlich blieb ihre Stimmung gleichgültig oder leicht gehoben; die Kranke ist weitschweifig, redselig geworden, schreibt viel zerfahrene, ungeordnete Briefe und läßt eigentlich depressive Affekte schon lange nicht mehr erkennen. Gelegentlich wird sie gereizt, wenn ihre seit Jahren stereotyp vorgebrachten Wünsche nach Entlassung oder Überführung in eine andere Anstalt abgelehnt werden. In der Anstalt gilt sie als Schizophrene mit vorgeschrittenem Schwachsinn.

Wir sind der Meinung, daß man sich dieser Diagnose anschließen muß trotz des depressiven Beginns der ersten Psychose und trotz der auch im dritten Schub über Jahr und Tag das Bild beherrschenden depressiven und heiteren Verstimmungen. Schon in der ersten Psychose traten affektive Auffälligkeiten im Sinne der Schizophrenie ein, schon damals und mehr noch im zweiten Schub halluzinierte die Kranke und hatte recht auffällige Wahnideen; Halluzinationen, absurde Wahnideen und wilde Erregungszustände füllten dann die letzte Psychose jahrelang im wesentlichen aus. Dann kam der wilde Wechsel von depressiven und heiteren bzw. erregten Tagen und Stunden, in denen aber forthalluziniert wurde und in denen die affektiven Ausschläge nur scheinbar so erheblich, tatsächlich aber Ausdruck eines zerstörenden Prozesses waren. Jetzt hat die Kranke einen heiter-schwachsinnigen, zerfahrenen Endzustand von autistischer Abstumpfung erreicht. Wir sind der Meinung, daß Zirkuläre weder an sich, noch auf diesem Wege in derartigen Defektzuständen zu enden pflegen. Nun könnte an eine Anlagemischung oder doch an das Hereinspielen zirkulärer Züge in die schizophrene Psychose gedacht werden; wir sind, da unser Wissen über die Familie der Kranken sich auf die Kenntnis vom Selbstmord ihres Vaters (II, 1) beschränkt, nicht in der Lage, darüber eine sichere Entscheidung zu treffen. Wir glauben aber, daß ein schizophrener Verlauf wie in diesem Fall sehr wohl auch ohne die Mitwirkung zirkulärer Anlagen vorgestellt werden kann; wenn wir die beiden ersten Schübe der Krankheit näher betrachten und dann die einzelnen Stadien ihrer großen Psychose herausnehmen, können wir wohl sagen, daß es sich durchweg um Syndrome handelt, die wir auch bei anderen Schizophrenen zu sehen bekommen, ohne zirkuläre Beimischung annehmen zu müssen. Insbesondere erscheint der wilde und kurzzeitige Wechsel zwischen Erregung und Verstimmung, bei dessen Notierung leider nur nichtärztliche Kräfte tätig waren, für zirkuläre Psychosen im allgemeinen und für zirkuläre Syndrome in Schizophrenien durchaus nicht charakteristisch, sondern erinnert vielmehr an die plötzlich aufschießenden und schnell wieder verschwindenden Erregungsstürme mancher Katatoniker. Ist das Auftreten depressiver Syndrome in Schizophrenien schon an sich nicht ungewöhnlich, so sind in unserem Fall diese Syndrome, wie schon angedeutet wurde, von Anfang an durch ihre besondere Ausgestaltung geradezu auf Schizophrenie verdächtig. In mindestens demselben Grade ist dies bei den maniakalischen Zuständen der Frau von Wienz der Fall, denen doch immer der echt manische Schwung, die ansteckende Lustigkeit und die Anregbarkeit der Manie fehlt; wenn die Kranke gelegentlich auch eine planlose Unternehmungslust zeigt, so steckt hinter dieser doch sicher nicht die Betriebsamkeit des Manischen, sondern die gähnende Leere einer ausgelaugten, sich selber und die Umgebung im Grunde unendlich langweilenden Persönlichkeit. Die fade Heiterkeit der Frau von Wienz erinnert an die gelegentlich gehobene Stimmung ihres Ehemanns (III, 4), hinter der ebenso wenig Triebkraft steckte und die auch immer wieder durch die einwandfrei schizophrene Depression, von allerdings ausgesprochenster hypochondrischer Färbung, abgelöst wurde. Interessant ist nun, daß die präpsychotische Persönlichkeit der Frau von Wienz unverkennbar schizoid — verschlossen, ernst, weich — war, während über ihren Ehemann, an dessen Schizophrenie nach keiner Richtung ein Zweifel möglich ist, berichtet ist, daß er vor der Erkrankung „lebenslustig, verbindlich, gesellig, aber auch stets reizbar“ gewesen sei. So scheinen bei Frau von Wienz von vornherein die beiden Gegenpole des Schizoids kühl und empfindlich in der Ausprägung verschlossen, ernst und weich, beim Ehemann nur die hyperästhetische Komponente — reizbar — deutlich gewesen zu sein. Wir legen Wert auf solche Feststellungen, die uns zeigen, daß wir nicht bei jedem Schizophrenen das völlige schizoide Inventar aus der Präpsychose herauspressen können und dürfen, wenn auch oft genug „schizoide Züge“ in ihr erkennbar sind. Wie aber die psychästhetische Proportion unter der Wirkung der schizophrenen Erkrankung sich herausbildet und verschiebt, läßt sich aus der Psychose des Egon von Wienz schon in ihren frühesten Stadien eindrucksvoll sehen.

Bei der Besprechung der Kinder von Wienz gehen wir so vor, daß wir jedesmal zuerst versuchen, die schizoiden Züge der Persönlichkeit herauszustellen.

Günther von Wienz (IV, 1) war früher ernst, sehr verschlossen, eigensinnig, reizbar, leidenschaftlich, jähzornig. Trotz der noch mitgeteilten Eigenschaften — schwerfällig, schwerblütig, gutmütig, warmherzig, arbeitsfroh, tätig, weichmütig, beeinflußbar, unentschlossen — können wir ihn als schizoiden Typus betrachten, um so mehr als die Angabe eines Teils der eben angeführten Eigenschaften offensichtlich dem Umstand zu verdanken ist, daß die berichtende Schwester Edith (IV, 3) die freie Ehe ihres Bruders in hohem Maße mißbilligt. Günther von Wienz soll in der Kriegsgefangenschaft „gemütskrank" gewesen sein, verschiedene Versuche, darüber Näheres zu erfahren, schlugen fehl; doch scheint uns die Entwicklung des damals „flotten, lebenslustigen Leutnants" zu einem „fanatischen, religiösen, gänzlich energielosen, lebensfremden Menschen" durchaus in der Reichweite der Entwicklungsmöglichkeiten schizoider Typen zu liegen, so daß wir nicht zu der Annahme gezwungen zu sein glauben, die „Gemütskrankheit" sei ein schizophrener Schub gewesen.

Egon von Wienz (IV, 2) wird von der Schwester als „Gemütsmensch" dargestellt; wir finden aber auch bei ihm, dem „Ebenbild des Vaters", schizoide oder doch schizoidverdächtige Züge: er ist sprunghaft, reizbar, leidenschaftlich, jähzornig. Beherrschen diese Züge das Bild auch nicht, so sind sie doch sehr bedeutungsvoll und gestatten jedenfalls nicht, den „dichterisch Begabten", „witzigen, humorvollen, übermütigen jungen Offizier" als hypomanisches Temperament anzusehen.

Bei Edith von Wienz (IV, 3) ist die schizoide Eigenart u. E. trotz aller Lebenstüchtigkeit und Liebebedürftigkeit und obwohl sie gern lacht und leicht weint, ganz ausgeprägt: sie ist still, ernst, sehr verschlossen; sie ist der Mutter im Äußeren und im Wesen sehr ähnlich. Wir dürfen hier bemerken, daß es natürlich gröbster Schematismus wäre, wenn man den Schizoiden Lachen und Lebensfreude, Tränen und Trauer einfach verbieten wollte; es ist keineswegs so, daß echte Affektivität aus dem Schizoid grundsätzlich ausgeschlossen ist, so auffallend auch die Affektarmut vieler Schizoider ist. Es kann ein Mensch z. B. auch weichherzig und mitleidig und doch wieder kühl wie Eis sein[1]). Typisch ist die Eigenart des Ausschlags der schizoiden Affektivität auch in Fällen „mit Gemüt", ihre Sprunghaftigkeit und die vielfach überaus deutlich fühlbare „Isolierschicht", wenn wir so sagen dürfen, die sie von der Umwelt trennt im Gegensatz zu der Wärme der zirkulären Affektivität, die in die Umgebung förmlich einzustrahlen scheint. Weil das Besondere der schizoiden Affektivität so schwer zu beschreiben ist, wird man hier zu Vergleichen gezwungen und kommt gelegentlich in die Gefahr, statt nüchterner Beobachtungsniederschläge belletristisch anmutende Bilder zu geben.

Bei Hedwig von Wienz (IV, 4), der „gesündesten und vergnügtesten von uns allen", ist nach der Schilderung, die wir haben, bis jetzt keine Auffälligkeit zu entdecken. Sie ist erst 21 Jahre alt, möglich wäre, daß sie die Entwicklung zum Schizoid noch vor sich hat.

---

[1]) Hier ist Strindberg, der präpsychotisch überaus leicht ansprechen konnte, ein besonders lehrreiches Beispiel. „Im Elternhaus ist er „„hart wie Eis"" und kann doch „„gefühlvoll bis zur Empfindsamkeit in einen Torweg treten und sich die Unterjacke ausziehen, um sie einem Armen zu geben, und weinen, wenn er eine Ungerechtigkeit sieht."" (Storch.)

8. Familie Loele.

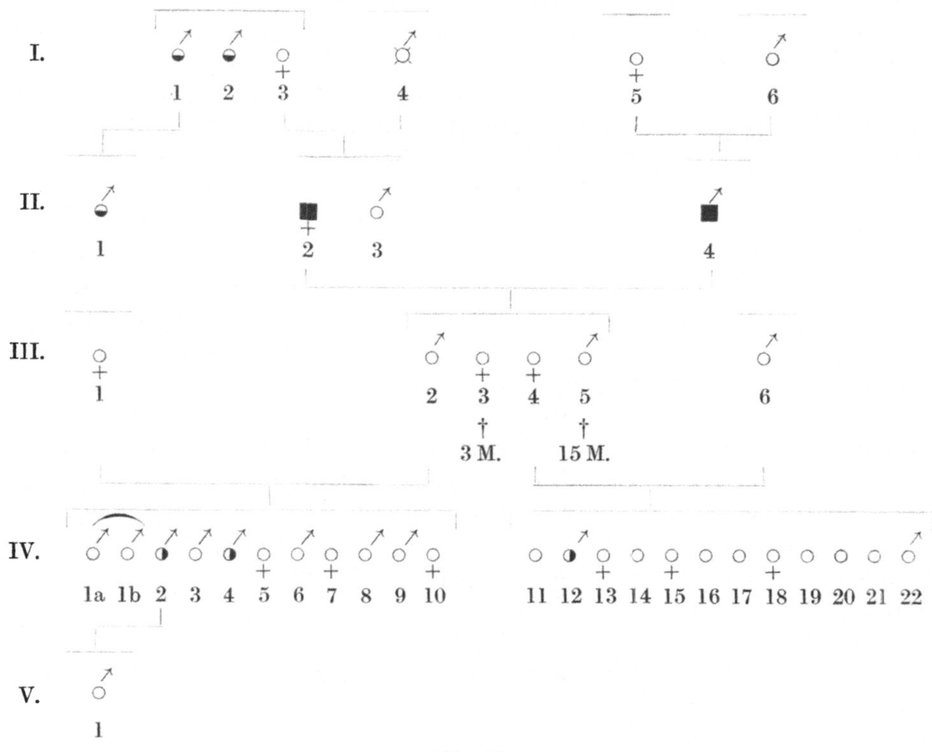

Abb. 29.

I, 1 Onkel m. der Ehefrau, war geistesschwach.
I, 2 Onkel m. der Ehefrau, war geistesschwach.
I, 3 Mutter der Ehefrau, nichts bekannt.
I, 4 Vater der Ehefrau, war Trinker.
I, 5 Mutter des Ehemannes, starb sehr früh an unbekannter Krankheit.
I, 6 Vater des Ehemannes, starb an Pocken.
II, 1 Vetter m. der Ehefrau (Sohn von I, 2), ist geistesschwach.
II, 2 Wilhelmine Loele, geb. Zilke, geb. 15. 3. 1847, Ehefrau.

Die Kranke soll in der Kindheit nichts Auffälliges gezeigt haben und immer regelmäßig menstruiert gewesen sein. Sie heiratete 1866, gebar viermal; die Wochenbetten verliefen glatt. Zwei Kinder starben klein. Mit ihrem Mann lebte sie in stetem Zank. Schon vor dessen Anstaltsaufnahme 1881 erregte sie Anstoß durch große Nachlässigkeit, Unsauberkeit und Trägheit. Einmal steckte sie fahrlässig ihr Haus in Brand. Ende Dezember 1885 erklärte sie, sie wolle sich wieder verheiraten, da ihr Mann und ihre Kinder gestorben seien; es seien schon mehrere Männer da gewesen, um sie zu heiraten. Aus Äußerungen ihrer Kinder war zu schließen, daß sie in ihrem Haus mit Männern geschlechtlich verkehrte. Sie kümmerte sich um nichts mehr, trieb sich Tag und Nacht im Freien herum, soll dabei auch mit Männern verkehrt haben. Sie verwahrloste immer mehr und wurde verschmutzt und verlaust in die Anstalt gebracht.

Aus der K. G. der I. A. F. seit 7. 9. 1886.

Mittelgroß, kräftig gebaut. Zahnlos. Innere Organe o. B. Lebhafte P. S. R. September 1886. Ruhig, heiter-freundlicher Gesichtsausdruck. Gibt willig Auskunft. Mann und Kinder seien tot. Oktober. Zeitweise widerspenstig. November. Abweisend, mürrisch, untätig. Läßt einzelne Mahlzeiten aus. Dezember. Sitzt mürrisch an einer Stelle, gelegentlich erregt und zu Gewalttätigkeiten geneigt. Antwortet nicht. Januar 1887. Untätig, unzugänglich;

abweisend, grob, spuckt, spricht unverständlich vor sich hin, schimpft laut: hin und wieder Größenideen, sei Königin. März. Arbeitet etwas mit, unzugänglich, still. April. Untätig, unzugänglich, spricht mit den Ärzten gar nicht, mit den Wärterinnen nur das Notwendige. Sitzt herum, starrt vor sich hin oder verbirgt das Gesicht in der Schürze. August. Ständig im Bett, still, stumm, teilnahmslos, unzugänglich. September. Schlägt Wärterin, wirft Eßnapf. Mehrfach katheterisiert, gab an, nicht urinieren zu können. Menses regelmäßig.

In den folgenden Jahren war die Kranke immer ruhig, stumpf, unzugänglich, ließ sich auf der Abteilung beschäftigen, lehnte aber jede andere Arbeit ab. Letzte Menses März 1895. Ihre leichte Arbeit tat sie schließlich sehr eifrig, ließ sich nichts dreinreden und auch „nichts von den kleinen Ämtchen, die sie sich im Laufe der Jahre zugelegt hatte", abnehmen.

Im Juni 1910 kam sie in Familienpflege, wo sie zuerst mürrisch herumsaß und jede Arbeit ablehnte, allmählich lebte sie sich ein, wurde willig und arbeitete fleißig mit. Sie war still, wortkarg, scheu, eigenwillig und verschroben. Bei den ärztlichen Besuchen ließ sie sich nicht sehen oder gab keine Antwort. In späteren Jahren wurde sie freundlicher und zugänglicher. Ende 1919 wurde sie widerspenstig und kam daraufhin in die Anstalt zurück. Hier war sie körperlich hinfällig, wenig zugänglich, sprach und arbeitete fast nichts. Nach der letzten Nachricht der Anstalt (Juli 1921) lag sie damals seit langen Monaten im mutistischen Stupor.

II, 3 Friedrich Loele, geb. 1855, Bruder der Ehefrau, nichts bekannt.

II, 4 Johann Loele, geb. 15. 2. 1836, gestorben 24. 5. 1916, verh. Büdner, Ehemann.

Der Kranke lernte nach dem Besuch der Volksschule als Hutmacher, ging dann auf die Wanderschaft, von der er mit 30 Jahren zurückkehrte. Während der Wanderschaft soll er zweimal geisteskrank in der Anstalt S. gewesen und beide Male geheilt entlassen worden sein. (In S. war der Kranke nicht bekannt.) Er soll „etwa 5 epileptische Anfälle" gehabt haben (Näheres nicht zu erfahren). 1866 heiratete er (Kinder s. später). Im April 1880 begann er schlecht zu schlafen und zu essen, mußte häufig wegen Ermattung die Arbeit einstellen. Nachts hatte er keine Ruhe, stand oft auf, lief herum, las in der Bibel. Die Frau (s. d.) wirtschaftete schlecht, lief zerlumpt herum. Später lief er oft von Hause fort in den Wald; zurückgebracht, erzählte er von seinen Erlebnissen, schließlich blieb er tagelang aus, aß fast nichts, schlief im Freien. Er sah Riesenbäume, weiße und grüne Wiesen, weiße Rehe, kriegverkündende Schwerter, beim Eindringen in ein Haus, das mit „Mord- und Totenduft gefüllt war", wurde er angehalten und heimgebracht. Er ging dann spazieren, hatte stets sein Gesangbuch bei sich, aus dem er den Leuten vorlas; er suchte auf die ihm gewordenen Offenbarungen hin die Leute zu belehren, zerschlug seine Taschenuhr, band sich die Kette um die Stirn, verbrannte seine Schürze im Herd.

Aus der K. G. der I. A. F. 5. 5. — 11. 11. 1880.

Klein, kräftig gebaut, Kopfhaare blond, Bart fuchsig, Augen grau. Innere Organe o. B. Varizen an den Unterschenkeln. 15. 5. Ruhig, schläft gut, gibt wenig Auskunft. Erzählt von Fischen, die er in Berlin im Omnibus habe fahren sehen. 28. 5. Singt und pfeift ab und zu. Erzählt, er habe früher einen Krampf gehabt, auch neulich sei es ihm so gewesen, verkennt Personen und Umgebung, die er schon von früherher zu kennen glaubt und mit anderen Namen benennt. 13. 6. Ruhig, leicht benommen. Macht ab und zu mechanische Bewegungen. 20. 6. Zur Feldarbeit. 16. 8. Unverändert. 11. 11. „Geheilt" entlassen.

Der Kranke arbeitete bis Pfingsten 1881 regelmäßig, verließ dann plötzlich grundlos seinen Dienst und blieb zu Hause. Hier bestreute er ein angepflanztes Kartoffelfeld mit Heusamen, kletterte mit einer Gießkanne auf einen Baum und goß Wasser herunter, mißhandelte eine Kuh mit der Sense, um ihr den Teufel auszutreiben, ließ in seiner Wohnung Pulver explodieren. Am 12. 6. wurde er in der Furcht, in die Anstalt gebracht zu werden, sehr erregt, drohte, seine Verfolger zu würgen, sprach verwirrt. Er behauptete, er könne besser blasen als der Postillion, könne sich schnell die Kenntnisse eines Arztes erwerben, könne eine Mühle anlegen usw. Er griff abends den Dorfschulzen an.

Aus der K. G. der I. A. F. 13. 6. 1881 — 24. 5. 1916.

Juni 1881. Ruhig, fügsam, schwachsinniges Benehmen, zur Feldarbeit. Juli. Benommen, lacht vor sich hin, untätig. Septbr. Arbeitet wieder, ab und zu halbtageweise untätig. Recht verwirrt und abweisend. November. Immer etwas still, konfus, mehrfach nachts viel gelacht, gelegentlich etwas erregt; man wolle ihn „vernageln". 1882—1884. Zeitweise bei der Arbeit, dann wieder arbeitsunlustig und untätig. Drängt hinaus, Fluchtversuch. Ohne Interesse für die Familie. Vorbeireden. Bisweilen etwas erregt, immer ganz konfus. 1885. Meist untätig, verwirrt, unzugänglich, stumpf. 10. 1. Wurde auf Spaziergang bleich, kein Bewußtseinsverlust, erholte sich schnell. 8. 2. 1886. Fiel um, einige Minuten bewußtlos, keine Zuckungen, schnell erholt. 1887. Spricht vorübergehend vor sich hin, schimpft, ist reizbar, verwirrt, wenig zugänglich.

Jahrelang kaum eine Änderung. Im Oktober 1895 vorübergehend verwirrter, stand viel herum, machte Arbeit verkehrt, schien sich das Gesicht mit Urin eingerieben zu haben. Im Dezember 1897 wurde eine Abschürfung und Kontusion an der Wange bemerkt; der Kranke erklärte, es sei ihm „duselig" geworden; das sei schon öfters so gewesen. Er blieb stumpf, war im allgemeinen freundlich und in der Landwirtschaft tätig. Im März 1903 wurde er in Familienpflege gegeben, lebte sich schnell ein, arbeitete fleißig und geordnet. Im November 1903 kam er aufs äußerste erschöpft in die Anstalt; er hatte sich von der Pflegstelle entfernt und im Wald, wo die Welt ganz anders aussehe, verirrt, war 5 Tage lang gewandert. Er erholte sich langsam, war ruhig, stumpf, hin und wieder etwas mürrisch und abweisend. Im Februar 1904 kam er in seine Pflegestelle zurück, war zufrieden, stumpf, wenig zugänglich, wortkarg, arbeitete fleißig. Dabei wurde er immer eigensinniger. Allmählich wurde er schwerhörig. 1908 war er noch ein „wetterharter, gesunder Arbeiter", hin und wieder „grob und kurz angebunden auf Grund von Halluzinationen", im ganzen aber zugänglich und freundlich. 1913 „der alte, verschrobene, eigensinnige, aber dabei noch brauchbare Arbeiter." Am 10. 4. 1914 wurde er „dösig" in die Anstalt gebracht, nachdem er zwei Tage vorher einen Schlaganfall gehabt zu haben schien. Lähmungserscheinungen fanden sich nicht. Im August wurde er wieder in die Pflegestelle gebracht. In den letzten Jahren war er „ein ausgesprochener Sonderling, wortkarg und uneinsichtig, ließ sich nichts sagen und lief unter dem Einfluß von Sinnestäuschungen plötzlich fort, um nach stundenlangen Wanderungen müde und erschöpft zurückzukehren. Auf einem solchen Marsch muß er auch verunglückt sein. Er blieb seit 24. 5. 1916 verschwunden. In seiner Arbeit war er ordentlich und brauchbar, sprach während der Arbeit viel vor sich hin. In seiner Sprechweise war er unklar und abschweifend."

III, 1 Anna Loele, geb. Barl, geb. 1872, Frau des Sohns (III, 2), nichts mitgeteilt.

III, 2 Karl Loele, geb. 1. 4. 1870, verh. Arbeiter, Sohn[1]).

„Ein kleiner, untersetzter Mann, der sonst keine besonderen Merkmale bietet. Er soll in der Stadt gut gelernt haben, soll dann landwirtschaftlicher Arbeiter geworden sein und ist es noch, ohne Wechsel des Berufs und ohne längere Unterbrechung mit Ausnahme der Zeit, in der er im Felde war. Er hat früh geheiratet (1893), stand sich mit den Eltern und der Schwester (III, 3) immer gut. Er ist mittelmäßig begabt, hat Musik ganz gern und tanzt auch fix, übt aber selbst keine Musik aus. Er ist heiteren Temperaments, aber nicht wild. Er hat ein gutes Gemüt, ist aber nicht besonders weich. Er ist, ,wie es sich für einen Mann gehört'. Launenhaft, erregbar, streitsüchtig ist er nicht. Er ist gesellig, ist beliebt auf seiner Arbeitsstätte und bei seinem Arbeitgeber. Er ist sehr fleißig, hat auch ,während des Urlaubs immer gearbeitet bei demselben Bauern, immer bis zum letzten Tag. Er ist sparsam, in dieser Hinsicht furchtbar genau, weiß alles gut zusammenzuhalten, liefert an Zahltagen und auch Extragratifikationen an seine Frau ab. Er führt ein gutes Hausleben. Er ist weder besonders energisch, noch willensschwach, sondern, wie es sich für einen Mann gehört. Er geht zur Kirche, ist aber nicht übermäßig fromm. Stimmungsschwankungen u. dgl. sind bei ihm nicht vorgekommen. Er trinkt nicht, ist auch mit den Gesetzen nicht in Konflikt gekommen. Vor dem Krieg ist er einmal vom Pferd gestürzt, soll einen Schädelbruch und Gehirnerschütterung gehabt haben, ist aber wieder ganz geheilt. Er hat nachher ohne Schwierigkeit den Feldzug (als Wachmann, Landsturmmann) mitgemacht. In seinem Äußern hat er viel Ähnlichkeit mit seiner Schwester." Seine Frau (III, 1) ist gesund.

III, 4 Ida Glast, geb. Loele, geb. 6. 4. 1878, Arbeitsfrau, Tochter.

---

[1]) Die folgenden Mitteilungen über Kinder und Enkel verdanken wir Herrn Dr. Meggendorfer-Hamburg, der im Mai 1921 die Tochter III, 3 von II, 2 und II, 4 aufsuchte und sie kurz darauf nochmals explorierte. Wir geben die Mitteilungen des Herrn Dr. Meggendorfer nach seinen Beobachtungen (an III, 3 und IV, 13) u. nach den Schilderungen, die III, 3 gab, unverändert wieder.

„Soviel sie weiß, normale Geburt. Von Kinderkrankheiten ist ihr nichts bekannt. Sie will auch sonst immer gesund gewesen sein. In der Schule mittelmäßig gelernt. Dann Dienstmädchen. Nie Krämpfe, Nachtwandeln usw. Mit 25 Jahren geheiratet. Die Eltern kannte sie kaum, sie war erst 1 Jahr alt als der Vater wegkam, 5 Jahre, als die Mutter erkrankte. Mit dem Bruder stand und steht sie stets gut. 12 mal geboren. Die Kinder (s. u.) sind alle ihr nachgeraten. Sie war früher lustig, ist mit den Jahren und infolge der wirtschaftlichen Schwierigkeiten etwas ernst geworden, ist ziemlich ruhig, aber nicht kopfhängerisch. Die Tochter (IV, 13) meinte, ‚die macht alles mit‘. Ihre Stimmung ist gleichmäßig, nicht launenhaft. Sie ist nicht jähzornig, nicht reizbar. Sie bezeichnet sich selbst als ‚ständige Ruhe‘. Sie hat ein gutes Gemüt, ist aber nicht zu weich. Die Tochter (IV, 13) bezeichnet sie als gesellig, sehr umgänglich, praktisch und gewandt. (Menschenscheu?) ‚Ja nicht, sonst wäre ich nicht hierher (zu Dr. M.) gekommen.‘ Sie geht gern unter die Leute. Sie ist haushälterisch, gibt aber ganz gerne her. Für willensschwach hält sie sich nicht, sie ist in dieser Beziehung ‚wie es gerade sein muß‘. Sie ist religiös, geht ganz gern zur Kirche. Sie ist nicht nervös, ist überhaupt nie krank gewesen, hat nie an Verstimmungen gelitten oder an Angstgefühlen, Zwangsvorstellungen usw. Sie ist eine gut mittelgroße, kräftig gebaute starkknochige Frau.“

III, 3 und 5 Tochter und Sohn, die mit 3 bzw. 15 Monaten starben.

IV, 1a und b Zwillinge, Otto und Wilhelm Loele, Enkel, geb. 1893, klein gestorben.

IV, 2 Walter Loele, geb. 1894, Enkel, verh. Meister.

„Verheiratet mit einer Krankenschwester; ist etwas nervös, d. h. leicht aufgeregt, bietet aber sonst nichts Besonderes. In der Schule hat er gut gelernt. Er ähnelt seinem Vater; hat einen Jungen von 4 Jahren“ (V, 1).

IV, 3 Karl Loele, geb. 1896, Enkel, klein gestorben.

IV, 4 Paul Loele, geb. 1897, Enkel.

„Ist auch ziemlich leicht aufgeregt, hat im Feld einen Kopfschuß gehabt, hat einen großen Teil des Kiefers verloren, trägt eine Kieferprothese. Er ist aber lebenslustig. In der Schule hat er gut gelernt. Er ähnelt seinem Vater. Er ist im Dienst bei einem Bauern.“

IV, 5 Else Haffe, geb. Loele, geb. 1899, Enkelin, Arbeiterfrau.

„Liebt Musik und Tanz. In der Schule hat sie gut gelernt. Hat 1921 geheiratet.“

IV, 6 Erich Loele, geb. 1901, Enkel.

„Ist sehr lebenslustig, ist sehr für Musik. Hat in der Schule gut gelernt, ist im Dienst bei einem Bauern.“

IV, 7 Frieda Loele, geb. 1906, Enkelin.

„In der Schule gut gelernt, ist ein frisches Mädel, ist zu Hause. Bietet sonst nichts Besonderes.“

IV, 8 Richard Loele, geb. 1908, Enkel,
„Munterer, vergnügter Bengel.“

IV, 9 Willy Loele, geb. 1911, Enkel.
„Lernt gut in der Schule.“

IV, 10 Anna Loele, geb. 1913, Enkelin.
„Bietet nichts Auffälliges.“

IV, 11, 14, 16, 17, 19, 20, 21 Enkel, als Kinder gestorben.

IV, 12 Otto Glast, geb. 1899, Enkel.

Landwirtschaftlicher Arbeiter. Hat im Feld einen Nervenschock erlitten, etwa 1917. Früher war er immer gesund. In der Schule hat er gut gelernt. Die Folgen des Nervenschocks äußerten sich bei ihm darin, daß er immer gleich aufgeregt war, wenn man was sagte, er hat sich aber immer gleich wieder beruhigt. Jetzt hat sich das schon wesentlich gebessert. Seine Stimmung ist gut, er ist sehr lebenslustig, sehr gesellig, tanzt leidenschaftlich gern, ist ein großer Musikliebhaber, lernt auch einfache Instrumente, z. B. Harmonika, schnell, ist bekannt als guter Harmonikaspieler.

IV, 13 Lene N. geb. Glast, geb. 1900, Enkelin.

„Ist immer heiter. Ist sehr gutmütig. Ich (Dr. M.) habe sie selbst gesehen und kann bestätigen, daß sie der Mutter sehr ähnlich sieht; sie ist gerade wie diese grobknochig, derb, wenig graziös, aber nicht unsympathisch. Sie ist freundlich, zugänglich, unterstützt die

Mutter in deren Angaben, macht auch gelegentlich eine scherzhafte Bemerkung. Ich glaube, daß man etwas Schizoides bei ihr ausschließen kann." Über Mutter und Tochter (III, 3 und IV, 13) bemerkte Dr. M. noch: „Die beiden Ref. machen einen recht guten aufgeweckten Eindruck. Sie sind auffallend entgegenkommend, geben willig Auskunft, fassen auch den Zweck der Untersuchung und die an sie gerichteten Fragen rasch auf. Sie geben sich durchaus natürlich, machen in keiner Weise einen schizoiden Eindruck."

IV, 14 Marta Glast, geb. 1902, Enkelin.

„Hat in der Schule gut gelernt, ist frisch und lebenslustig. Tanzen, Schwimmen, Baden, Mundharmonika- und Handharmonikaspielen, das ist ihr Element. Da ist sie schlimmer als ein Kerl. In der Fabrik, in der sie arbeitet, ist sie schon seit 5 Jahren."

IV, 16 Frieda Glast, geb. 1905, Enkelin.

„In der Schule gut gelernt. In Stellung als Hausmädchen. Ist auch heiter und guter Dinge, aber nicht so laut wie die Marta (IV, 14).

IV, 20 Ferdinand Glast, geb. 1917.

„Ein frischer Junge, den ich (Dr. M.) selbst gesehen habe. Ist durchaus nicht schüchtern, aber auch nicht ungezogen."

Johann Loele, der Ehemann (II, 4) soll schon früher zweimal geisteskrank gewesen sein und epileptische Anfälle gehabt haben. Mit 44 Jahren wurde er erregt, lief tagelang weg, hatte Wahnerlebnisse, Wahnideen und wohl auch Sinnestäuschungen, in der Anstalt erschien er leicht benommen, verkannte. Nach der Entlassung wurde er sehr bald wieder auffällig, beging verkehrte Handlungen, wurde erregt, verwirrt, aggressiv und äußerte Größenideen. In der Anstalt war er in den ersten Jahren oft verwirrt, unzugänglich, stumpf, halluzinierte lebhaft. 1885 und 1886 (wohl auch 1897) wurden Bewußtseinsverluste ohne Krämpfe beobachtet. Späterhin war er gelegentlich reizbar, erregt, verwirrt, im allgemeinen aber stumpf, freundlich und zur Arbeit verwendbar. So blieb er auch außerhalb der Anstalt in Familienpflege, die er aber von Zeit zu Zeit verließ, um triebhaft zu wandern. Er wurde ein eigensinniger, verschrobener, schwerhöriger Sonderling, sprach unklar, abschweifend, sprach bei der Arbeit, die er bis zuletzt tat, viel vor sich hin. Von einer leichten Apoplexie (1914) erholte er sich schnell wieder und verschwand auf seiner letzten Wanderung im Alter von 80 Jahren. Konnte beim ersten Aufenthalt in der Anstalt im Hinblick auf die Benommenheit und die berichteten epileptischen Anfälle an eine Epilepsie[1]) gedacht werden, so ist durch den ganzen Verlauf der Erkrankung die Diagnose Schizophrenie als gesichert zu betrachten. Die zuerst am Ende des fünften Lebensjahrzehntes in der Anstalt beobachteten Anfälle können symptomatisch-schizophrene, aber auch schon arteriosklerotische gewesen sein; arteriosklerotisch ist wohl die Attacke 1897 und fraglos die Apoplexie 1914 gewesen. Am meisten hat für die früheren Anfälle und für die von 1885 und 1886 wohl die Annahme für sich, daß es symptomatisch-schizophrene waren; an eine Kombination von Schizophrenie und Epilepsie mag man zwar denken, ohne sie aber hier wahrscheinlich machen zu können.

Wilhelmine Loele, die Ehefrau (II, 2), die mit ihrem Mann immer in Zank lebte, wurde im 34. Lebensjahr durch Unsauberkeit, Nachlässigkeit und Trägheit auffallend. Vier Jahre später wurde sie sexuell erregt, scheint sich geschlecht-

---

[1]) Die Diagnose der Anstalt lautete bei der ersten Aufnahme: „Manie, einfache Seelenstörung", bei der zweiten Aufnahme: „Dementia praecox paranoides".

lich ziemlich rücksichtslos betätigt zu haben; sie war ganz untätig, trieb sich herum und kam verwahrlost in die Anstalt. Hier war sie unzugänglich, abweisend, untätig, äußerte gelegentlich Größenideen, wurde mehrfach erregt. Bald wurde sie ruhig, stumpf, eigensinnig, ließ sich beschäftigen und nahm die übernommenen Obliegenheiten mit eifersüchtiger Pedanterie wahr. In Familienpflege (seit 1903) war sie zuerst ablehnend, arbeitete sich aber dann ein und war fleißig; sie blieb wortkarg, scheu, eigenwillig und verschroben. 1919 wurde sie widerspenstig und geriet allmählich in einen monatelangen mutistischen Stupor.

Von den überlebenden Kindern dieses Ehepaares (II, 2 und II, 4) ist auf Grund der bei einem von ihnen (III, 4) vorgenommenen Untersuchung und Exploration durch Dr. Meggendorfer zu sagen, daß sie gesund sind, und daß sich bei ihnen nichts Schizoides hat bemerken lassen. Die Kinder (III, 2 und III, 4) sind 1870 und 1878 geboren, d. h. zehn, bzw. zwei Jahre vor der Anstaltsaufnahme des Vaters (II, 4) und elf bzw. drei Jahre, bevor die Mutter (II, 2) auffällig wurde. Der Umstand, daß die Mutter mit dem Vater in stetem Zank lebt, ist wohl kaum als Anhaltspunkt für die nichteheliche Geburt der Kinder zu verwerten. Leider ist über körperliche Ähnlichkeit der Kinder mit dem Vater zu wenig überliefert, um daraus Schlüsse für oder gegen die Legitimität der Kinder zu ziehen: der Bruder (III, 2) gleicht der Schwester (III, 4), die eine mittelgroße, kräftig gebaute, starkknochige Frau ist, während der Vater (II, 4) (Krankengeschichte) klein und kräftig gebaut war. Wir nehmen nun keineswegs an, daß die Kinder Loele unehelicher Herkunft[1]) seien, möchten aber doch nicht unterlassen haben, diese Möglichkeit zu erwähnen.

Unter den Enkeln des schizophrenen Ehepaares Loele sind gleichfalls keine Typen, die in der Richtung des Schizoiden verdächtig wären. Walter Loele (IV, 2) und Paul Loele (IV, 4), welch letzterer zudem eine schwere Kopfverletzung überstanden hat, sind leicht aufgeregt, und Otto Glast (IV, 12) anscheinend ein Kriegsneurotiker. Doch wird von Paul Loele (IV, 4) erzählt, daß er lebenslustig und wie sein Bruder Walter (IV, 2) dem Vater (III, 2) ähnlich sei; auch von Otto Glast (IV, 12) wird berichtet, daß er lebenslustig, sehr gesellig sei usw. — alles Dinge, die sich auch in den weitesten Rahmen des Schizoiden, für das sich auch sonst gar keine Anhaltspunkte finden, nicht einbeziehen lassen.

Der Vater (I, 4) der Ehefrau (II, 2) war Trinker, zwei ihrer Oheime m. (I, 1 und I, 2) sowie der Sohn eines von diesen (II, 1) waren geistesschwach. Wir können mit diesen Mitteilungen leider nichts anfangen.

Erbbiologische Untersuchungen an dem Material.

Wenn wir uns über unsere schizophrenen Paare und ihre Kinder einen Überblick verschaffen, sehen wir folgendes:

---

[1]) Weder die Kinder noch die Behörden, von denen wir Mitteilungen über Personalien der Familie Loele erhielten, haben über die Ehelichkeit der beiden Kinder Loele Zweifel gehabt. Wir übersehen nicht, daß das nicht beweisend ist, wenn man den pater incertus für ein naturwissenschaftliches Dogma hält.

1. Familie Schmieder.

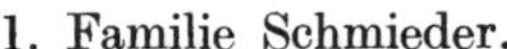

2. Familie Friedrich.

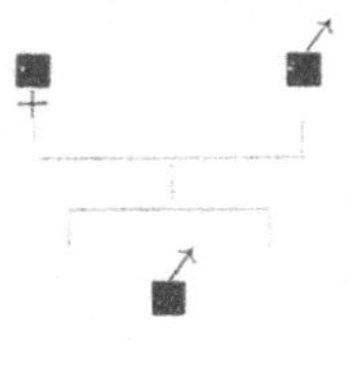

3. Familie Winzert.

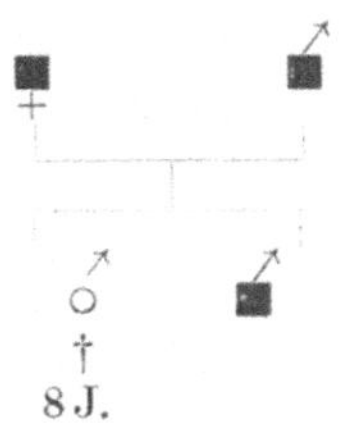

4. Familie Kreser.

5. Familie Serlow.

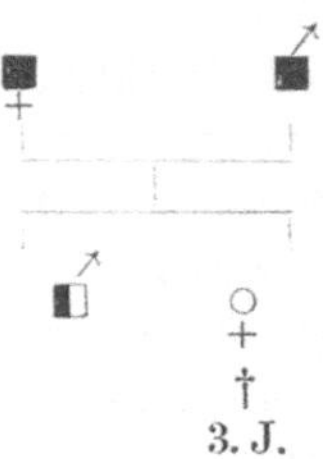

6. Familie Werth.

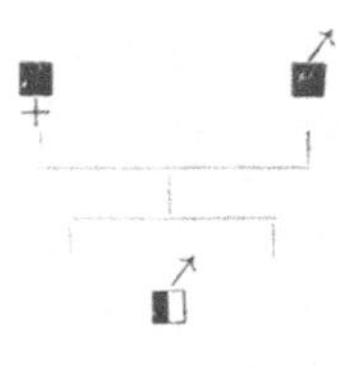

7. Familie von Wienz.

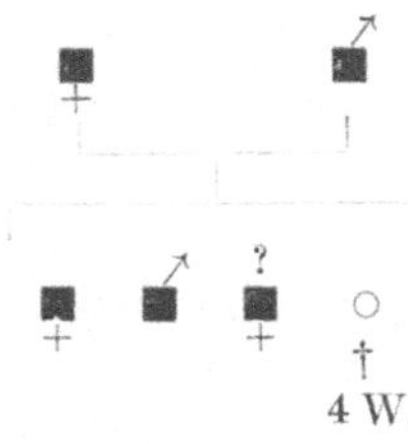

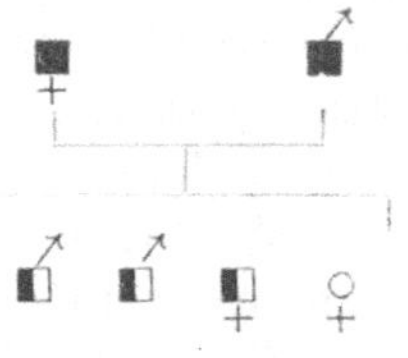

8. Familie Loele.

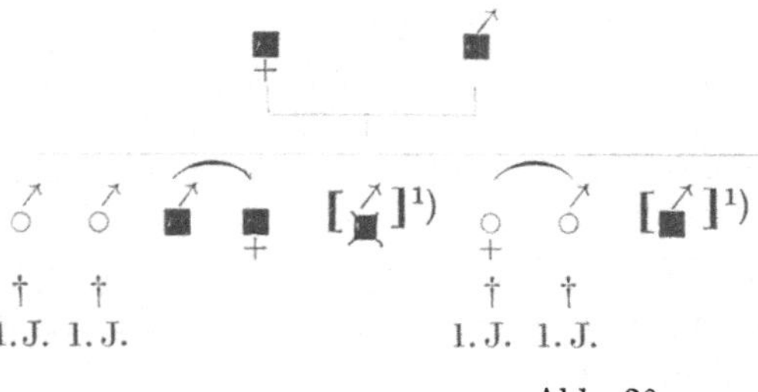

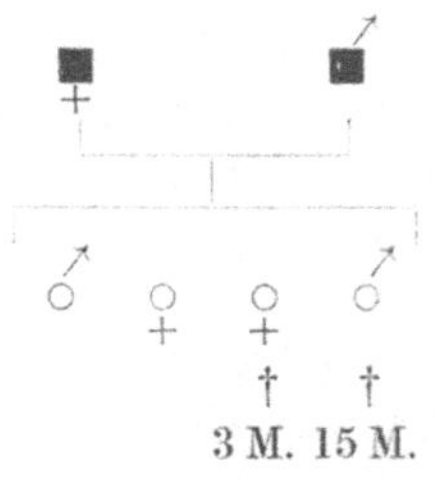

Abb. 30.

Alle Kinder der ersten vier Familien, soweit sie ein erwachsenes Alter erreicht haben, sind nach unseren klinischen Feststellungen und Erörterungen Schizophrene. Dabei soll aber nicht unerwähnt bleiben, daß man beim 3. Kind (Elisabeth Hell) des Ehepaares Winzert und beim 5. Kind (Gottfried Kreser) des Ehepaares Kreser vom rein klinischen Standpunkt an der Diagnose Schizophrenie, auf keinen Fall aber an der ausgeprägt schizoiden Eigenart, zweifeln kann.

---

[1]) Die Eingeklammerten können außerehelich gezeugt sein!

Betrachten wir vorläufig nur die vier ersten Familien, so könnten in ihnen viererlei Kreuzungsmöglichkeiten verwirklicht sein:

1. $DD \times DD = DD + DD + DD + DD$

   bei Dominanz der Anlage und Homozygie der Eltern;

2. $DD \times DR = DD + DD + DR + DR$

   bei Dominanz der Anlage, Homozygie des einen und Heterozygie des anderen Elters:

3. $DR \times DR = DD + DR + DR + RR$

   bei Dominanz der Anlage und Heterozygie der Eltern.

Im ersten Fall wären alle Kinder wie die Eltern dominant Homozygote. Im zweiten Fall würde je die Hälfte der Kinder wie das eine Elter dominant homozygot und wie das andere Elter dominant heterozygot sein; bei Dominanz der Anlage wären die Heterozygoten auch „Merkmalsträger“ wie die Homozygoten. Im dritten Fall wären drei Kinder bzw. $^3/_4$ der Kinder Merkmalsträger — $^1/_4$ homozygot, $^2/_4$ heterozygot; bei der Kleinheit der menschlichen Familie wäre es aber, namentlich auch bei der Kleinheit unseres Materials, wohl möglich, daß das vierte Viertel — die homozygot rezessiven Nicht-Merkmalsträger — in keinem Einzelfall zur Verwirklichung gekommen ist.

Als weitere Kreuzungsmöglichkeit notieren wir:

4. $RR \times RR = RR + RR + RR + RR$

bei Rezessivität der Anlage und Homozygie der Eltern. Auch dieser Fall, der Rüdins Ergebnissen entspräche, würde auf die oben abgebildeten Kreuzungseffekte in unseren vier ersten Familien passen, wenn man Eltern und Kinder außerhalb des Zusammenhangs mit früheren und späteren Generationen betrachtet.

Bei diesen Möglichkeiten ist — wie bei unseren entsprechenden Erörterungen im I. Abschnitt — angenommen, daß die Anlage zur Schizophrenie überall ein und dieselbe sei, daß die vom einen Elter dem Kind überkommene Anlage zur Schizophrenie mit der vom anderen Elter überkommenen Anlage zur Schizophrenie allelomorph (homolog) sei. Wie wir bei den eben erwähnten Erörterungen auseinanderzusetzen hatten, ist diese Annahme von vornherein nicht zwingend notwendig und ist ihre Richtigkeit noch nicht bewiesen; wir behalten sie aber bei, weil wir so unsere Darstellungen verhältnismäßig unkompliziert geben können, und weil wir versuchen werden, dieser Annahme eine gewisse Begründung zu geben. Bei dieser Gelegenheit werden wir uns dann auch zu der Möglichkeit verschiedener nicht-allelomorpher Anlagen zur Schizophrenie äußern können.

Da wir aus der Betrachtung der Kreuzungspaare (Eheleute) und der Kreuzungsergebnisse (Kinder) nun zur Aufstellung von vier Möglichkeiten kommen, ohne uns für eine von diesen entscheiden zu können, prüfen wir jetzt die Kreuzungsverhältnisse weiter, indem wir über Eltern und Kinder hinausgreifen.

Hätten die Kinder unserer vier ersten Ehepaare schon schicksalserfüllte Nachkommen, so wäre die Entscheidung über Rezessivität oder Dominanz vielleicht ohne größere Schwierigkeiten zu treffen. Nun haben aber nur in zwei Fällen — Sohn (IV, 2)[1] des Eduard Schmieder (III, 2)[1] und Kinder (IV, 1—3)[2] der Elisabeth Hell, geb. Winzert (III, 9)[3] — Kinder unserer schizophrenen

---

[1] S. 56.   [2] S. 67.   [3] S. 67.

Ehepaare Nachkommen. Diese sind zudem in bezug auf die Schizophrenie nicht schicksalserfüllt, da Eduard Schmieders Sohn gefallen ist, bevor er das Erkrankungsalter der Eltern (II, 1 und 2) erreicht bzw., bevor er die Gefährdungszone der Schizophrenie durchschritten hatte, und da die Kinder der Elisabeth Hell noch diesseits der Grenze der Gefährdungszone stehen. So können wir eine Verfolgung des Erbgangs der Schizophrenie in unseren Familien nach unten heute noch nicht vornehmen, sondern sind darauf angewiesen, den Weg nach oben zu nehmen.

In der Familie Schmieder[1]) war der Vater (I, 1) der Ehefrau (II, 1) Trinker; wir können wohl annehmen, daß er nicht geisteskrank[2]) war bzw. keine dominante Anlage zu Geisteskrankheit[2]) hatte; damit könnte die Ehefrau (II, 1), selbst wenn wir noch Dominanz der Anlage zur Schizophrenie zugrunde legen, nicht DD, sondern höchstens DR gewesen sein. Die Mutter der Ehefrau, über die nichts mitgeteilt ist, war sicher nicht geisteskrank[2]), sonst wäre irgendein Hinweis im Anstaltsakt oder -Krankenblatt der Ehefrau (II, 1) zu finden gewesen; damit wird bei der Ehefrau auch von Mutterseite Dominanz der Anlage unwahrscheinlich, und es bleibt nur die Möglichkeit übrig, daß die Ehefrau RR war. Nach unseren Erörterungen und nach unseren Formeln kann dann, im Hinblick auf die Erkrankung des Sohnes (III, 2), sofern wir, wie erwähnt, an der Voraussetzung des Allelomorphismus der schizophrenen Anlage festhalten, der Ehemann Schmieder (II, 2) nichts anderes als RR gewesen sein.

Die Familientafel Friedrich[3]) zeigt, daß hier die Schizophrenie nach oben nicht unmittelbar weitergeht, daß die Verhältnisse in diesem Punkt geradeso liegen wie in der Familie Schmieder: Anhaltspunkte für Dominanz fehlen, Rezessivität der Anlage ist wahrscheinlich, bzw. per exclusionem so gut wie sicher.

Auch in der Familie Kreser[4]) ist keine Schizophrenie unter den Eltern des Ehepaares (V,1 und V,11); der Fall läßt sich daher mit den beiden vorigen (Schmieder, Friedrich) unter dem rezessiven Modus zusammenbringen.

In der Familie Winzert[5]) ist der Vater Peter Gelser (I, 1) der Ehefrau (II, 2) geisteskrank gewesen. Wir haben es bei der klinischen Besprechung abgelehnt, ihn einer petitio principii zuliebe zum Schizophrenen zu machen. Wir müssen aber in unserem jetzigen Zusammenhang fragen: was ließe sich über den Erbgang in der Familie Winzert sagen, wenn er (I, 1) doch eine Schizophrenie[6]) gehabt hätte? War das der Fall, so müßte er (I, 1) RR gewesen sein. Um dann mit diesem RR-Vater neben der schizophrenen (II, 2) die nichtschizophrene (II, 1) Tochter zu zeugen, war als Mutter (I, 2) RD nötig, d. h.:

$$RR \times RD = RR + RR + RD + RD \ (\tfrac{1}{2} RR + \tfrac{1}{2} RD).$$

Die Formel stimmt mit den Verhältnissen überein[7]). Für die Eltern (I, 3 und 4)

---

1) S. 56.
2) Schizophren bzw. Schizophrenie!
3) S. 60.   4) S. 73.   5) S. 67.
6) War Peter Gelser keine Schizophrenie, so liegen die Verhältnisse quoad Rezessivität der Anlage zur Schizophrenie in der Familie Winzert wie in den drei vorher besprochenen Familien.
7) Wir haben hier die qualitative Übereinstimmung im Auge; die quantitative — Hälfte der Kinder krank, Hälfte nicht krank — ist bei zwei Kindern als Zufallsprodukt anzusehen.

des Ehemannes Winzert (II, 3) und ihre Kinder (II, 3 und 4) würde die Formel zu lauten haben:

$$RD \times RD = RR + RD + RD + DD,$$

danach müssen die nichtschizophrenen Eltern des schizophrenen Ehemannes (II, 3) und seiner nichtschizophrenen RD-Schwester (II, 4) in bezug auf die Anlage zur Schizophrenie Heterozygoten gewesen sein. Auch diese Formel steht mit den Verhältnissen in der Familie, die aus der Tafel ohne weiteres ersichtlich sind, in Einklang. Auch in der Familie Winzert können wir also, obwohl einmal Schizophrenie vielleicht durch drei Generationen durchgeht, einen rezessiven Erbgang für die Schizophrenie wahrscheinlich und mit den Mendelformeln verständlich machen.

Mit den beiden zuletzt angeführten Formeln sind wir mitten im Heterozygotenproblem. Entsprechen nun unsere bisher besprochenen Befunde der Theorie Hoffmanns, nach der wir in den schizoiden Psychopathen die Heterozygoten zu sehen hätten, aus deren Kreuzung die homozygoten Schizophrenen sich ergeben und in die sie bei der Aufspaltung wieder auseinandergehen würden? Bei der Beantwortung dieser Frage haben wir uns an den Phänotypus Schizoid zu halten, obwohl wir uns, wie wir wiederholt erwähnten, darüber klar sein müssen, daß die Anlage zu Schizoid vorhanden sein kann, aber noch nicht im Phänotyp erschienen sein muß. Die Familie Schmieder bleibt uns die Antwort auf diese Frage schuldig. Bei der Familie Friedrich[1]) sehen wir die Ehefrau (II, 2) aus der Kreuzung Schizoid $\times$ Nichtschizoid (I, 1 $\times$ I, 2) den Ehemann aus der Kreuzung Nichtschizoid $\times$ Schizoid (I, 3 $\times$ I, 4) entstehen. In der Familie Winzert[2]) ist das Elternpaar der Ehefrau (II, 2) Schizophren (?!) $\times$ Nichtschizoid (I, 1 $\times$ I, 2) und das Elternpaar des Ehemannes (II, 3) Schizoid $\times$ Nichtschizoid (I, 3 $\times$ I, 4). In der Familie Kreser[3]) wissen wir bei den Eltern (IV, 3 $\times$ IV, 6) des Ehemannes (V, 11) nicht, ob sie schizoid oder nichtschizoid waren, während wir beide Eltern der Ehefrau (V, 1) als Schizoide (IV, 1 $\times$ IV, 2) ansprechen.

Nach diesen Feststellungen aus dem Material hätten wir zum Heterozygotenproblem zu sagen, daß offenbar nicht alle Personen, die wir der Erblage nach bei Rezessivität der Schizophrenie als Heterozygoten in bezug auf die Anlage zur Schizophrenie zu betrachten haben, schizoide Typen sind, d. h., daß nicht bei allen von ihnen das Schizoide erscheinungsbildlich wahrnehmbar ist, daß aber andrerseits sichere schizoide Typen sich dort finden, wo wir nach der Erblage Heterozygoten zu erwarten haben.

Wir betrachten jetzt den Erbgang des Schizoids in unseren vier ersten Familien. In der Familie Schmieder[4]) lassen uns bei der I. und IV. Generation die Nachrichten im Stich; daß das Ehepaar Schmieder (II, 1 und II, 2) und der Sohn (III, 2) als Schizophrene auch Schizoide — im Genotypus und Phänotypus — sind, brauchen wir im Hinblick auf unsere einschlägigen Ableitungen im II. Abschnitt nicht mehr zu begründen. In der Familie Friedrich[5]) sehen wir von I, 4 über II, 6 und III, 3 zu IV, 1 das Schizoid — ohne Schizophrenie — durch vier Generationen und von I, 4 über die Schizophrenie II, 5 zur Schizophrenie III, 2 ununterbrochen durchgehen. Ist I, 1 (Mutter der Ehefrau Friedrich) wirk-

---

1) S. 60.   2) S. 67.   3) S. 73.   4) S. 56.   5) S. 60.

lich auch Schizoid, so geht auch von dort über die Schizophrenie II, 2 zur Schizophrenie III, 2 eine ununterbrochene Kette von Schizoid.

In der Familie Winzert[1]) ist das Schizoid durch drei — von I, 3 über die Schizophrenie II, 3 zu den schizophrenen Geschwistern III, 7—9 —, vielleicht auch durch vier Generationen (von III, 9 weiter zu I, V1) ohne Unterbrechung zu verfolgen. Möglicherweise geht auch von I, 1 ein Kontinuum über drei bzw. vier Generationen.

Bei den Kresers[2]) zieht das Schizoid von den Großeltern (IV, 1 und IV, 2) über die Ehefrau (V, 1) zu den Enkeln (VI, 3a und b, VI, 4, VI, 6) durch, auch hier in den beiden untersten Generationen innerhalb der Schizophrenie.

Diese Befunde stehen im Einklang mit den Befunden und Ableitungen des II. Abschnittes und können dazu dienen, die dort gewonnene Anschauung von der Dominanz der Anlage zu Schizoid zu stützen. Bei Rezessivität der Anlage zur Schizophrenie[3]) haben wir in allen psychotischen Fällen Homozygote in bezug auf diese Anlage zu sehen; das können wir bei den Kindern der schizophrenen Ehepaare an der Hand der Formel $RR \times RR = RR + RR + RR + RR$ besonders anschaulich machen. Für Homozygie der dominanten Anlage zu Schizoid finden wir auch in keinem Fall aus unseren vier Familien greifbare Anhaltspunkte[4]), wenn wir die Schizophreniefälle in ihrer Erbwertigkeit bezüglich des Schizoids mit den Schizoidfällen gleichstellen[5]). Auch dieser Umstand dürfte für die Dominanz der Anlage zu Schizoid sprechen, weil nur dominante Anlagen bei Heterozygie in dieser Weise und in diesem Maße vererbt werden.

In unseren vier ersten Familien ist bei zwei Kindern die Diagnose Schizophrenie klinisch nicht gesichert, sondern nur aus gewissen Anhaltspunkten, auf deren Ausführung in den klinischen Besprechungen der einzelnen Fälle wir uns beziehen, wahrscheinlich gemacht. Das sind Elisabeth Hell (III, 9 der Familie Winzert)[6]) und Gottfried Kreser (IV, 4 der Familie Kreser)[7]). Wenn Gottfried Kreser nicht der Sohn des Johann Jakob Kreser (V, 11 der Familie Kreser) war, so ist es für unseren Zusammenhang ohne Belang, ob er schizophren oder nur schizoid war[8]). Wenn aber Gottfried Kreser ehelich geboren war, so muß er nach der Formel $RR \times RR = RR + RR + RR + RR$ ein Schizophrener sein. Wir werden darauf noch einmal kurz zurückkommen.

Werfen wir nun einen Blick auf die noch übrigen vier Familien, so scheinen die Verhältnisse vielleicht doch nicht so einfach zu liegen, daß — die Richtigkeit unserer Annahme vorausgesetzt, daß in der Schizophrenie eine rezessive Anlage stecke — bei Kreuzung zweier Schizophrener ohne weiteres und unter allen Umständen die Formel $RR \times RR = RR + RR + RR + RR$ realisiert wird.

---

[1]) S. 67.   [2]) S. 73.

[3]) Genauer müssen wir sagen: Anlage zum destruktiven schizophrenen Prozeß; wir verwenden dafür im folgenden die Abkürzung schizophrene Prozeßanlage.

[4]) Vgl. II. Abschnitt, S. 48.

[5]) Vgl. II. Abschnitt, S. 45 ff.

[6]) S. 67.   [7]) S. 73.

[8]) Auf das Problem der Halbgeschwister von Schizophrenen können wir an unserem Material nicht eingehen.

Dabei haben wir zunächst zu bedenken, daß die Kinder der Ehepaare Schmieder, Friedrich, Winzert und Kreser in bezug auf die Schizophrenie schicksalserfüllt waren bzw. sind, während das bei den Kindern der Ehepaare Serlow, Werth und Wienz nicht angenommen werden kann.

Tabelle 1.

	Erkrankungsalter[1] (in Jahren) von		Erkrankungsalter[1] von			
	Ehemann	Ehefrau	1. Kind[2]	2. Kind	3. Kind	4. Kind
1. Fam. Schmieder	vor 40	Ende 30	30			
2. Fam. Friedrich	64	32	vor 20			
3. Fam. Winzert	28	48	14	16	vor 21	
4. Fam. Kreser	43	27	vor 30	16	?	um 30

Tabelle 2.

	Erkrankungsalter[1] von		Lebensalter von			
	Ehemann	Ehefrau	1. Kind[2]	2. Kind	3. Kind	4. Kind
5. Fam. Serlow	30	28	21[3]			
6. Fam. Werth	35	24	19			
7. Fam. v. Wienz	38	28	33	31	30	21
8. Fam. Loele	vor 30	34	52	44		

Die Kinder der ersten vier Familien (Tabelle 1) erkrankten — vielleicht mit zwei Ausnahmen (3. und 4. Kind Kreser) — früher, und zwar zum Teil wesentlich früher als beide Eltern; auch bei den beiden Ausnahmen liegt der Krankheitsbeginn vor dem des Vaters. Zu diesem Phänomen der Anteposition, über das Rüdin sich eingehend geäußert hat, vermögen wir an unserem kleinen Material keine Stellung zu nehmen.

Die Kinder der Familien Serlow, Werth, von Wienz (Tabelle 2) stehen in drei Fällen noch unter dem Erkrankungsalter bei den Eltern, in drei Fällen (die drei ältesten Kinder von Wienz) noch unter dem Erkrankungsalter des Vaters. Sie sind also nicht nur im Hinblick auf ihr eigenes, noch in der Gefährdungszone der Schizophrenie liegendes Lebensalter, sondern auch im Vergleich mit den Kindern der vier ersten Familien noch keineswegs über die Erkrankungswahrscheinlichkeit hinaus. Wir finden, wie wir bei unserem Material, das nicht nach dem Gesichtspunkt des Austritts aus der Gefährdungszone ausgesucht ist, erwarten müssen, eine Anzahl von Kindern schizophrener Ehepaare, die nicht oder noch nicht krank sind.

Wir haben uns jetzt die Frage zu stellen: sind wir gestützt auf die Annahmen über den Erbgang von Schizophrenie und Schizoid und auf die Befunde an

---

[1]) Zum Teil nur annähernd anzugeben.

[2]) Die Kinder, die ein erwachsenes Alter erreichten, sind auf dieser Tabelle durchnumeriert (ohne Rücksicht auf ihre Nummer in den Familientafeln).

[3]) Wir lassen hier außer acht, daß der Sohn Serlow vielleicht schizophren ist.

schicksalserfüllten Kindern schizophrener Ehepaare imstande, Schlüsse auf die Erkrankungswahrscheinlichkeit von noch nicht schicksalserfüllten Kindern unserer schizophrenen Ehepaare zu ziehen? Wir werden zur Beantwortung dieser Frage auch die achte Familie (Loele) heranziehen.

Schon beim Vergleich der Befunde in den vier ersten, mit denen in den drei folgenden Familien[1] könnte man versucht sein, zu sagen: die Befunde in diesen beiden Reihen stehen miteinander so sehr im Widerspruch, daß man an ganz verschiedene Kreuzungen denken muß. Man wird zwar annehmen können, daß bei den vier ersten Ehepaaren Schizophrenien von einheitlicher genischer Begründung vorhanden sind, die bei den Kindern, bez. deren Schizophrenien, wieder allelomorphe Anlagen ergeben; bei den Ehepaaren Serlow, Werth und von Wienz aber scheinen genisch verschiedene Schizophrenien vorzuliegen und infolgedessen keine allelomorphen schizophrenen Anlagen bei ihren Kindern vorhanden zu sein. Dieser Überlegung ist aber entgegenzuhalten, daß einmal die konjugalen Schizophrenien in den vier ersten Fällen phänotypisch sicher nicht mehr auseinandergehen als in den drei folgenden Fällen, und daß die Tatsache des noch nicht erfüllten Schicksals der Kinder dieser letzteren uns daran hindern muß, die genische Zusammengehörigkeit der elterlichen Schizophrenien ohne weiteres in Zweifel zu ziehen. Dabei haben wir die weitgehende Übereinstimmung der schizoiden Erscheinungsformen und des Erbgangs des Schizoids in allen sieben Familien noch gar nicht in Betracht gezogen. Wir erinnern uns an das, was wir über das kontinuierliche Auftreten des Schizoids in der Generationenfolge bei den ersten Familien fanden. Daneben stellen wir die Verhältnisse in der Familie Serlow[2] — kontinuierliches Durcherben von I, 2 über II, 5 zu III, 1 —; in der Familie Werth[3], in der das Schizoid „von der anderen Seite"[4] kommend von II, 1 über III, 6 zu IV, 9 zieht, und in der Familie von Wienz[5], in dem wohl nur die mangelhaften Angaben über die I. und II. Generation den glatten Nachweis des kontinuierlichen Weitergehens des Schizoids, das aber auch hier in zwei Generationen sicher ist, unmöglich macht. Das heißt: die Dominanz der Anlage zu Schizoid ist in den Familien Serlow, Werth und von Wienz nicht weniger evident wie in den vier ersten Familien.

Wir haben demnach keinen zwingenden Grund, in den drei Familien mit noch nicht schicksalserfüllten Kindern genisch differente Schizophrenien bei den Ehepaaren anzunehmen, solange wir das nicht auch bei unseren vier ersten Familien tun. Dazu kommt, daß die schizoiden Typen dieser Familien denjenigen der ersten Familien erscheinungsbildlich und in ihrem Erbgang entsprechen. Außerdem haben wir — mit Ausnahme der Hedwig von Wienz — in den Kindern der 5., 6. und 7. Familie[6] lauter Schizoide vor uns.

Anders in der Familie Loele![7] Hier sind zwei Kinder (III, 2 und III, 3), die jetzt 52 bzw. 44 Jahre alt sind und nicht die geringsten schizoiden Züge darbieten. Diese Kinder haben das durchschnittliche Erkrankungsalter der Schizophrenie überschritten, und stehen schon erheblich jenseits des Alters, in dem ihre Eltern erkrankt sind (Tabelle 2, S. 125). Sollten nun vielleicht in diesem

---

[1] S. 121.   [2] S. 84.   [3] S. 87.
[4] Vgl. die Ausführungen im II. Abschnitt, S. 47.
[5] S. 101.   [6] S. 121.   [7] S. 115.

Fall bei den Eheleuten biologisch verschiedene Schizophrenien vorgelegen und infolgedessen bei den Kindern nicht allelomorphe Erbanlagen „aneinander vorbeigemendelt" haben? Man könnte dafür die epileptischen Anfälle des Ehemannes Loele geltend machen, deren sichere Klärung uns nicht gelang. Andrerseits aber ist doch nicht zu verkennen, daß klinisch (phänotypisch) die Auseinanderreißung der Krankheitsbilder dieser beiden ungemein zähen und typischen Schizophrenen trotz der Anfälle des Ehemannes eine grobe Willkürlichkeit und mindestens ebensowenig zu rechtfertigen wäre als bei den übrigen Eheleuten. Hängen aber die Schizophrenien der Eheleute Loele in ihrer genischen Begründung zusammen, so sind beide hinsichtlich der schizophrenen Prozeßanlage RR; es müssen dann nach der wiederholt angeführten Formel auch alle Kinder RR — rezessive Homozygoten — hinsichtlich dieser Anlage sein.

Nun ist der Erbgang des Schizoids, wie wir versucht haben zu zeigen, ein anderer, als der der schizophrenen Prozeßanlage. In einer Kreuzung zweier Schizophrener müssen in bezug auf die rezessive schizophrene Prozeßanlage gesetzmäßig alle Kinder RR sein; die schizophrenen Eltern, die beide die dominante Anlage zu Schizoid tragen, können in bezug auf diese Anlage DD oder DR sein. Nach unseren Erörterungen scheint die Anlage zu Schizoid mindestens nicht häufig homozygot zu sein. Wir haben nun — für Eltern und Kinder der Kreuzung schizophren × schizophren RR zugrunde gelegt — drei Möglichkeiten des Verhaltens der Anlage zu Schizoid:

1. DD × DD = DD + DD + DD + DD.

2. DD × DR = DD + DD + DR + DR.

In diesen beiden Fällen haben alle Kinder die Anlage zu Schizoid im ersten Fall durchweg homozygot, im zweiten Fall je zur Hälfte hetero- und homozygot. Bei der vermuteten Seltenheit der Homozygie bei Schizoid wird der zweite Fall nicht häufig und der erste noch weniger häufig sein. Nun haben wir noch die dritte Möglichkeit:

3. DR × DR = DD + DR + DR + RR.

Bei der Kleinheit der menschlichen Familie wird das vierte Glied—homozygot nichtschizoid — dann und wann nicht verwirklicht werden. Es kann aber verwirklicht werden, und wenn es verwirklicht wird, dann wird der Träger der homozygot nichtschizoiden Anlage, die rezessiv gegenüber der Anlage zu Schizoid ist, trotz seiner Homozygie in bezug auf die schizophrene Prozeßanlage nicht schizophren erkranken können; denn: die Schizophrenie als solche kann sich nur realisieren, wenn das Schizoid vorhanden ist, wenn die aus der schizophrenen Prozeßanlage entwickelte Grundstörung das „schizoide Register" ziehen kann[1]).

Wir ziehen die Nutzanwendung auf die Familie Loele. Die Kinder Loele müssen nach allem, was bisher über die rezessive Anlage zur Schizophrenie bekannt, bzw. wahrscheinlich gemacht ist, bezüglich dieser Anlage rezessive Homozygoten sein. Sie müssen aber nicht unbedingt die dominante Anlage zu Schizoid — sei es homo-, sei es heterozygot — haben, sondern können völlig

---

[1]) Biologisch ausgedrückt: die Anwesenheit der Anlage zu Schizoid wirkt als Auslösungs-, ihr Fehlen als Hemmungsfaktor auf die schizophrene Prozeßanlage.

frei von dieser Anlage — RR im Sinne der zuletzt angeführten Formel — sein[1]). Wir haben wiederholt darauf hingewiesen, daß das Schizoid nicht zu einer bestimmten Lebenszeit[2]) im Erscheinungsbild auftreten muß; deshalb dürfen wir nicht übersehen, daß die Kinder Loele[3]) (II, 2 und II, 4) vielleicht doch schizoide Anlagen tragen, diese späterhin im Phänotypus zeigen und dann immer noch infolge ihrer homozygoten Prozeßanlage schizophren erkranken könnten. Gegen die Wahrscheinlichkeit dieser Sachlage spricht aber außer dem Lebensalter der Geschwister Karl Loele (II, 2) und Ida Glast (II, 4), in dem das Eintreten einer schizoiden Entwicklungsrichtung[4]) der Persönlichkeit zum mindesten ungewöhnlich wäre, der Umstand, daß bei keinem der zahlreichen Nachkommen dieser Geschwister schizoide Züge nachweisbar sind. Obwohl die Nachkommen der Geschwister Loele zum Teil noch recht jung sind, läßt der eben angeführte Umstand wohl den Schluß zu, daß die dominante Anlage zu Schizoid, die bei den Eheleuten Loele (II, 2 und II, 4) vorhanden war, von diesen nicht an die überlebenden Kinder Karl Loele und Ida Glast weitergegeben wurde. Für das Abreißen dominanter Anlagen im Erbgang gilt der Satz: „Einmal frei, immer frei"; wir finden ihn bei dem nichtschizoiden Geschwisterpaar und seinen Kindern bestätigt. So läßt sich bei konsequenter Durchführung der Betrachtungen an der Hand der einfachsten Mendelformeln selbst in demjenigen von unseren Fällen, der sich zuerst unseren übrigen Befunden überhaupt nicht zu fügen schien, aufzeigen, daß auch für ihn unsere Aufstellungen über die Dominanz der Anlage zu Schizoid und die Rezessivität der Prozeßanlage Geltung haben.

Nachdem wir uns so eine Erklärung für die Erblage in der Familie Loele geschaffen haben, können wir es wagen, die Frage nach der Erkrankungswahrscheinlichkeit der nicht schicksalserfüllten Kinder unserer Ehepaare Serlow, Werth und von Wienz zu beantworten: eine schizophrene Psychose wird früher oder später bei allen ihren schizoiden Kindern zu erwarten sein, da bei diesen die nachweislich vorhandene (RR $\times$ RR!) rezessiv homozygote schizophrene Prozeßanlage die Möglichkeit hat, das schizoide Register zu ziehen[5]). Für die bisher nicht schizoide Tochter Hedwig von Wienz[6]) (IV, 4) ist die Erkrankungsmöglichkeit deshalb nicht mit Sicherheit auszuschließen, weil bei ihrer Jugend das Schizoid, wenn die Anlage dazu doch vorhanden ist, noch in Erscheinung treten kann; damit wären dann auch bei ihr, da sie rezessiv homozygote Trägerin der Prozeßanlage ist, die beiden von uns angenommenen genotypischen Vorbedingungen für die Entstehung einer Schizophrenie gegeben.

Nach diesen Schlußfolgerungen über die nichtschicksalserfüllten und über die nichtschizoiden Kinder unserer Ehepaare kommen wir noch einmal kurz

---

[1]) Weil nach dieser Formel die Eheleute Loele DR-dominant heterozygot in bezug auf die Anlage zu Schizoid gewesen sein können bzw. wahrscheinlich gewesen sind.

[2]) Wir bemerken, daß es eine ganze Anzahl von dominanten Anlagen gibt, die sich in der Entwicklung erst spät erscheinungsbildlich durchsetzen; wir erinnern z. B. an den Bartwuchs, an die Huntingtonsche Chorea.

[3]) S. 114.

[4]) die natürlich nicht identisch mit dem Ausbruch der Schizophrenie ist, der seinerseits viel später erfolgen kann, z. B. Agnes Friedrich (II, 2 der Familie Friedrich).

[5]) Biologisch gesprochen: da in der Anlage Schizoid der Auslösungsfaktor für die schizophrene Prozeßanlage vorhanden ist.

[6]) S. 100.

auf die beiden klinisch nicht gesicherten Fälle[1] Elisabeth Hell[2] und Gottfried Kreser[3] zurück. Die beiden sind rezessiv homozygot hinsichtlich der schizophrenen Prozeßanlage; beide sind Schizoid, deshalb müssen bzw. mußten sie beide schizophren erkranken[4].

Was den Fall I von Elmiger[5] anlangt, so würde er entweder vollkommen den Familien unserer ersten Reihe entsprechen, wenn die drei Kinder alle schizophren sind. Oder er würde gewissermaßen einen Übergang zwischen unseren ersten vier und unseren Familien 5—7 bilden, in dem Sinne, daß bei den beiden ersten Kindern Schicksalserfüllung in Hinsicht auf die Schizophrenie schon eingetreten ist, während beim dritten Kind nach unseren Ausführungen Schizophrenie noch zu erwarten wäre; denn dieses Kind ist Schizoid und ist ($RR \times RR = = 4RR$!) homozygot in bezug auf die rezessive Prozeßanlage.

Wenn wir unsere Ausführungen zusammenfassen, so ergibt sich aus ihnen folgendes:

An einer kleinen Zahl von konjugalen Schizophrenien und ihrer Nachkommenschaft hat sich mit einiger Wahrscheinlichkeit unsere im II. Abschnitt geäußerte Vermutung stützen lassen, daß in der Schizophrenie zwei Anlagen stecken, von denen die eine — die Anlage zu Schizoid — einem dominanten, die andere — die Anlage zur schizophrenen Prozeßpsychose — einem rezessiven Modus folgt. Die beiden Anlagen erkennen — d. h. diagnostizieren — wir im Erscheinungsbild nach der psychästhetischen Proportion, die allen Schizoiden und Schizophrenen eigen ist, und nach den Wirkungen des destruktiven Prozesses, nach den Anzeichen der Zertrümmerung der seelischen Persönlichkeit. Die Erscheinungsbilder sind sowohl beim Schizoid als bei der Schizophrenie ungemein mannigfaltig; das ist — aber wahrscheinlich nur zum Teil — damit zu erklären, daß die psychästhetische Proportion eine verschiebliche Größe ist und daß die schizophrene Prozeßanlage sich nicht immer in gleicher Intensität auswirkt. Wir müssen es offen lassen, wie weit die Variabilität der psychästhetischen Proportion rein erbgegeben ist und wie weit sie durch Milieufaktoren bedingt sein kann. Ebenso können wir nichts darüber aussagen, bis zu welchem Grade die Intensität des destruktiven Prozesses von Umwelteinflüssen her mitbestimmt werden kann.

Ungeachtet ihrer Vielheit zeigen die schizoiden und schizophrenen Erscheinungsbilder eine Gemeinsamkeit im Hinblick auf die anlagebedingte psychästhetische Proportion und auf die anlagebedingte destruktive Tendenz des Krankheitsprozesses; eine Einheit im Sinne der klinischen Krankheitseinheit läßt sich nicht gewinnen. Wohl aber läßt sich vom genealogischen Standpunkt aus eine biologische Einheitlichkeit für die Schizophrenie darin aufzeigen, daß in jeder Schizophrenie ohne Rücksicht auf ihre Erscheinungsform — wir haben in unserem kleinen Material Bilder von größter phänotypischer (klinischer!)

---

[1] Vgl. S. 121 u. 125.   [2] S. 67.

[3] Auf diesen wieder unter der Voraussetzung seiner ehelichen Geburt (S. 73).

[4] Die Möglichkeit des Todes vor Ausbruch der Erkrankung bzw. innerhalb der Gefährdungszone ist zu selbstverständlich, als daß wir darauf eingehen könnten.

[5] S. 55.

Verschiedenheit — zwei bestimmte nach deutlich verschiedenen Erbgängen herauszuhebende Anlagen ruhen.

Die Verhältnisse in der Familie Loele geben uns noch einmal Gelegenheit, die Heterozygotenfrage zu beleuchten. Ist unsere Deutung richtig, so kann man annehmen, daß Individuen mit homozygot rezessiver Anlage zur schizophrenen Prozeßerkrankung nicht allein aus der Kreuzung zweier Schizophrener, sondern auch aus anderen Kreuzungen (Kreuzung eines Schizophrenen RR mit einem in bezug auf die Prozeßanlage RD, oder Kreuzung zweier RD in bezug auf die Prozeßanlage) hervorgehen; diese homozygot Rezessiven müssen aber — wie die Geschwister Loele (III, 2 und 4) — nicht schizophren werden, wenn sie nicht Schizoid sind. So gut aber RR-Individuen (in bezug auf die schizophrene Prozeßanlage) frei von Schizoid in Anlage und Erscheinungsbild sein können, ist das auch bei RD-Individuen (Heterozygoten! in bezug auf die Prozeßanlage) möglich. Daraus ergibt sich, daß, wie wir oben an Beispielen[1]) zu zeigen versuchten, Schizoid und Heterozygoten hinsichtlich der schizophrenen Prozeßanlage nicht eo ipso identisch sind. Wenn wir trotzdem, wie gezeigt werden konnte, schizoide Typen in Erbtafeln an Stellen treffen, wo sie Träger der rezessiv heterozygoten Prozeßanlage sein müssen, so dürfen wir in ihnen nur mit Vorsicht Indikatoren für das Vorhandensein der heterozygoten Prozeßanlage sehen, und zwar nicht nur auf Grund aller unser theoretischen Erwägungen, sondern auch auf Grund der Tatsache, daß es Schizoide gibt, bei denen die schizophrene Prozeßanlage nicht vorhanden ist[2]). Wir sind, um unsere Anschauung zum Heterozygotenproblem kurz und klar zu sagen, der Meinung, daß die schizoiden Typen[3]) an sich mit der Heterozygie der schizophrenen Prozeßanlage nichts zu tun haben, wohl aber — und zwar nicht gerade selten — gleichzeitig heterozygote Träger der Prozeßanlage sind.

Es kann und darf nicht gesagt werden, daß mit den beiden Anlagen — zu Schizoid und zur schizophrenen Prozeßpsychose —, um deren Herausstellung wir uns bemühen, der Genotypus der Schizophrenie bzw. die Genotypen der schizo-

---

[1]) Auch bei H offmann finden sich dafür Beispiele (Familien VII, XI, XXIII, XXXIX, XLIII).

[2]) Z. B. Hoffmanns Familie XXIX Mutter schizophren, Vater schizoid, vier überlebende Kinder schizoid, keines schizophren.

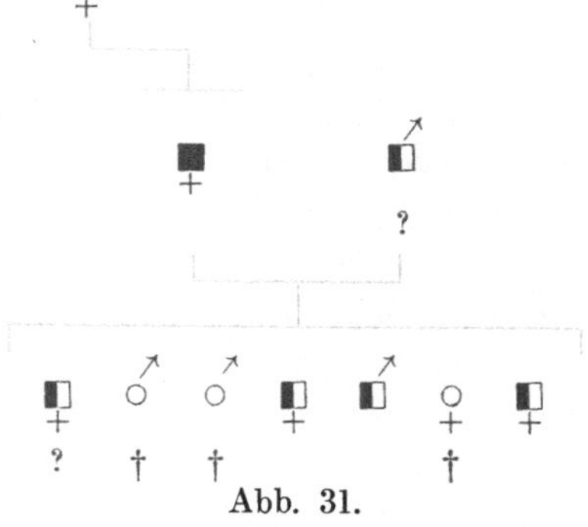

Abb. 31.

[3]) Es versteht sich, daß hier nur die psychopathischen Schizoiden gemeint sind. Unsere Stellungnahme zur RR-Natur der präpsychotisch Schizoiden in bezug auf die schizophrene Prozeßanlage brauchen wir nicht nochmals auseinanderzusetzen.

phrenen Erscheinungsbilder erschöpft seien. Es muß insbesondere die Möglichkeit betont werden, daß manche Unterschiede in schizophrenen Erscheinungsbildern durch noch andere genische Unterlagen bedingt oder mitbedingt sein können. Es erscheint auch noch keineswegs gesichert, ob die Anlage zu Schizoid auf der einen und die schizophrene Prozeßanlage auf der anderen Seite genisch einfach oder komplex konstituiert sind und sich als mono- oder als polyhybride Merkmale auswirken. Wir vermögen darauf nur hinzuweisen, ohne an unserem Material statistische Operationen anstellen und sie gegen die statistischen Ergebnisse der Untersuchungen an großen Reihen ins Feld führen zu können.

Unsere Anschauungen und Aufstellungen über die rezessive Prozeßanlage und über die dominante Anlage zu Schizoid haben wir aus den bisherigen Ergebnissen über den Erbgang der Schizophrenie, aus Untersuchungen über das Schizoid und aus Untersuchungen einer ganz bestimmten Kreuzung — Schizophren $\times$ Schizophren — geschöpft unter zwei Voraussetzungen:

1. unter der Voraussetzung, daß Schizoid und Schizophrenie erscheinungs- und erbbildlich qualitativ verschieden sind;
2. unter der Voraussetzung, daß die Schizophrenie eine einheitliche biologische bzw. genische Grundlage hat.

Obwohl wir annehmen, daß diese beiden Voraussetzungen durch unsere Untersuchungen und Erörterungen schon eine gewisse Stütze erfahren haben, dürfen wir uns einer eigenen Erörterung derselben nicht entziehen.

Wären Schizoid und Schizophrenie im Gegensatz zu unserer Annahme nur quantitativ different, so läge die Möglichkeit nahe, daß die Schizophrenie überhaupt keine rezessive Anlage enthält, sondern lediglich eine Steigerung des Schizoids — auf dem Boden einer dominanten Anlage[1]) — darstellt, eine Steigerung, die dann zum mindesten in der Hauptsache auf die Wirkung von konstellativen und Milieufaktoren zu beziehen wäre. Denn wenn wir zum Zustandekommen der Schizophrenie auf dem Boden des Schizoids auch in dem jetzt ins Auge gefaßten Fall neben der Schizoidanlage die notwendige Mitwirkung anderer genischer Faktoren postulieren würden, so hätten wir auszumachen, um was für genische Faktoren es sich handelt. Wir würden dann mit der einfachen Steigerung des Schizoids im Erscheinungsbild doch nicht durchkommen und schließlich erst recht komplizierten Erbgängen gegenüberstehen. Wie verhält es sich aber mit der Mitwirkung konstellativer und Milieufaktoren bei der Entstehung der Schizophrenie? Es erhellt, daß damit u. U. der Schwerpunkt der Pathogenese der Schizophrenie aus dem Genotypus ins Milieu hinausverlegt würde. Wir würden uns wiederholen, wenn wir auseinandersetzten, daß kein Erscheinungsbild, also auch nicht die Schizophrenie, ohne Milieuwirkung aus dem Genotypus realisiert wird. Aber hier handelt es sich nicht um die selbstverständliche Zusammenarbeit von Genotypus und Umwelt, sondern um die Frage nach dem pathogenetisch ausschlaggebenden: Entsteht die Schizophrenie

---

[1]) Rezessivität des Schizoids dürfte schon wegen der relativen Häufigkeit derselben in den in Frage kommenden Sippen nicht in Frage kommen. Lenz hat die Möglichkeit der Dominanz schizoider Anlage wiederholt erwogen und gerade auch in diesem Zusammenhang der auslösenden Wirkung von noch unbekannten Umweltfaktoren bei der Entstehung der Schizophrenie gedacht.

schicksals- oder zufallsmäßig? Die Annahme der rein zufallsmäßigen Pathogenese der Schizophrenie scheint uns unvereinbar mit allen Erfahrungen der Klinik an denjenigen schizophrenen Erkrankungen, an deren Prozeßhaftigkeit kein Zweifel ist. Wir übersehen nicht, daß konstellative und Milieueinflüsse die Bildausgestaltung und damit bis zu einem gewissen Grad vielleicht auch den Verlauf schizophrener Prozeßpsychosen mitbestimmen, und daß prozeß-psychotische Manifestationen durch solche Einflüsse ausgelöst werden können. Aber den Nachweis, daß schizophrene Prozeßpsychosen bei schizoiden Persönlichkeiten einfach unter Außeneinflüssen entstehen können, sehen wir nirgends erbracht und halten wir, nicht zuletzt im Hinblick auf die erbbiologischen Ergebnisse, kaum für erbringbar. Wir sind der Meinung, die wir allerdings an unserem Material nicht zu belegen imstande sind, daß schizoide Persönlichkeiten unter Außeneinflüssen reaktive Zustände und reaktive Entwicklungen von zum Teil allergrößter Ähnlichkeit mit schizophrenen Prozeßpsychosen bekommen können, daß aber die schizophrene Destruktion auf „inneren Ursachen", auf einer besonderen genischen Repräsentation beruht. Auch diese Meinung ist bis jetzt nicht bewiesen; sie dürfte aber, wie gesagt, der klinischen Erfahrung entsprechen und sie kommt, wie wir glauben, den genealogischen Tatsachen näher. Wenn wir sie hier zugrunde legen, wäre immerhin noch zu erörtern, ob nicht das Schizoid dem dominant heterozygoten, die Schizophrenie dem dominant homozygoten Zustand entsprechen könnte. Das würde drei Kreuzungsmöglichkeiten ergeben:

1. $DD \times DD = DD + DD + DD + DD$
2. $DD \times DR = DD + DD + DR + DR$
3. $DR \times DR = DD + DR + DR + RR$

das würde hier heißen:

1. Kreuzung Schizophren $\times$ Schizophren $= {}^4/_4$ Schizophren
2. Kreuzung Schizophren $\times$ Schizoid $= {}^1/_2$ Schizophren $+ {}^1/_2$ Schizoid
3. Kreuzung Schizoid $\times$ Schizoid $= {}^1/_4$ Schizophren $+ {}^1/_2$ Schizoid $+ {}^1/_4$ Nicht-schizoid.

Nehmen wir Schizoid und Schizophren als nur quantitativ unterschieden, also beide als „krank", so wären im ersten und zweiten Fall alle Kinder, im dritten Fall $^3/_4$ der Kinder krank. Solche Zahlenverhältnisse finden wir nun aber regelmäßig nur bei unseren konjugalen Schizophrenien, sonst nirgends — von gelegentlichen Annäherungswerten abgesehen. Gegen diese Art der Dominanz sprechen aber noch andere Gründe; einmal der gelegentlich erwähnte Umstand, daß dominant homozygote Anomalien zum mindesten ziemlich selten sind; dann die Beobachtung, daß Schizophrenie auch vorkommt, wenn ein Elter des Kranken nicht erscheinungsbildlich schizoid[1] ist; ferner unser Ehepaar Loele, wo eine Erklärung als $DD \times DD$ Kreuzung unmöglich ist, wenn anders

---

[1] Dagegen ließe sich immerhin einwenden, daß die Anlage zu Schizoid im Erbbild doch gegeben und durch eine andere Anlage epistasiert sein könne, oder daß das phänotypisch nichtschizoide Elter die Manifestierung des anlagegegebenen Schizoids nicht mehr erlebt habe. Aber auch unter Berücksichtigung dieses Einwands suchen wir bei Kreuzungen von Schizophren $\times$ Nichtschizoid vergeblich nach den großen Zahlen — $^4/_4$ bezw. $^3/_4$ Kranke (Schizophren und Schizoid) Kinder; wie überhaupt Schizoid und Schizophrenie bei Dominanz in dem hier berührten Sinne wohl noch erheblich häufiger sein müßten, als sie tatsächlich sind.

wir nicht noch eigene Hemmungsfaktoren für diesen Sonderfall einführen sollen[1]).

Allerdings ließe sich gerade im Fall Loele zunächst bezweifeln, ob die Kinder von den Eltern allelomorphe schizophrene Anlagen überkommen haben. Damit kommen wir zu unserer zweiten Voraussetzung; sind die Schizophrenien genisch einheitlich begründet? Sind die in Frage stehenden Anlagen allelomorph? Hier mag es zweckmäßig sein, das herauszustellen, was nicht ins Schizophreniegebiet gehört: das sind einmal alle reaktiven Zustände und alle Entwicklungen schizoider Psychopathen, bei denen es nicht zu Veränderungen im Sinne eines destruktiven Krankheitsvorganges kommt, und dann organische Erkrankungen von schizophrenieähnlicher Pathoplastik, deren Analyse ergibt, daß es sich um Ähnlichkeit, nicht um Gleichheit der Symptome, besonders auch im Hinblick auf die Genese handelt[2]). Sind nun die in dieser Weise gesiebten Schizophrenien genisch einheitlich bedingt? Wir haben vorhin gesagt, daß wir mit den Anlagen zu Schizoid und zur schizophrenen Prozeßpsychose nicht alle Anlagen, die in die Schizophrenie hineinspielen können, erfaßt zu haben glauben, und sind demzufolge der Meinung, daß die genische Begründung nicht in allen schizophrenen Erkrankungen identisch sei. Wir finden aber in allen schizophrenen Erkrankungen das Schizoid mit dem phänotypischen Kern der psychästhetischen Proportion und dem immer wieder als dominant imponierenden Erbgang, d. h. das Schizoid, dessen genisches Radikal offenbar einheitlich ist; wir finden außerdem in den schizophrenen Erkrankungen bald deutlicher, bald weniger deutlich, bald schneller, bald langsamer zur Geltung kommend, aber letztlich doch immer nach derselben Richtung gehend die destruktive Tendenz. Haben wir nun, wenn wir die destruktive Tendenz der Schizophrenie, die uns im Erscheinungsbild überall im Grunde in derselben Weise entgegentritt, biologisch zu ergründen suchen, a priori Anlaß, sie auf differente Anlagen zu beziehen? Wir sind der Meinung, daß das a priori nicht der Fall ist, und daß uns — auch wenn wir hier die statistischen Ergebnisse der Autoren ganz außer Betracht lassen — die Betrachtung und Verfolgung des Erbgangs der schizophrenen destruktiven Tendenz immer wieder analoge Resultate liefert, Resultate, die für einen rezessiven Erbgang sprechen.

---

[1]) Hoffmann hat eine andere Variante des dihybriden Modus zur Diskussion gestellt. Er nahm an, daß jeder Mensch einen Anlagefaktor (S) zur Dementia praecox besitze, daß aber Auslösungsfaktoren (L) (homo- oder heterozygot) die Schizophrenie bewirken, wenn nicht Hemmungsfaktoren (H) (homo- und heterozygot) diese unwirksam machen. Hoffmann bekommt so zwei Genotypen der Dementia praecox Shh LI und Shh LL. Mit dieser Theorie könnte Hoffmann auch das Auftreten eines nichtschizophrenen Kindes schizophrener Eltern erklären. Uns scheint eine solche Erklärung an der Hand unserer Aufstellungen wesentlich einfacher. Außerdem halten wir die Annahme der Ubiquität der Anlage zu einer Anomalie nicht für glücklich, besonders, solange man mit anderen Annahmen ebensogut oder besser durchkommt.

[2]) Wir erinnern an katatonische Paralysen, Prozesse in den Basalganglien, Stirnhirnerkrankungen und beziehen uns auf die einschlägigen Ausführungen im II. Abschnitt, S. 45. Zu bemerken ist, daß die schizophrenieähnliche Pathoplastik bei nichtschizophrenen organischen Erkrankungen gelegentlich durch die schizoide Eigenart des Erkrankenden bedingt und dann im Querschnitt von einem der Schizophrenie angehörenden Bild u. U. klinisch gar nicht differenzierbar sein kann.

Nun könnte gerade das Ehepaar Loele zum Beweis dafür herangezogen werden, daß die Schizophrenien eben doch nicht biologisch zusammengehören, daß im Fall Loele die schizophrenen Anlagen der Eltern nicht homolog gewesen seien, daß die Kinder nicht allelomorphe Anlagen überkommen haben und daß sie infolgedessen nicht haben schizophren werden können. Wir wollen diese Schwierigkeit, auf die Lenz gelegentlich aufmerksam gemacht hat, nicht durch die Unterstreichung der Möglichkeit, daß die Kinder Loele später noch schizophren werden können, verschleiern, sondern nehmen an, daß die Kinder Loele nicht schizoid sind und nicht schizophren werden. Gerade dann aber ist dieses auffallende Kreuzungsergebnis bei Zugrundelegung unserer beiden Anlagen zwanglos erklärt; gerade dann spricht der Fall Loele besonders eindringlich für die Zusammengehörigkeit der Schizophrenien durch das doppelte Band der dominanten Schizoid- und der rezessiven Prozeßanlage.

Denken wir an die grundsätzliche Bedeutung des Nachweises der Erblichkeit für die Diagnose der Huntingtonschen Chorea, so sind wir versucht, aus unseren Erörterungen über den Erbgang der Dementia praecox folgendes Postulat abzuleiten: wo der eigenartige dominant-rezessive Erbgang bei Schizophrenieverdacht nicht aufzudecken ist, liegt möglicherweise eine der Schizophrenie äußerlich sehr ähnliche, genetisch aber von ihr ganz verschiedene Erkrankung vor. Wir würden so, allerdings, wie wir glauben, mit gutem Grund, den Stiel umgedreht und aus der Frage nach der genotypischen Zusammengehörigkeit der Schizophrenien diese Zusammengehörigkeit zu einer Bedingung für das Vorliegen einer Schizophrenie, für die Stellung der Diagnose Schizophrenie gemacht haben.

Damit würden wir aber auch in gewissem Sinne den Einwänden, die vor allen Bleuler[1]) gegen die biologische Zusammengehörigkeit der Schizophrenien gemacht hat, gerecht, indem wir aus der großen Fülle von Erkrankungen, die uns zunächst klinisch als Schizophrenien imponieren, alle diejenigen ausscheiden, die nicht dem dargestellten Erbgang entsprechen[2]), und Bezeichnung und Begriff der Schizophrenien auf die immer noch sehr große Gruppe beschränken, die erbbiologisch charakterisiert ist. Dabei behalten wir im Auge, daß diese erbbiologische Charakterisierung vorläufig nur in groben Umrissen gegeben ist, und daß zu erwarten steht, daß noch eingehendere genealogische Analysen zur Bildung von Untergruppen im Schizophreniebereich führen werden, allerdings wohl in der Weise, daß auch in allen Untergruppen der angenommene dominant-rezessive Modus sich dürfte nachweisen lassen.

Von erbbiologischer Seite, besonders von Lenz, ist wiederholt auf die Bedeutung der Verwandtenehen für den rezessiven Erbmodus hingewiesen worden. Man hat nachweisen können, daß Verwandtenehen bei rezessiv gehenden Anomalien häufiger sind als bei dominant sich vererbenden. Wir können, da es sich dabei um große Zahlen handeln müßte, dazu keine Stellung nehmen, sondern nur einen kasuistischen Beitrag liefern.

---

1) Vgl. im I. Abschnitt S. 18.

2) Wir verzichten darauf, Vermutungen darüber anzustellen, wie weit die so aus dem Schizophreniegebiet ausgeschiedenen Erkrankungen pathogenetisch durch genotypische oder konstellative bzw. Milieufaktoren bestimmt sein können.

In zwei unserer Familien sind Verwandtenehen vorgekommen. In der Familie Winzert[1]) haben die schizophrenen Eheleute (II, 2 und II, 3) ein gemeinsames Großelternpaar. In der Familie Kreser[2]) haben die Eltern (IV, 1 und IV, 2) der schizophrenen Ehefrau (V, I) ein gemeinsames Urgroßelternpaar (I, 1 und I, 2); unter den Kindern (V, 1—10 b) der nichtschizophrenen, aber schizoiden Eltern der schizophrenen Ehefrau (V, 1) sind von sechs erwachsenen vier schizophren. Der Ausfall der Kinder der blutsverwandten Eheleute Winzert ist der gleiche wie der Ausfall der Kinder der nicht blutsverwandten Eheleute Kreser[2]), Schmieder[3]) und Friedrich[4]). (Wir ziehen hier zunächst nur die ersten vier Familien[5]) mit schicksalserfüllten Kindern heran.) Diese Verhältnisse scheinen uns zu besagen: bei den Schizophrenien der Eheleute Winzert und ihren Kindern ist Allelomorphismus der schizophrenen Anlagen nicht nur aus den schon erörterten Gründen, sondern auch wegen der nahen Konsanguinität der Eheleute als sicher anzunehmen. Da nun auch bei den anderen Fällen, in denen Konsanguinität der Eheleute fehlt, die Kreuzungsergebnisse dieselben sind, dürfte auch bei ihnen Allelomorphismus gegeben sein[6]). Wir können so den Allelomorphismus, d. h. die genisch einheitliche Bedingtheit der Schizophrenien in den vier ersten Familien[7]) von einer weiteren Seite beleuchten. Betrachten wir die Phänotypen der vier ersten und der vier letzten Familien[7]) und, soweit dies möglich ist, die Erbgänge, so können wir auch unter diesem Gesichtspunkt die letzten den ersten Fällen anschließen oder doch mindestens sagen, daß wir sichere Anhaltspunkte, die gegen Allelomorphismus der fraglichen Anlagen und damit gegen die Annahme einer genischen Einheitlichkeit der Schizophrenien in dem von uns vertretenen Umfang nicht aufzudecken vermögen.

Eines wichtigen Punktes, der für die Zusammengehörigkeit der Schizophrenie in dem von uns vertretenen Sinn und gleichzeitig gegen eine polymorphe Vererbung auf die wir im übrigen nicht weiter eingehen, spricht, haben wir hier noch einmal zu gedenken, nachdem wir ihn im ersten und zweiten Abschnitt schon gestreift haben. Wenn wir in unseren acht Familien neben den Schizophrenien noch andere endogene Prozeßpsychosen suchen, so finden wir auffallend „reine“ Verhältnisse, indem wir insbesondere Psychosen, aber auch Psychopathien aus dem Gebiet der manisch-depressiven Gruppe vermissen. Im Gegensatz zu unserem Vorgehen bei der Auswahl des Materials zur Herausstellung des Schizoids im II. Abschnitt haben wir uns bei der Sammlung von konjugalen Schizophrenien nicht von dem Gesichtspunkt der Reinheit leiten lassen. Es ist durchaus wahrscheinlich, daß, wenn es uns später gelingt, noch mehr konjugale Schizophrenien zu untersuchen, in der einen oder anderen Familie zirkuläre Einschläge sich werden finden lassen; immerhin dürfte eine wesentliche Veränderung der Charakteristika des schizoid-schizophrenen Erbgangs[8]) kaum zu erwarten sein.

---

[1]) S. 67.   [2]) S. 73.   [3]) S. 56.   [4]) S. 60.   [5]) S. 121.

[6]) Es ist bemerkenswert, obwohl für die Kinder der auch in diesem Fall nicht blutsverwandten Eheleute Kreser (V, 1 und V, 11) bzw. für deren Schizophrenien nicht von unmittelbarer Bedeutung, daß in der Geschwisterreihe der mit Konsanguinität belasteten Ehefrau Kreser (V, 1) eine so große Zahl von Schizophrenen — mit ohne Zweifel allelomorphen Anlagen! — sind.

[7]) S. 121.

[8]) Also der pathogenetischen Hauptdeterminanten! Über die Möglichkeit der pathoplastischen Einwirkung zirkulärer Einschläge soll hier nichts ausgesagt werden.

Ob die dritte große Gruppe der endogenen Störungen, die Epilepsie, in unseren Familien vorkommt, müssen wir offen lassen. Bei den Fällen, bei denen über epileptische Krämpfe berichtet ist, ist eine sichere diagnostische Entscheidung nicht möglich. In einem Fall — Bruder der Ehefrau Kreser[1]) — könnte es sich um einen genuinen Epileptiker, aber ebensogut um einen schizoiden, vielleicht sogar schizophrenen Trinker mit epileptischen Anfällen gehandelt haben; ein anderer Fall — Bruder des Ehemanns Serlow[2]) — hatte eine Zeitlang epileptische Anfälle; aus dieser vieldeutigen Angabe lassen sich überhaupt keine Schlüsse ziehen. Bei den beiden Schizophrenen mit epileptischen Anfällen — Ehefrau Schmieder[3]) und Ehemann Loele[4]) — liegt noch die Möglichkeit am nächsten, daß die Anfälle Symptome der schizophrenen Erkrankung waren. Es liegt nahe, sich von den einfachen Ohnmachten, die wir aus der Schizophrenie zur Genüge kennen und die uns auch in unserem Material gelegentlich[5]) begegnet sind, zu den Bewußtseinsstörungen mit motorischen Reizerscheinungen bis zu epileptischen Krämpfen eine fortlaufende Linie — innerhalb des Gebiets des schizophrenen Krankheitsvorgangs — gezogen zu denken.

Die Angaben über Schwachsinn sind in einer Familie — Familie Loele[6]) (I, 1 und 2, II, 1) „geistig schwach"— nicht zu verwerten, da wir gar nichts Näheres wissen und da sich hinter dieser Angabe vielleicht schizoide Sonderlinge oder schizophren Defekte verbergen. In der Familie Werth[7]) sind vier Kinder (IV, 20 bis 23) des schizoiden Friedrich Albert (III, 10) und seiner unauffälligen Frau intellektuell minderwertig; die Genese dieser Minderwertigkeit entzieht sich unserer Feststellung; ob diese schwache Begabung mit der schizophrenen Belastung dieser Sippe etwas zu tun hat, möchten wir nicht entscheiden.

Von den sogenannten exogenen Schädigungen ist in nicht weniger als sechs von unseren acht Familien der Alkoholismus vertreten. Bedeutet das, daß der Alkoholismus bei der Pathogenese der Schizophrenie mitwirkt? Wir werden dem Alkoholismus bei schizophrenen Kranken vielleicht gelegentlich eine auslösende Wirkung zugestehen müssen, indem wir uns etwa die Vorstellung machen können, daß eine schlummernde Anlage unter Alkoholwirkung leichter zur Entfaltung kommen mag, vielleicht auf dem Umweg über eine alkohologene Störung des innersekretorischen Gleichgewichts; häufiger wird aber nur eine pathoplastische Bedeutung des Alkoholismus angenommen werden dürfen und die Tatsache des Alkoholmißbrauches Schizophrener vielfach als Symptom der Erkrankung betrachtet werden können[8]). Daß bei schizophrenen Kranken der Alkoholmißbrauch in der eigentlichen Verursachung der Psychose wirksam sei, wird im Hinblick auf die weitaus überwiegende Mehrzahl nichttrinkender Schizophrener nicht ernstlich in Betracht gezogen werden können. Es bleibt aber noch zu fragen, ob die Belastung mit Alkoholismus Platz in der Pathogenese der Schi-

---

1) S. 73.   2) S. 84.   3) S. 56.   4) S. 114.

5) Auffallenderweise bei zwei Schwestern; bei Klara Heiner und Frieda Werth (III, 19 u. III, 22) der Familie Werth (S. 87) wurden im 38. bzw. 44. Lebensjahr Bewußtseinstörungen beobachtet.

6) S. 115.   7) S. 87.

8) Beispiele dafür aus unserem Material sind Udo Friedrich (der Familie Friedrich), Egon von Wienz (III, 4 der Familie von Wienz), Gottfried Kreser (VI, 4 der Familie Kreser) und vielleicht Hermann Paulig (III, 6 der Familie Werth).

zophrenie findet. Scheiden wir außer den trinkenden Schizophrenen unseres Materials auch den Trinker mit epileptischen Anfällen (Friedrich Beile, V, 9 der Familie Kreser) aus, so bleiben noch fünf Familien übrig, bei denen Alkoholismus in der Aszendenz vorkommt. Das sind: in der Familie Schmieder der Vater (I, 1) der Ehefrau (II, 1), in der Familie Serlow der Vater (I, 2) des Ehemannes (II, 5), in der Familie Werth vielleicht der Stammvater Jürgen Malz (I, 2)[1]), in der Familie von Wienz der Vater (II, 3) und der Großvater v. (I, 2) des Ehemannes (III, 4), schließlich in der Familie Loele der Vater (I, 4) der Ehefrau (II, 2).

Diese Befunde an unserem Material dürften ungefähr den Verhältnissen, die Rüdin gefunden hat, entsprechen. Gestatten sie, sich irgendeine Vorstellung von einer Mitwirkung des Alkoholismus der Aszendenz in der Pathogenese der Schizophrenie zu machen? Man wird die Frage zu verneinen geneigt sein, wenn man sich auf den Standpunkt stellt, daß der Alkoholismus immer oder so gut wie immer Symptom einer minderwertigen Anlage sei, und daß der Alkoholismus in der Aszendenz Schizophrener vielleicht Ausfluß einer schizoiden Anlage der trinkenden Vorfahren sei. Das würde um so näher liegen, weil wir die Schizophrenie im Erbgang genau so auftreten sehen, wenn Alkoholiker in der Aszendenz fehlen, als wenn solche vorhanden sind; bei unseren Fällen wird das besonders deutlich, weil auch in den mit Alkoholismus belasteten Sippen die Belastung immer nur bei einem der Ehegatten nachzuweisen ist. Nun hält es aber, wenn man sich erbbiologisch orientiert, schwer, sich vorzustellen, daß eine alkohologene Schädigung von Vater oder Mutter auf das Kind oder vom Großvater auf das Kind im Sinne einer Keimschädigung übertragen werden könne; es würde sich hier nicht um eine Keimschädigung — d. h. um das Ergebnis einer bei Vater oder Großvater stattgehabten Veränderung des Idioplasmas —, sondern nur um direkte somatische Übertragung ohne Beteiligung des Idioplasmas handeln können. Es ist nach dem jetzigen Stand unserer Kenntnisse nicht auszuschließen, wenn auch nicht zu beweisen, daß durch derartige Vorgänge das eine oder das andere Mal ein Boden geschaffen würde, auf dem die erbbedingte Schizophrenie günstige Entwicklungsbedingungen finden könnte. Damit müßte die Möglichkeit der Beteiligung des Alkoholismus[2]) der unmittelbaren Vorfahren an der Pathogenese der Schizophrenie in beschränktem Maße und wohl in geringer Häufigkeit zugegeben werden.

Was wir hier als Möglichkeit konzedieren, liegt vollkommen außerhalb von Erbvorgängen. Wollte man auch an ein Hineinspielen des Alkoholismus in die Erbvorgänge, in die erbliche Entstehung der Schizophrenie denken, so müßte man den Nachweis einer wirklichen Keimschädigung verlangen. Nach den Ausführungen von Lenz müßte, wenn überhaupt eine erbliche keimschädigende, d. h. idiokinetische Wirkung des Alkohols im eigentlichen Sinne angenommen werden soll, der keimschädigende Vorgang bei einem Aszendenten sich abspielen, der viele Generationen über dem Deszendenten steht, an dem der Erfolg der Keimschädigung in Erscheinung tritt. Bei dieser Sachlage entzieht es sich unserer

---

[1]) Von den Kindern des notorischen Trinkers Friedrich Malz (II, 3 der Familie Werth) ist das eine 12 jährig an Tuberkulose gestorben, das andere gesund. Schizophrene Deszendenten des Friedrich Malz sind nicht bekannt.

[2]) Das wäre aber weder im Sinn der Vererbung noch im Sinn der Keimschädigung!

Feststellung, ob die Vorfahren, bei denen eine alkohologene idioplasmatische Veränderung eingetreten sein müßte, überhaupt Trinker waren; hier könnte man nur noch nach völlig freiem Ermessen supponieren[1]).

Nach diesen Überlegungen wird man sich heute schwerlich dazu entschließen können, dem Alkoholismus von Vorfahren naher oder der nächsten Generationen eine wesentliche Bedeutung für die Entstehung der Schizophrenie bei den Nachkommen zuzubilligen. Es läßt sich aber nicht bestreiten, daß eine völlige Sicherheit in diesem Punkt für uns gegenwärtig nicht zu erreichen ist[2]).

IV. Zusammenfassung und Ausblick.

Wir haben zuerst an einem kleinen Material von Familien mit Schizophrenien und schizoiden Psychopathien — fußend auf einer größeren Zahl Beobachtungen an entsprechenden Familien — aufgezeigt, daß die Anlage zu Schizoid, die sich im Erscheinungsbild als schizoide Psychopathie, als schizoider präpsychotischer Zustand und als — wenn der Ausdruck gestattet ist — primäres psychopathologisches Substrat der schizophrenen Prozeßpsychose auswirkt, einem dominanten Erbgang zu folgen scheint.

Wir haben dann entsprechend den bisherigen Ergebnissen der Autoren wahrscheinlich machen können, daß die Anlage zur schizophrenen Prozeßpsychose sich rezessiv vererbt, daß aber zum Zustandekommen der Erscheinungsbilder der Schizophrenie neben der rezessiven schizophrenen Prozeßanlage die dominante Anlage zu Schizoid vorhanden sein muß. In der Schizophrenie sind demnach nach unseren Ableitungen zwei genische Komponenten von offenbar verschiedenem Erbgang wirksam. Wir haben betont, daß wir offen lassen müssen, ob diese beiden genischen Komponenten der Schizophrenie einfach oder komplex sind, und ob vielleicht noch andere genische Faktoren den Erbaufbau der Schizophrenie gelegentlich komplizieren.

Auf den beiden genischen Komponenten — Anlage zu Schizoid und Anlage zur schizophrenen Prozeßpsychose — beruht die biologische Einheitlichkeit der erbbedingten Schizophrenien, eine Einheitlichkeit, die durch die vielleicht später mögliche Aufdeckung der Komplexität jener Komponenten und des gelegentlichen Hereinspielens weiterer genischer Faktoren kaum erschüttert würde. Wir halten vorläufig die Anschauung für berechtigt, daß Zustandsbilder und Ver-

---

[1]) Dabei wäre immer noch die Frage offen, ob der alkohologene idiokinetische Vorgang zur Bildung von schizophrenen Anlagen oder nur zur Bildung von solchen Anlagen geführt habe, die die Manifestation der schizophrenen Anlage erleichtern oder auslösen. Eine spezifische Bedeutung des Alkoholismus für die Entstehung der Schizophrenie wird man wohl aber schon deshalb nicht annehmen können, weil in anderen Gebieten die Belastung mit Alkoholismus kaum geringer ist.

[2]) Dieser Standpunkt entspricht den Schlußfolgerungen einer uns inzwischen bekannt gewordenen Arbeit von Agnes Bluhm, „Alkohol und Nachkommenschaft" (Zeitschr. f. indukt. Abstammungs- und Vererbungslehre, 28. Bd., 1922): es ist im Tierexperiment nicht gelungen, durch Alkohol bekannte mendelnde Eigenschaften abzuändern; es ist aber noch nicht bewiesen, daß der Alkohol keine Dauerveränderungen einzelner Erbeinheiten zustande bringen kann. Die Schädigung, die Stockard durch Alkohol an seinen Versuchstieren bzw. an deren Nachkommenschaft hat hervorrufen können, sind — bei mendelistischer Orientierung — nicht als „vererbt", sondern als „übertragen" anzusehen.

läufe von schizoidem oder scheinbar schizophrenem Gepräge in die Schizophrenie nicht einbezogen werden sollen, wenn sie nicht nachweislich den dominant-rezessiven Erbgang haben, den wir bei der Schizophrenie annehmen. Es ist nicht zu bestreiten, daß dieser Nachweis im Einzelfall in der Regel nur durch eingehende Durchforschung der Familie wird erbracht werden können, daß es aber auch oft genug nicht möglich sein wird, ihn zu führen. Damit wird die praktische Brauchbarkeit unseres Ergebnisses, d. h. seine Verwendbarkeit für die Klinik zweifellos erheblich beeinträchtigt. Wir müssen überhaupt zugeben, daß die Herausstellung des Erbgangs einer Anomalie auf unserem psychiatrischen Gebiet vielfach erst mittelbar der Klinik, der neben der Erbprophylaxe letzten Endes doch alle unsere Bemühungen gelten, zugute kommt.

Trotzdem möchten wir glauben, daß auch unsere Untersuchungen in ihrer erbbiologischen Orientierung nicht ganz ohne Wert für die Klinik sind. Hier wird allerdings in erster Linie weniger das dominant-rezessive Verhalten der Schizophrenie als die Dominanz des Schizoids in Betracht kommen, die nicht allein für die Diagnose des schizoiden Einzelfalls von Wichtigkeit werden kann, —z. B. für die Diagnose eines Haltlosen, der in seiner Sippe mitten unter einer Reihe von schizoiden Typen steht — sondern darüber hinaus wieder einmal die große Bedeutung der präpsychotischen Persönlichkeit und ihrer Berücksichtigung bei der Diagnose erkennen läßt.

Wir sind uns klar darüber, daß das Problem der präpsychotischen Persönlichkeit, das zuerst von der Klinik aufgestellt wurde, endgültig nur von der Klinik wird gelöst werden können. Aber wir meinen, daß gerade im Schizophreniegebiet bedeutsamste Ergebnisse in dieser Frage von der Genealogie hergekommen sind. Ziehen wir aus unseren — zahlenmäßig geringen — Ergebnissen das uns am wichtigsten Erscheinende heraus, so hätten wir zu sagen, daß der Nachweis der präpsychotisch schizoiden Persönlichkeit sehr oft eine wesentliche Stütze für die Diagnose Schizophrenie sein wird; wir müssen aber hinzufügen, daß es offenbar auch zur schizophrenen Erkrankung kommen kann, ohne daß vorher etwas Schizoides in der Persönlichkeit des Erkrankten wahrgenommen werden konnte. Für das Schizophreniegebiet haben wir daher vor einer Überspannung der Frage nach der zugehörigen präpsychotischen (schizoiden) Persönlichkeit zu warnen. Die genealogische Betrachtungsweise kann aber in den hier gemeinten Fällen für den Mangel des Nachweises der schizoiden Eigenart der prämorbiden Persönlichkeit Ersatz schaffen durch den Nachweis schizoider Typen in der Blutsverwandtschaft des untersuchten Falls; sie wird durch diesen Nachweis auch bei Fällen, deren präpsychotische Eigenart nicht sicher schizoid war, die klinischen Feststellungen am Einzelfall durch Feststellungen an den Persönlichkeiten von Blutsverwandten ergänzen können.

Wir vertreten die Anschauung, daß die genealogische Arbeit in der Psychiatrie keineswegs lediglich mit der Zahl anfängt und mit der Zahl aufhört, sondern daß ganz besonders vergleichendes Arbeiten an einer kleineren Anzahl von Familien mit bestimmten Erbanlagen und vergleichendes Arbeiten an den Mitgliedern einzelner Familien[1]) in ihren Rahmen gehört. Hier verschwimmen allerdings

---

[1]) Wir haben dies in bescheidenem Umfang an unseren acht Familien mit konjugalen Schizophrenien versucht.

die Grenzen zwischen klinischem und genealogischem Arbeiten, u. E. aber nicht allein ohne die beiden Forschungsrichtungen zu gefährden, sondern geradezu um beiden Nutzen zu bringen.

So sehr man sich bemühen wird, bei erbbiologischen Untersuchungen nach der Seite des niemals faßbaren Genotypus hin zu abstrahieren, so wenig wird man sich als Naturwissenschaftler freimachen können und wollen von der Betrachtung der Erscheinungsbilder; denn der Erforschung ihres Wesens und ihrer Eigenart gelten letzten Endes doch alle unsere Abstraktionen. Wie der reine Kliniker aus der Feststellung der Dominanz oder Rezessivität einer Anomalie immer erst mittelbar Gewinn wird ziehen können, so wird der Genealoge zu diesen Feststellungen immer erst aus der eingehendsten Betrachtung der Erscheinungsformen kommen können. Und da der Genealoge seine Ergebnisse auch stets wieder nur an den Erscheinungsformen nachprüfen kann, muß er mit diesen in lebendigem Kontakt bleiben.

Wir kommen damit noch einmal auf die zu Beginn dieser Arbeit erwähnte Schwierigkeit von der gleichsam dualistischen Orientierung der Mendelforschung nach Genotypus und Phänotypus. Haecker sucht dieses Zwiespalts durch die von ihm geschaffene entwicklungsgeschichtliche Eigenschaftsanalyse Herr zu werden, die darauf ausgeht, die fertige Außeneigenschaft in ihrer Entwicklungsgeschichte bis zu der Erbanlage zurückzuverfolgen. Er hat eine entwicklungsgeschichtliche Vererbungsregel aufgestellt: „Merkmale mit einfachverursachter, frühzeitig autonomer Entwicklung weisen klare Spaltungsverhältnisse auf. Merkmale mit komplex-verursachter, durch Korrelationen gebundener Entwicklung zeigen häufig die Erscheinung der unregelmäßigen Dominanz und der Kreuzungsvariabilität sowie ungewöhnliche Zahlenverhältnisse." Haecker hat sich auch über die Anwendbarkeit seiner Regel für die Konstitutionspathologie geäußert und hervorgehoben, daß viele Krankheiten „komplex-verursachte Reaktionen" des Organismus seien und auf einer Multiplizität der ätiologischen Faktoren beruhen, wobei „außer den exogenen Wirkungen und den inneren physiologischen Bedingungen (Alter, Geschlecht, allgemeiner Ernährungszustand u. a.) vor allem die konstitutionelle und konditionelle[1]) Beschaffenheit des Erfolgsorgans, des Nervensystems und Hormonapparats in Betracht kommen." Nur bei ausgesprochen lokalisierten (in einem Organ oder in einem Keimblatt), konstitutionellen Erkrankungen soll es nach Haecker zu klar erkennbaren Erbgängen kommen, während bei konstitutionellen Erkrankungen, die durch das Zusammenwirken verschiedener Apparate oder gar Keimblätter und dazu noch äußerer Faktoren entstehen, Regelmäßigkeiten in der Vererbung nicht sollen nachgewiesen werden können.

Haecker gibt geradezu eine „medizinische Formulierung der entwicklungsgeschichtlichen Vererbungsregel": „Eine Krankheit zeigt eine regelmäßige Vererbungsweise, wenn sie auf ein Organ von stark ausgeprägter Minderwertigkeit lokalisiert ist und wenn die Organanomalie ihrerseits infolge einer einfach-verursachten, frühzeitig autonomen Entwicklung einem regelmäßigen Vererbungsmodus folgt".

---

[1]) Konditionell im Sinne Tandlers, das entspricht unserem Ausdruck konstellativ und dem Terminus paratypisch von Siemens.

Wir halten es nicht für ausgeschlossen, daß Haeckers Regel auch für unser Gebiet fruchtbar werden könnte. Nach unseren Aufstellungen ist die Schizophrenie komplex-konstituiert. Ist sie es nun wirklich oder liegen die Verhältnisse einfacher oder gar doch noch komplizierter, als wir annehmen? Wir dürfen nicht übersehen, daß wir unter der Schwierigkeit zu leiden haben, die der Klinik bei der Aufstellung der wirklich zusammengehörigen Phänotypen im Wege stehen. Immerhin spielen in der Pathogenese der Schizophrenie offenbar verschiedene Faktoren zusammen; vielleicht ist das der Grund oder doch einer der Gründe dafür, daß es auch bei großen Reihenuntersuchungen unter Anwendung der exaktesten Methoden nicht gelungen ist, zu ganz klaren Mendelzahlen zu kommen. Es erscheint uns heute noch unmöglich, die „Außeneigenschaft" Schizophrenie einer entwicklungsgeschichtlichen Eigenschaftsanalyse im Sinne Haeckers zu unterziehen, nicht zuletzt deshalb, weil uns die Unkenntnis über das Wesen der biologischen Grundstörung des schizophrenen Krankheitsprozesses ein kaum überwindbares Hemmnis ist, das uns besonders auch vorläufig jede Aussicht nimmt, die embryonale Entwicklung[1]) bei dieser Analyse heranziehen zu können. Vielleicht aber werden sich doch Wege finden lassen: man könnte außer an eine ganz genaue Untersuchung der Entwicklung schizophrener und schizoider Persönlichkeiten an vergleichende Untersuchungen bei Schizoiden und Schizophrenen beider Geschlechter, verschiedener Alters- und Entwicklungsstufen mit genauester Berücksichtigung aller körperlichen Erscheinungen denken. Dabei wären auch anthropometrische Untersuchungen durchzuführen, wie sie von Kretschmer unter anderen Gesichtspunkten und mit einer wohl nicht ausreichenden Methodik gemacht worden sind. Es würde sich darum handeln, die obligaten konstitutionellen Entwicklungsbedingungen der Schizophrenie und ihre Beziehungen zur „Außeneigenschaft" Schizophrenie herauszubringen, um dann aus der Aufdeckung der zugrunde liegenden Erbgänge zum endgültigen Nachweis der vorhandenen genotypischen Faktoren oder Komplexe zu gelangen.

Es lag nicht im Plan und nicht in der Möglichkeit dieser Arbeit, den Versuch einer phänogenetischen Untersuchung in Haeckers Sinn zu machen. Die Erwähnung der Haeckerschen Forschungsrichtung erschien uns aber um so mehr geboten, als sie, soweit es möglich sein wird, sie in der Psychiatrie zur Anwendung zu bringen, berufen sein könnte, ein ganz besonders enges Zusammen- und Ineinanderarbeiten der Klinik mit der Erbbiologie herbeizuführen.

---

[1]) Sie wäre von Bedeutung für die Fragen: Wie sind die Keimblätter beteiligt? Sind Entwicklungshemmungen im Spiel? u. a.

Literatur.

1. **Baur, Erwin, Fischer, Eugen und Lenz, Fritz:** Menschliche Erblichkeitslehre. München 1921.
2. **Berze, Josef:** Die hereditären Beziehungen der Dementia praecox. Leipzig und Wien 1910.
3. **Binswanger, Kurt:** Über schizoide Alkoholiker. Zeitschr. f. d. ges. Neurol. u. Psychiatr. Bd. 60, 1920.
4. **Birnbaum, Karl:** Der Aufbau der Psychose. Allg. Zeitschr. f. Psychiatr. Bd. 75, 1919.
5. — Die Strukturanalyse als klinisches Forschungsprinzip. Zeitschr. f. d. ges. Neurol. u. Psychiatr. Bd. 53, 1920.
6. — Grundgedanken zur klinischen Systematik. Zeitschr. f. d. ges. Neurol. u. Psychiatr. Bd. 74, 1922.
7. **Bleuler, E.:** Dementia praecox oder Gruppe der Schizophrenien. Leipzig und Wien 1912.
8. — Mendelismus bei Psychosen, speziell bei der Schizophrenie. Schweiz. Arch. f. Neurol. u. Psychiatr. 1917.
9. — Referat über Kretschmers Körperbau und Charakter. Münch. med. Wochenschr. H. 33, 1921.
10. **Elmiger, J.:** Über schizophrene Heredität. Psychiatr.-neurol. Wochenschr. 1917/18.
11. **Entres, J. L.:** Zur Klinik und Vererbung der Huntingtonschen Chorea. Berlin 1921.
12. **Haecker, Valentin:** Entwicklungsgeschichtliche Eigenschaftsanalyse (Phänogenetik). Jena 1918.
13. **Hoffmann, Hermann:** Die Nachkommenschaft bei endogenen Psychosen. Berlin 1921.
14. — Referat über die Arbeit von Lenz, „Entstehen die Schizophrenien durch Auswirkung rezessiver Erbanlagen?" Zeitschr. f. d. ges. Neurol. u. Psychiatr. Bd. 27, 1922.
15. **Jaspers, Karl:** Strindberg und van Gogh. Versuch einer pathographischen Analyse unter vergleichender Heranziehung von Swedenborg und Hölderlin. Leipzig 1922.
16. **Johannsen, Wilhelm:** Elemente der exakten Erblichkeitslehre. 2. Aufl. Jena 1913.
17. **Kahn, Eugen:** Konstitution, Erbbiologie und Psychiatrie. Zeitschr. f. d. ges. Neurol. u. Psychiatr. Bd. 57, 1920.
18. — Erbbiologisch-klinische Betrachtungen und Versuche. Zeitschr. f. d. ges. Neurol. u. Psychiatr. Bd. 61, 1920.
19. — Über die Bedeutung der Erbkonstitution für die Entstehung, den Aufbau und die Systematik der Erscheinungsformen des Irreseins. Zeitschr. f. d. ges. Neurol. u. Psychiatr. Bd. 74, 1920.
20. — Bemerkungen zur Frage des Schizoids. Eigenbericht über einen Vortrag a. d. Jahresvers. d. Ver. bayer. Psychiater, München 31. 7. 21. Zentralbl. f. d. ges. Neurol. u. Psychiatr. Bd. 26, 1921.
21. **Kraepelin, Emil:** Psychiatrie. 8. Auflage. III. Band 1913, IV. Band 1916.
22. — Die Erscheinungsformen des Irreseins. Zeitschr. f. d. ges. Neurol. u. Psychiatr. Bd. 48, 1920.
23. **Kretschmer, Ernst:** Körperbau und Charakter. Berlin 1921.
24. **Lenz, Fritz:** Die Bedeutung der statistisch ermittelten Belastung mit Blutsverwandtschaft der Eltern. Münch. med. Wochenschr. H. 17, 1919.
25. — Entstehen die Schizophrenien durch Auswirkung rezessiver Erbanlagen? Münch. med. Wochenschr. H. 41, 1921.

26. Lundborg, Herman: Medizinisch-biologische Familienforschungen innerhalb eines 2232 köpfigen Bauerngeschlechtes in Schweden. Jena 1913.
27. Medow, W.: Zur Erblichkeitsfrage in der Psychiatrie. Zeitschr. f. d. ges. Neurol. u. Psychiatr. Bd. 26, 1914.
28. Meggendorfer, Friedrich: Klinische und genealogische Untersuchungen über „Moral insanity“. Zeitschr. f. d. ges. Neurol. u. Psychiatr. Bd. 66, 1921.
29. Nachtsheim, Hans: Die Analyse der Erbfaktoren bei Drosophila und deren zytologische Grundlage. Zeitschr. f. indukt. Abstammungs- u. Vererbungsl. Bd. 20, 1919.
30. Oberholzer: Erblichkeitsverhältnisse und Erbgang bei Dementia praecox. Ber. ü. d. 50. Jahresversammlung des Vereins Schweizerischer Irrenärzte. Genf 1914.
31. Plate, Ludwig: Vererbungslehre. Leipzig 1913.
32. Rüdin, Ernst: Einige Wege und Ziele der Familienforschung mit Rücksicht auf die Psychiatrie. Zeitschr. f. d. ges. Neurol. u. Psychiatr. Bd. 7, 1911.
33. — Zur Vererbung und Neuentstehung der Dementia praecox. Berlin 1916.
34. Siemens, Hermann Werner: Einführung in die allgemeine Konstitutions- und Vererbungspathologie. Berlin 1921.
35. Storch, Alfred: August Strindberg im Lichte seiner Selbstbiographie. München u. Wiesbaden 1921.
36. Stransky, Erwin: Zur Entwicklung und zum gegenwärtigen Stande der Lehre von der Dementia praecox (Schizophrenie). Zeitschr. f. d. ges. Neurol. u. Psychiatr. Bd. 8, 1911/12.
37. Wimmer, August: Über die Erblichkeitsverhältnisse der Geisteskranken (Dänisch.) (Zit. nach dem Referat von Ransohoff im Zentralbl. f. d. ges. Neurol. u. Psychiatr. Bd. 27, 1921.)
38. Wilmanns, Karl: Zur Psychopathologie des Landstreichers. Leipzig 1906.
39. Wittermann, Ernst: Psychiatrische Familienforschungen. Zeitschr. f. d. ges. Neurol. u. Psychiatr. Bd. 20, 1913.
40. Zoller, Erwin: Zur Erblichkeitsforschung bei Dementia praecox. Zeitschr. f. d. ges. Neurol. u. Psychiatr. Bd. 55, 1920.

Nachträgliche Bemerkung.

Während der Korrektur erhielten wir noch einige Nachrichten über die Familien von Wienz und Loele. Eine Veränderung der Auffassung und damit der bei den einzelnen Familien gegebenen Besprechungen und Schlußfolgerungen ergab sich aus diesen ergänzenden Nachrichten nicht. Es erscheint daher lediglich notwendig, diese Nachrichten hier noch so wiederzugeben, wie sie einliefen.

Zur Familie von Wienz (S. 100) erfuhren wir durch die Tochter Edith von Wienz (IV, 3, S. 110):

Die Gattin von II, 1 (S. 100, in der Tafel nicht abgebildet), d. h. die Mutter der Ehefrau, war eine geistig sehr rege und körperlich auffallend leistungsfähige Frau. Nach mehrjähriger Witwenschaft heiratete sie wieder; diese Ehe blieb kinderlos. Sie starb an Herzschlag.

III, 1 die Schwester der Ehefrau (S. 100) ist „körperlich sehr robust und leistungsfähig; ihre Nerven dagegen sind total zerrüttet, teils durch unzählige Schlafmittel und in der Hauptsache durch das Unglück mit meinen (Ediths) Eltern und die Sorge um uns vier Kinder (S. 100, IV, 1—4), deren Erziehung sie zum Teil jahrelang übernommen“. Von ihren drei Kindern ist eines klein beim Baden verunglückt und ist eine Tochter Lehrerin, diese „verfügt über sehr gesunde Nerven und Körperkräfte; ein nervöser Sohn war Flieger, erlitt mehrere Gehirnerschütterungen, war lange in Sanatorien und in einer Anstalt, „dann für Zivildienst wieder brauchbar“, er starb an Grippe.

III, 5 Gustave von Wienz (S. 109), die Schwester des Ehemanns, war in 1. Ehe mit einem homosexuellen Mann verheiratet, der in der I.A. starb; die Ehe war kinderlos. Aus der 2. Ehe sind „acht blühende Töchter hervorgegangen; die ganze Familie ist gesund und normal“.

IV, 1 Günther von Wienz (S. 109), der Sohn, zeigte in der Gefangenschaft und während der Internierung in der Schweiz vollständige Apathie, Scheu vor den Kameraden, Unlust zum Aufstehen und Essen, nervöse Magenstörungen und Herzbeschwerden; „erstere kommen auch jetzt bei kleinsten Überanstrengungen und Aufregungen wieder“. Nach dem vor etwa einem Jahr erfolgten Tod „jener Frau geht es mit ihm stündlich bergauf. Er hat inzwischen geheiratet und lebt in sehr harmonischer Ehe“. Auch seine Frömmigkeit, „die sich auch in den Briefen der letzten Zeit beinah unnatürlich äußerte, hat jetzt wieder normale Bahnen angenommen“.

Zur Familie Loele (S. 114) schrieb uns der Pfarrer der Ortschaft, in der Karl Loele, der Sohn (III, 2, S. 116) lebt, daß er aus eigener Beobachtung nichts mitteilen könne; durch unsere Anfrage auf die Familie aufmerksam gemacht, müsse er „allerdings sagen, daß ein ganz eigentümlicher Familienzug durch die Loeles geht. Aber in Worte vermöchte ich das kaum zu kleiden“. Der Lehrer der Kinder des Karl Loele, an den wir uns auf den Rat des Pfarrers noch wandten, schrieb: „Karl Loele ist landwirtschaftlicher Arbeiter und ist ein ordentlicher, fleißiger und nüchterner Mann. Mit dem Strafgesetz ist er, soviel ich weiß, noch nicht in Konflikt geraten. Er arbeitet bereits mehrere Jahre bei demselben Herrn. Sein Temperament und seinen Charakter kenne ich nicht näher. Die Kinder besuchten die Volksschule; im Sommer waren sie allerdings oft vermietet zum Viehhüten bei Bauern. Sie waren alle nur mäßig begabt und sind infolgedessen teils aus der 3., teils aus der 4. Klasse konfirmiert worden. Alle hatten ein ernstes und ruhiges Wesen. Ihr Charakter war nicht schlecht; sie waren gutmütig und bescheiden; etwas Bösartiges war nicht in ihnen. Die Knaben sind fast alle wieder landwirtschaftliche Arbeiter oder Maurer geworden. Sie sind klein bis mittelgroß. Ein Mädchen hat eine Augenentzündung, die trotz ärztlicher Hilfe nicht besser geworden ist“.

Studien über Vererbung und Entstehung geistiger Störungen.

I. Zur Vererbung und Neuentstehung der Dementia praecox. Herausgegeben von Dr. **Ernst Rüdin,** Oberarzt der Klinik und a. o. Professor für Psychiatrie an der Universität in München. Mit 66 Figuren und Tabellen. (Heft 12 der „Monographien aus dem Gesamtgebiete der Neurologie und Psychiatrie".) 1916.   GZ. 9
Für die Bezieher der „Zeitschrift für die gesamte Neurologie und Psychiatrie" und des „Zentralblattes für die gesamte Neurologie und Psychiatrie" Vorzugspreis GZ. 7.2

Studien über Vererbung und Entstehung geistiger Störungen.

Von **Ernst Rüdin** in München. II. Die Nachkommenschaft bei endogenen Psychosen. Genealogisch - charakterologische Untersuchungen von Dr. **Hermann Hoffmann,** Assistenzarzt der Universitätsklinik für Gemüts- und Nervenkrankheiten in Tübingen. Mit 43 Textabbildungen. (Heft 26 der „Monographien aus dem Gesamtgebiete der Neurologie und Psychiatrie".) 1921.   GZ. 18
Für die Bezieher der „Zeitschrift für die gesamte Neurologie und Psychiatrie" und des „Zentralblattes für die gesamte Neurologie und Psychiatrie" Vorzugspreis GZ. 15.3

Studien über Vererbung und Entstehung geistiger Störungen.

Von **Ernst Rüdin** in München. III. Zur Klinik und Vererbung der Huntingtonschen Chorea von Dr. **Josef Lothar Entres,** Oberarzt an der Heil- und Pflegeanstalt Eglfing. Mit 2 Tafeln, 1 Textabbildung und 18 Stammbäumen. (Heft 27 der „Monographien aus dem Gesamtgebiete der Neurologie und Psychiatrie".) 1921.   GZ. 11
Für die Bezieher der „Zeitschrift für die gesamte Neurologie und Psychiatrie" und des „Zentralblattes für die gesamte Neurologie und Psychiatrie" Vorzugspreis GZ. 9.4

Einführung in die allgemeine Konstitutions- und Vererbungspathologie.

Ein Lehrbuch für Studierende und Ärzte. Von Dr. **Hermann Werner Siemens.** Mit 80 Abbildungen und Stammbäumen im Text. 1921.   GZ. 7.5

Konstellationspathologie und Erblichkeit.

Von Dr. **N. Ph. Tendeloo,** Professor der allgemeinen Pathologie und der pathologischen Anatomie der Reichsuniversität in Leiden. 1921.   GZ. 0.7

Konstitution und Vererbung in ihren Beziehungen zur Pathologie.

Von Prof. Dr. **Friedrich Martius,** Geh. Med.-Rat, Direktor der Medizinischen Klinik an der Universität Rostock. Mit 13 Textabbildungen. (Aus Enzyklopädie der klinischen Medizin. Allgemeiner Teil.) 1914.   GZ. 12

Psychiatrische Familiengeschichten.

Von Dr. **J. Jörger,** Direktor der Graubündnerischen Heilanstalt Waldhaus bei Chur. 1919.   GZ. 3.5

Körperbau und Charakter.

Untersuchungen zum Konstitutions-Problem und zur Lehre von den Temperamenten. Von Dr. **Ernst Kretschmer,** Privatdozent für Psychiatrie und Neurologie in Tübingen. Dritte, unveränderte Auflage. Mit 32 Textabbildungen.   Erscheint Ende 1922